U0247298

ENDOCRINE EMERGENCIES

内分泌急症学

原著 [美] Alexander L. Shifrin

主译 吴高松 邢明照 田 文

中国科学技术出版社
·北 京·

图书在版编目（CIP）数据

内分泌急症学 /（美）亚历山大·L. 希弗林 (Alexander L. Shifrin) 原著；吴高松，邢明照，田文主译 . — 北京：中国科学技术出版社，2023.3

书名原文：ENDOCRINE EMERGENCIES

ISBN 978-7-5046-9516-1

Ⅰ.①内… Ⅱ.①亚… ②吴… ③邢… ④田… Ⅲ.①内分泌病—急性病—诊疗 Ⅳ.① R580.597

中国版本图书馆 CIP 数据核字 (2022) 第 217311 号

著作权合同登记号：01-2022-6311

策划编辑　王久红　焦健姿
责任编辑　王久红
文字编辑　张　龙
装帧设计　佳木水轩
责任印制　徐　飞

出　　版　中国科学技术出版社
发　　行　中国科学技术出版社有限公司发行部
地　　址　北京市海淀区中关村南大街 16 号
邮　　编　100081
发行电话　010-62173865
传　　真　010-62179148
网　　址　http://www.cspbooks.com.cn

开　　本　889mm×1194mm　1/16
字　　数　359 千字
印　　张　15.5
版　　次　2023 年 3 月第 1 版
印　　次　2023 年 3 月第 1 次印刷
印　　刷　运河（唐山）印务有限公司
书　　号　ISBN 978-7-5046 9516-1 / R·2970
定　　价　98.00 元

Elsevier (Singapore) Pte Ltd.

3 Killiney Road, #08–01 Winsland House Ⅰ, Singapore 239519

Tel: (65) 6349–0200; Fax: (65) 6733–1817

This translation of ENDOCRINE EMERGENCIES by Alexander L. Shifrin was undertaken by China Science and Technology Press and is published by arrangement with Elsevier (Singapore) Pte Ltd.

ENDOCRINE EMERGENCIES by Alexander L. Shifrin 由中国科学技术出版社进行翻译，并根据中国科学技术出版社与爱思唯尔（新加坡）私人有限公司的协议约定出版。

《内分泌急症学》（吴高松　邢明照　田文，译）

ISBN: 978-7-5046-9516-1

注　意

译者名单

主　译　吴高松　邢明照　田　文

副主译　杨亚龙　袁芊芊

译　者（以姓氏汉语拼音为序）

　　　　曹家兴　董醒醒　李承欣　李　晓　刘晓静

　　　　田　文　吴冬冬　吴高松　夏　敏　邢明照

　　　　徐高姗　徐浪宇　徐　润　杨　倩　杨亚龙

　　　　袁芊芊　张　旺　赵仪之　郑乐葳　周安悦

内容提要

本书引进自 Elsevier 出版社，由国内经验丰富的外科医生、内分泌科医生、急诊科医生和重症监护医生共同翻译，是一部独特且实用的内分泌急症学经典著作。全书共十篇 26 章，不仅系统介绍了与垂体、甲状腺、甲状旁腺、肾上腺、胰腺，以及神经内分泌肿瘤的内分泌代谢状况相关的最常见和最严重的紧急情况，还设专门章节介绍了危重症和创伤患者的内分泌反应、核紧急情况下的碘化钾摄入、妊娠期间的内分泌急症、甲状腺和甲状旁腺手术后的内分泌急症等内容。书中所述涵盖了内分泌急症学的最新诊疗进展及技术，力求详尽准确，可作为现有技术诊断和治疗内分泌急症的实用参考书，亦可作为外科医生、内分泌科医生、重症监护医生、进修医生、研究生、教师和科研工作者的指导用书。

原著者名单

Sara Ahmadi, MD, ECNU
Endocrine Faculty
Department of Medicine
Division of Endocrinology
Brigham and Women's Hospital
Harvard Medical School
Boston, Massachusetts

Monika S. Akula, MD
Endocrinology, Diabetes and Metabolism
    Fellow
Department of Endocrinology and Metabolism
Jersey Shore University Medical Center
Neptune, New Jersey

Erik K. Alexander, MD
Chief, Thyroid Section & Professor of
    Medicine
Department of Medicine
Division of Endocrinology
Brigham Women's Hospital
Harvard Medical School
Boston, Massachusetts

Trevor E. Angell, MD
Assistant Professor of Clinical Medicine
Department of Endocrinology and Diabetes;
Associate Director of the Thyroid Center
Keck School of Medicine
University of Southern California
Los Angeles, California

**Maureen McCartney Anderson, DNP,
    CRNA/APN**
Assistant Professor
Division of Advanced Nursing Practice
Rutgers School of Nursing Anesthesia Program
Rutgers, The State University of New Jersey
Newark, New Jersey

John P. Bilezikian, MD
Dorothy L. and Daniel H. Silberberg
    Professor of Medicine and Professor of
    Pharmacology

Vice Chair, Department of Medicine for
    International Education and Research
Chief (Emeritus), Division of Endocrinology
Department of Medicine
Vagelos College of Physicians and Surgeons
Columbia University, New York

Stefan Richard Bornstein, MD, PhD
Division of Internal Medicine and Division of
    Endocrinology and Metabolism
University Hospital Carl Gustav Carus
Technical University of Dresden
Dresden, Germany

Jan Calissendorff, MD, PhD
Senior Consultant
Department of Endocrinology, Metabolism and
    Diabetes
Karolinska University Hospital
Department of Molecular Medicine and
    Surgery
Karolinska Institutet
Stockholm, Sweden

Stuart Campbell, MD, MSc
Resident
Division of Endocrine Surgery, Department of
    Surgery
Jersey Shore University Medical Center
Neptune, New Jersey

Tariq Chukir, MD
Assistant Professor
Department of Medicine, Division of
    Endocrinology, Diabetes, and Metabolism
Weill Cornell Medicine and New York
    Presbyterian Hospital
New York, New York

Tara Corrigan, MHS, PA-C
Physician Assistant
Division of Endocrine Surgery, Department of
    Surgery
Jersey Shore University Medical Center

Neptune, New Jersey

Henrik Falhammar, MD, PhD, FRACP
Department of Endocrinology, Metabolism and
    Diabetes
Karolinska University Hospital;
Associate Professor
Department of Molecular Medicine and
    Surgery
Karolinska Institutet
Stockholm, Sweden

Azeez Farooki, MD
Attending Physician
Endocrinology Service
Department of Medicine
Memorial Sloan Kettering Cancer Center
New York, New York

Chelsi Flippo, MD
Pediatric Endocrinology Fellow
Eunice Kennedy Shriver National Institute of
    Child Health and Human Development
National Institutes of Health
Bethesda, Maryland

Lane L. Frasier, MD, MS
Fellow, Surgery
Division of Traumatology, Surgical Critical
    Care & Emergency General Surgery
Department of Surgery
University of Pennsylvania
Philadelphia, Pennsylvania

Vincent Gemma, MD
Major Health Partners
Department of Surgery
Shelbyville Hospital
Shelbyville, Indiana

Monica Girotra, MD
Associate Clinical Member
Endocrine Service, Department of Medicine
Memorial Sloan Kettering Cancer Center;
Assistant Clinical Professor

Endocrine Division
Weill Cornell Medical College
New York, New York

Ansha Goel, MD
Endocrinology Fellow
Division of Endocrinology and Metabolism
Georgetown University Hospital
Washington, District of Columbia

Christopher G. Goodier, BS, MD
Associate Professor
Division of Maternal Fetal Medicine
Department of Obstetrics and Gynecology
Medical University of South Carolina
Charleston, South Carolina

Heidi Guzman, MD
Assistant Professor of Medicine
Columbia University Irving Medical Center
New York, New York

Makoto Ishii, MD, PhD
Assistant Professor
Department of Neurology
Feil Family Brain and Mind Research Institute
Weill Cornell Medicine
New York Presbyterian Hospital
New York, New York

Yasuhiro Ito, MD, PhD
Kuma Hospital
Department of Surgery
Kobe, Japan

Michael Kazim, MD
Clinical Professor
Oculoplastic and Orbital Surgery
Edward S. Harkness Eye Institute
Columbia University Irving Medical Center
New York-Presbyterian Hospital
New York, New York

Jane J. Keating, MD
Division of Traumatology, Surgical Critical
Care & Emergency General Surgery
Department of Surgery
University of Pennsylvania
Philadelphia, Pennsylvania

Anupam Kotwal, MD
Assistant Professor of Medicine
Division of Diabetes, Endocrinology, and
Metabolism

University of Nebraska Medical Center
Omaha Nebraska;
Research Collaborator
Division of Endocrinology, Diabetes,
Metabolism and Nutrition
Mayo Clinic
Rochester, Minnesota

**Svetlana L. Krasnova, APRN, FNP-C,
RNFA**
Advanced Practice Registered Nurse
Department of Otolaryngology, Head and Neck
Surgery
Rutgers Robert Wood Johnson Medical School
New Brunswick, New Jersey

David W. Lam, MD
Assistant Professor
Division of Endocrinology, Diabetes, and Bone
Disease
Icahn School of Medicine at Mount Sinai
New York, New York

Melissa G. Lechner, MD, PhD
Assistant Professor of Medicine
Division of Endocrinology, Diabetes, and
Metabolism
David Geffen School of Medicine
University of California at Los Angeles
Los Angeles, California

Aundrea Eason Loftley, MD
Assistant Professor
Division of Endocrinology, Diabetes and
Metabolic Diseases
Department of Internal Medicine
Medical University of South Carolina
Charleston, South Carolina

Sara E. Lubitz, MD
Associate Professor
Department of Medicine
Rutgers Robert Wood Johnson Medical School
New Brunswick, New Jersey

Louis Mandel, DDS
Director
Salivary Gland Center;
Associate Dean, Clinical Professor (Oral and
Maxillofacial Surgery)
Columbia University College of Dental
Medicine
New York, New York

Hiroo Masuoka, MD, PhD
Department of Surgery
Kuma Hospital
Kobe, Japan

Jorge H. Mestman, MD
Professor of Medicine and Obstetrics &
Gynecology
Division of Endocrinology, Diabetes and
Metabolism
Department of Medicine and Obstetrics and
Gynecology
Keck School of Medicine
University of Southern California
Los Angeles, California

Akira Miyauchi, MD, PhD
Department of Surgery
Kuma Hospital
Kobe, Japan

Caroline T. Nguyen, MD
Assistant Professor of Clinical Medicine,
Obstetrics and Gynecology
Division of Endocrinology
Diabetes & Metabolism
Department of Medicine
Keck School of Medicine
University of Southern California
Los Angeles, California

Raquel Kristin Sanchez Ong, MD
Endocrinologist, Fellowship Assistant Program
Director
Division of Endocrinology and Metabolism
Jersey Shore University Medical Center
Neptune, New Jersey;
Assistant Professor
Department of Internal Medicine
Hackensack Meridian School of Medicine
Nutley, New Jersey

Randall P. Owen, MD, MS, FACS
Chief, Section of Endocrine Surgery
Division of Surgical Oncology
Program Director, Endocrine Surgery
Fellowship
Department of Surgery Mount Sinai Hospital
Icahn School of Medicine
New York, New York

Rodney F. Pommier, MD
Professor of Surgery
Division of Surgical Oncology, Department of

Surgery
Oregon Health & Science University
Portland, Oregon

Jason D. Prescott, MD, PhD
Chief, Section of Endocrine Surgery
Director of Thyroid and Parathyroid Surgery
Assistant Professor of Surgery and of
 Oncology
Department of Surgery
Johns Hopkins School of Medicine
Baltimore, Maryland

Ramya Punati, MD
Clinical Assistant Professor of Medicine
Division of Endocrinology and Metabolism
Pennsylvania Hospital
University of Pennsylvania Health System
Pennsylvania, Philadelphia

Gustavo Romero-Velez, MD
Chief Resident
Department of Surgery
Montefiore Medical Center
Albert Einstein School of Medicine
Bronx, New York

Arthur B. Schneider, MD, PhD
Professor of Medicine (Emeritus)
Department of Medicine
University of Illinois at Chicago
Chicago, Illinois

Alison P. Seitz, MD
Resident
Department of Neurology
Weill Cornell Medicine
New York Presbyterian Hospital
New York, New York

Alexander L. Shifrin, MD, FACS, FACE,
 ECNU, FEBS (Endocrine), FISS
Clinical Associate Professor of Surgery
Rutgers Robert Wood Johnson Medical School
New Brunswick, New Jersey;
Associate Professor of Surgery
Hackensack Meridian School of Medicine

Nutley, New Jersey;
Director of Endocrine Oncology
Hackensack Meridian Health of Monmouth
 and Ocean Counties
Hackensack, New Jersey;
Surgical Director, Center for Thyroid,
 Parathyroid, and Adrenal Diseases
Department of Surgery
Jersey Shore University Medical Center
Neptune, New Jersey

Adam Michael Shiroff, MD, FACS
Associate Professor of Surgery
Division of Traumatology, Surgical Critical
 Care & Emergency Surgery
University of Pennsylvania
Penn Presbyterian Medical Center
Pennsylvania, Philadelphia

Marius N. Stan, MD
Associate Professor of Medicine
Division of Endocrinology, Diabetes,
 Metabolism and Nutrition
Mayo Clinic
Rochester, Minnesota

Constantine A. Stratakis, MD, D(med)Sci
Senior Investigator
Eunice Kennedy Shriver National Institute of
 Child Health and Human Development
National Institutes of Health
Bethesda, Maryland

Christina Tatsi, MD, PhD
Staff Clinician, Pediatric Endocrinologist
Eunice Kennedy Shriver National Institute of
 Child Health and Human Development
National Institutes of Health
Bethesda, Maryland

Daniel J. Toft, MD, PhD
Assistant Professor
Division of Endocrinology, Diabetes and
 Metabolism
Department of Medicine
University of Illinois at Chicago

Chicago, Illinois

Arthur Topilow, MD, FACP
Department of Hematology Oncology
Jersey Shore University Medical Center
Neptune, New Jersey

Ann Q. Tran, MD
Oculoplastic and Orbital Surgery
Edward S. Harkness Eye Institute
Columbia University Irving Medical Centery
New York-Presbyterian Hospital
New York, New York

Joseph G. Verbalis, MD
Professor of Medicine
Georgetown University;
Chief, Endocrinology and Metabolism
Georgetown University Medical Center
Washington, District of Columbia

Leonard Wartofsky, MS, MD, MPH
Director, Thyroid Cancer Research Center
MedStar Health Research Institute;
Professor of Medicine
Department of Medicine
Georgetown University School of Medicine
Washington, District of Columbia

Sarah M. Wonn, MD
Resident
Department of Surgery
Oregon Health & Science University
Portland, Oregon

Dorina Ylli, MD, PhD
Thyroid Cancer Research Center
MedStar Health Research Institute
Washington, District of Columbia

William F. Young, Jr, MD, MSc
Professor of Medicine, Tyson Family
 Endocrinology Clinical Professor
Division of Endocrinology, Diabetes,
 Metabolism, and Nutrition
Mayo Clinic
Rochester, Minnesota

译者前言

　　内分泌急症是指内分泌系统疾病严重发展或在应激状态下，如过度劳累、精神刺激、感染、创伤、手术、吐泻等，病情持续加重而出现的危急症候群或危象，若诊疗不及时常可危及患者生命。内分泌系统疾病常被认为是慢性病，但各种内分泌系统疾病在一定条件下都可能发生危急情况，甚至导致患者死亡，因此应引起临床工作者的警惕。正确诊断内分泌急症并及时抢救才能获得良好的预后，所以专科医生应掌握常见内分泌急症的诊断要点和处理原则。

　　国际经典著作 *Endocrine Emergencies* 共十篇 26 章，内容丰富，讲解透彻，具有较强的可读性和实用性，系统总结了与垂体、甲状腺、甲状旁腺、肾上腺、胰腺，以及神经内分泌肿瘤内分泌代谢状况相关的最常见和最严重的紧急情况，同时还涵盖了危重病和创伤患者的内分泌反应、核紧急情况下的碘化钾摄入、妊娠期间的内分泌急症、甲状腺和甲状旁腺手术后的内分泌急症等内容。本书中译本的出版将有助于指导甲状腺外科医生、胰腺外科医生、泌尿外科医生、内分泌科医生、急诊科医生、重症监护医生，以及有志从事内分泌系统疾病研究和临床实践的人员，为疾病的早期诊断和患者的早期抢救提供帮助，以免贻误患者病情。

　　我们邀请了国内外具有丰富经验的临床一线外科医生、内分泌科医生、急诊科医生和重症监护医生共同翻译了本书，力求将原著内容更加准确地介绍给读者。但由于中外语言表达习惯及术语描述存在一定差异，中译本可能存在一些疏漏或欠妥之处，恳请广大读者及同道批评指正。

补充说明

　　书中参考文献条目众多，为方便读者查阅，已将本书参考文献更新至网络，读者可扫描右侧二维码，关注出版社医学官方微信"焦点医学"，后台回复"内分泌急症学"，即可获取。

原书前言

Endocrine Emergencies 是内分泌科医生、内分泌外科医生、肿瘤外科医生、耳鼻咽喉科医生、头颈外科医生、急诊科医生、内科医生、初级保健医生、重症监护医生、创伤外科医生、神经外科医生、妇产科医生、神经科医生、高级实践提供者、住院医师和医学生的最新指南。本书不仅涵盖了与垂体、甲状腺、甲状旁腺、肾上腺、胰腺，以及神经内分泌肿瘤的内分泌代谢状况相关的最常见且最严重的紧急情况，还包括介绍关于危重病和创伤患者的内分泌反应、核紧急情况下碘化钾摄入的使用、妊娠期间的内分泌紧急情况，以及甲状腺和甲状旁腺手术后的内分泌紧急情况的章节。此外，本书还涵盖了内分泌急症相关的最新信息，可作为如何使用现代诊断技术和现代疗法识别、诊断和治疗每种疾病情形的指南。

我们希望这本书能为所有从业者，无论是刚刚开始职业生涯的人，还是处于实践更高级阶段的人，提供一个不可或缺的知识来源。

Alexander L. Shifrin, MD, FACS, FACE,
ECNU, FEBS (Endocrine), FISS
2021 年 2 月

献　词

谨以此书纪念我的父亲，医学工程师 Leonid Shifrin，血栓弹力图的开创者；还有我的叔叔，儿科医生 Vadim Shifrin, MD。

感谢我的母亲 Margarita Shifrina，感谢她的爱和无尽的支持。

感谢我心爱的孩子们，Michael、Daniel、Benjamin、Julia、Christian 和 Liam，他们持续提供关于生活中真正重要东西的观点。

感谢我生命中的挚爱，Svetlana L. Krasnova，感谢她的爱、耐心和鼓励。

谨以此书献给我的老师和导师，是他们将自己的生命和努力奉献给了外科科学。

感谢 Ali Bairov, MD、Steven Raper, MD、William Inabnet, MD、John Chabot, MD 和 Jerome Vernick, MD，是他们让我成为外科医生并激励我创作本书。

致　谢

本书的创作涵盖了内分泌急症学的全部范围，这有赖于团队的努力，只有在众多为本书做出贡献的个人和同事们的热情支持下才能实现。他们信任我并投入了他们的时间和精力去实现它，没有他们，这本书就不会诞生！

特别感谢 Elsevier 的高级内容策略师 Nancy Duffy 对我的信任，也感谢 Elsevier 的全体员工，他们从本书的第一个想法开始就非常支持并一直保持热情直到最后。

目　录

第一篇　甲状腺相关急症

第二篇　甲状腺术后急症

第五篇　胰腺内分泌急症和胰腺神经内分泌肿瘤

第六篇　神经内分泌肿瘤：胃肠道神经内分泌肿瘤

第七篇　垂体相关急症

第一篇　甲状腺相关急症

Thyroid

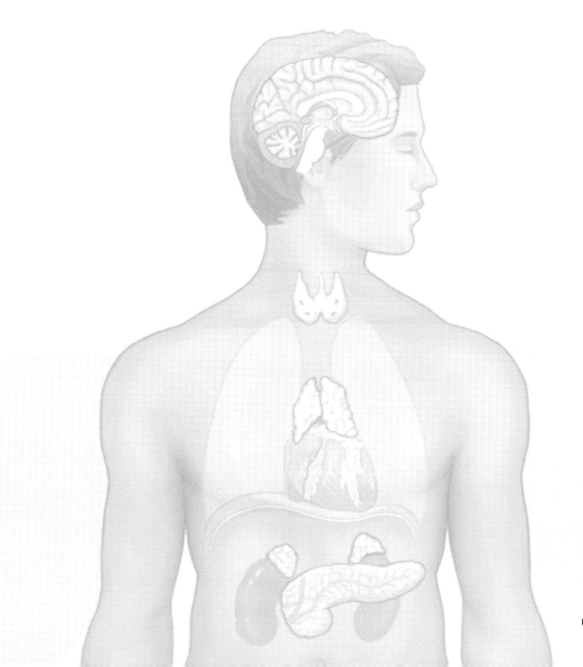

第1章　重度甲状腺毒症和甲状腺危象
Severe Thyrotoxicosis and Thyroid Storm

Melissa G. Lechner　Trevor E. Angell　著

袁芊芊　译

一、概述

甲状腺激素过高，也称为甲状腺毒症，包括广泛的体征和症状。甲状腺毒症和甲状腺功能亢进症可能有语义区别，但经常交叉混用。临床表现为严重甲状腺毒症的患者需要紧急评估，可能需要住院和紧急干预。因此，能够识别甲状腺毒症的存在，了解其致病因素，评估其严重程度，并在必要时了解可能危及患者生命疾病的关键治疗是至关重要的。

甲状腺危象是一种失代偿性甲状腺毒症的临床综合征，其代偿性生理机制已失衡。由于其高发病率和死亡率，它被认为是一种内分泌紧急情况，在获得高级重症监护和多模式治疗干预之前，这种情况都是致命的[1-5]。未及时诊断及治疗的甲状腺危象患者的预后较差。以往甲状腺危象的病例与手术干预有关，但现在大多数病例都是医源性的，与潜在的感染、心血管事件或其他疾病有关。并不是所有的患者都有甲状腺功能亢进的诊断病史，甲状腺危象可能发生在多种情况下。尽管甲状腺危象比较罕见，但据估计，发生甲状腺危象的患者人数占甲状腺毒症住院人数的 1%～16%，不同研究的评估方法不同[1, 6-9]。医护人员应警惕地识别可能患有甲状腺危象的患者，并开始适当的护理和治疗。

本章总结了重度甲状腺毒症和甲状腺危象患者的评估和治疗，并重点介绍了甲状腺危象的识别和治疗的重要性。

二、甲状腺毒症和甲状腺危象的病理生理学

甲状腺激素可以作用于全身。在甲状腺毒症期间，由于过量甲状腺激素的影响，特别是对能量消耗和心血管系统的影响，会导致代谢和血流动力学的改变，机体可能会加以补偿，但缺乏适应额外应激压力的储备能力。

过量的甲状腺激素，主要是通过三碘甲状腺原氨酸（triiodothyronine，T_3）对基因转录和翻译后修饰的细胞核作用，导致心脏收缩力和心输出量（cardiac output，CO）的增加。上调的心脏相关基因包括肌球蛋白重链、电压门控钾离子通道和肌质网钙 ATP 酶[10]。T_3 还直接诱导血管平滑肌松弛和血管舒张，由于需要去除解耦联蛋白 -3，Na^+/K^+ ATP 酶的上调产生的多余热量，同时增加能量消耗，从而进一步增强了血管平滑肌松弛和血管舒张的作用。甲状腺毒症时的血管舒张导致肾脏和内脏循环相对灌注不足，肾素 - 血管紧张素 - 醛固酮系统（renin-angiotensin-aldosterone system，RAAS）活性增强，进而引起血容量和心脏前负荷增加[11]。这种新的代偿稳态给心血管系统带来了长期的负荷。由于这些变化，甲状腺毒症患者通常会表现出静息心率（heart rate，HR）和呼吸频率的增加。在代偿性甲状腺毒症中，通常会存在皮温高导致出汗来进行散热，而无发热症状。心血管系统表现为全身血管阻力（systemic vascular resistance，SVR）降低、心

输出量和射血分数增加以及肺动脉压力升高。收缩压升高，舒张压和平均动脉压降低，引起脉压差增宽。甲状腺毒症患者由于无法像甲状腺正常状态下那样进一步增强心率、心输出量或 SVR，可能会经历运动不耐受[12]。此外，虚弱是由 T_3 介导的蛋白质分解代谢和骨骼肌损失引起的，其中包括横膈膜。

甲状腺危象与甲状腺毒症的区别在于血流动力学失代偿。虽然确切的病理生理学尚不清楚，但其与诱发生理应激的密切关联提供了一些线索。感染、急性冠状动脉综合征（acute coronary syndromes，ACS）、血容量不足或创伤等事件会破坏由上述生理变化造成的微弱血流动力学平衡紊乱，并且身体无法进一步增强心血管功能。失去有效循环导致热潴留和器官灌注不足，进而引起体温过高和精神状态改变的典型表现[4, 13]。

三、甲状腺毒症患者的评估

（一）甲状腺危象的症状和体征

甲状腺毒症患者的急性评估应与其他患者类似，紧急评估心肺、血流动力学和神经系统状态。最初的二次评估不仅应确定甲状腺毒症的存在，还应确定其最严重的表现。这些表现将包括体温过高、精神状态改变（如精神错乱、嗜睡、癫痫发作和昏迷）、快速心律失常或充血性心力衰竭（congestive heart failure，CHF）、颈静脉压升高、下肢肿胀、肺水肿、充血性肝病和黄疸。其他表现可能很明显，但不一定提示甲状腺危象。

甲状腺毒症的表现包括典型及不典型症状。过量甲状腺激素对身体的影响可引起许多可预测的症状。无论病因如何，热不耐受、心动过速和（或）心悸、双侧轻微震颤、体重减轻、肌肉无力或疲劳、活动性呼吸困难或呼吸急促都是中度至重度甲状腺毒症的症状。体格检查中，没有甲状腺危象的患者通常无发热，

但由于皮肤血管舒张，他们的皮肤摸起来是温暖的。静息心率可能中度升高（80～100 次 / 分）或心动过速（>100 次 / 分）。更显著的心脏影响包括室上性快速性心律失常（supraventricular tachyarrhythmias，SVT），特别是伴有快速心室率的心房颤动（atrial fibrillation，AF）或心力衰竭的表现。并非所有有心力衰竭迹象的患者的收缩功能都会降低，射血分数显著降低的心肌病可能会在小部分患者中发生。在已有心律失常或心力衰竭的患者中，这些可能是非特异性表现或可能表现出急性恶化。在一项回顾性队列分析中，有冠状动脉疾病、心房颤动、外周血管疾病、肾衰竭、肺循环障碍或心脏瓣膜疾病病史的患者，更可能发生心源性休克合并甲状腺危象。此外，45% 的甲状腺危象并发心源性休克的患者已有慢性心功能不全的诊断[14]。

罕见的是，甲状腺毒症的这些明显症状可能缺失，尤其是老年人的症状可能比较有限。这称为淡漠型甲状腺功能亢进，症状可能仅包括体重减轻、发育迟缓、疲劳或嗜睡。在已服用 β 肾上腺素能受体拮抗药的患者中，心悸、震颤或激动等典型症状也可能变为不明显。甲状腺毒症的罕见表现包括阵发性周期性麻痹，与钾通道功能的改变有关，累及上肢前臂早于下肢，近端多于远端肌群，且通常不累及横膈膜。

（二）甲状腺毒症和甲状腺危象的病因

病史及特定的体征或症状，可能是提示甲状腺毒症的潜在原因，常见和重要的病因见表 1-1。甲状腺无压痛性弥漫性肿大提示 Graves 病，甲状腺杂音的存在是具有特征性的。同样地，眼球突出或其他方面的眼病（眶周水肿、结膜炎、视神经压迫）仅见于 Graves 病[15]。轻度的甲状腺触痛和近期出现的症状提示亚急性甲状腺炎；近期的妊娠史提示产后甲状腺炎；甲状腺大结节可能提示自主功能性腺

表 1-1 甲状腺毒症常见的和重要的病因

诊　断		机　制
甲状腺激素生成增多	Graves 病	促 TSH 受体抗体
	不适当的 TSH 分泌	分泌 TSH 的垂体腺瘤或垂体对甲状腺激素的抵抗
	孤立性或多发性甲状腺结节	由单个或多个腺瘤自主分泌甲状腺激素
	滋养细胞肿瘤或绒毛膜癌 妊娠剧吐	hCG 刺激 TSH 受体
	家族性妊娠期甲状腺功能亢进症	突变的 TSH 受体对 hCG 的敏感性增加
	甲状腺肿样卵巢瘤	卵巢畸胎瘤伴功能性甲状腺组织 [a]
外周甲状腺激素增加而产生未增加	亚急性甲状腺炎（De Quervain 甲状腺炎、肉芽肿）	释放预先形成的储存甲状腺激素
	产后和散发性隐匿性甲状腺炎	
	药物诱发的甲状腺炎（胺碘酮、免疫检查点抑制药、酪氨酸激酶抑制药）	
	急性（感染性）甲状腺炎	
	手术操作	
	甲状腺激素摄入	过量的外源性甲状腺激素给药（特别是含有 T$_3$）

a. 增加的激素不是由甲状腺本身分泌，而是通过甲状腺外组织
hCG. 人绒毛膜促性腺激素；T$_3$. 三碘甲状腺原氨酸；TSH. 促甲状腺激素

瘤的存在。甲状腺炎的医源性病因包括碘暴露（包括碘化对比剂）、胺碘酮诱导的甲状腺毒症（amiodarone-induced thyrotoxicosis，AIT）、锂、酪氨酸激酶抑制药和免疫治疗药物，如程序性死亡受体（programmed death receptor，PD）-1 和细胞毒性 T 淋巴细胞相关蛋白（cytotoxic T-lymphocyte-associated protein，CTLA）-4 抑制药 [16-18]。在合适的临床诊断下，缺乏甲状腺病理学证据可能提示患者意外或秘密使用甲状腺激素，如果症状严重，通常是外源性 T$_3$ 的摄入。最后，出现甲状腺危象的患者可能没有已知的甲状腺疾病诊断（在一个系列研究中高达 30% 的患者 [19]），因此临床医生怀疑潜

在的甲状腺功能亢进对于其临床症状的原因是至关重要的。诱发甲状腺危象的最常见原因是感染、ACS、静脉血栓栓塞或肺栓塞、创伤、手术、分娩、糖尿病酮症酸中毒（diabetic ketoacidosis，DKA）或停止 Graves 病的药物治疗，以及许多其他潜在的因素 [4, 13, 15, 20]。文献中报道的甲状腺危象的罕见原因包括颈部受压 [21]，服用含有海洋神经毒素的炖菜 [22]，和被捕鱼用的三叉戟造成的颈部贯通伤 [23]。简而言之，任何应激事件或并发的医疗状况都可能是将甲状腺毒症患者置入甲状腺危象的不稳定因素。

（三）实验室检查

如果在医院内临床诊断怀疑甲状腺毒

症，血清促甲状腺激素（thyroid stimulating hormone，TSH）是明确该诊断最重要的检查。对于无甲状腺疾病病史的患者，检测游离甲状腺素（thyroxine，T_4）也是一种实用且有效的检查，可以证明甲状腺激素过量是否存在及过量的程度。然而，甲状腺激素过量的程度对于确定哪些患者只是患有重度甲状腺毒症，哪些患者有甲状腺危象来说没有帮助[3, 24, 25]。

怀疑患者有甲状腺危象时，其他生化检查将有助于确定其器官系统衰竭情况和（或）是否存在其他急性疾病。尽管实验室检查有助于评估这些患者，但没有检查可确认或排除甲状腺危象的诊断[4, 26]。许多异常实验室检查结果（如轻度高血糖、高钙血症、正常细胞性贫血和碱性磷酸酶升高），常见于甲状腺毒症[26]。由于血清肌酐水平在甲状腺毒性状态下会降低，医务人员应认识到急性肾损伤可能被忽略。尽管常表现为轻度增加的国际标准化比值（international normalized ratio，INR），但研究表明甲状腺毒症患者的相对高凝状态增加了血栓形成的风险。甲状腺危象合并肝功能障碍时可能存在转氨酶水平升高，胆红素升高是一个特别重要的指标，因为它与甲状腺危象的不良预后相关[8, 27]。

识别可能诱发甲状腺危象的并发疾病至关重要。除了彻底的体格检查外，还可以根据临床指征通过尿液分析、血培养、胸部和腹部成像或腰椎穿刺来确定感染源。评估应包括寻找潜在的 ACS、与 DKA 相关的高血糖和酮症，以及药物的使用（特别是可卡因和甲基苯丙胺）。

（四）甲状腺危象的诊断

甲状腺危象是一种临床诊断。疑似或确诊甲状腺毒症的住院患者应评估疾病的严重程度，以确定临床失代偿的患者，这些患者将被定义为甲状腺危象。就甲状腺危象的诊断达成绝对一致，不如确定具有甲状腺危象特征的甲状腺

毒性患者亚群重要，因为这些患者的发病率或死亡率风险最高，应紧急接受定向治疗。

以往甲状腺危象被认为是一种临床综合征，其中包括甲状腺毒症、高热、神经精神改变和诱发事件[13, 28, 29]。这些指标与充血性心力衰竭的临床证据一起，确定了医院不良结局和死亡率风险最大的患者[8]。甲状腺毒症的生化确诊对于诊断甲状腺危象不是必需的，疑似甲状腺危象的治疗不需等待检测结果。然而，在诊断不明的病例中，应监测 TSH 的水平，以确认是否存在过量的甲状腺激素。TSH 水平通常处于实验室可检测下限（如 0.01mU/L）或检测不到[8]。TSH 轻度降低（0.1～0.5mU/L）常见于非甲状腺疾病或"正常甲状腺病态综合征"，较少提示甲状腺危象的存在。甲状腺激素升高的绝对水平不能预测是否存在甲状腺危象。

任何体温升高都应认为与甲状腺危象相关，但发热通常会更明显（＞38.8℃）。甲状腺毒症的其他临床表现也经常出现，但特异性较低，并且经常出现在无甲状腺危象的重度甲状腺毒症患者中。由于这些评估的主观性、患者症状的多变性，以及这些症状与住院患者的其他急性疾病之间存在着显著重叠[4, 8, 13]，更客观的诊断标准应运而生。

Burch-Wartofsky 评分（Burch-Wartofsky score，BWS）（表 1-2）对体温调节系统、中枢神经系统、胃肠道－肝脏和心血管系统的功能障碍打分，功能障碍的程度越严重，评分越高[30]。总分＞45 分时，高度可疑为甲状腺危象且敏感性较高，但此临界值并不具有特异性，表明甲状腺危象可能不适合该标签的患者[8]。总分＜45 分的患者在临床上仍可被视为甲状腺危象的患者，应给予治疗。虽然数字评分在量化疾病严重程度方面有潜在用处，但不应取代医生的临床判断。其他报告的诊断标准尚未经过临床验证。无论使用何种精确的标准，一旦确诊或高度怀疑甲状腺危象，应立即开始治疗。

表 1-2　Burch-Wartofsky 甲状腺危象的诊断标准

参　数		分　数	参　数		分　数
体温调节			心血管		
温度	37.2~37.7℃	5	心率	100~109 次 / 分	5
	37.8~38.2℃	10		110~119 次 / 分	10
	38.3~38.8℃	15		120~129 次 / 分	15
	38.9~39.3℃	20		130~139 次 / 分	20
	39.4~39.9℃	25		≥140 次 / 分	25
	≥40℃	30	心房颤动	无	0
中枢神经系统				有	10
无		0	充血性心力衰竭	无	0
轻微（激动）		10		轻微（足部水肿）	5
中度（谵妄、精神病、极度嗜睡）		20		中度（双肺底湿啰音）	10
重度（癫痫发作、昏迷）		30		重度（肺水肿）	15
甲状腺危象的诱因			胃肠道 - 肝脏		
阴性		0	无		0
阳性		10	中度（腹泻、腹痛、恶心 / 呕吐）		10
			重度（黄疸）		20

总分＞45 分，可能为甲状腺危象；总分为 25~45 分，即将发生甲状腺危象；总分＜25 分，可能不是甲状腺危象

（五）甲状腺危象的治疗

甲状腺危象的治疗应在确诊后尽早开始。主要治疗方面有（表 1-3）：①强化支持治疗；②降低 β 肾上腺素能受体的刺激；③减少甲状腺激素的产生和释放；④减少外周循环的 T_3 水平；⑤治疗诱发性或并发性疾病。解决甲状腺毒症失代偿的多模式治疗至关重要。最近的系列研究中指出，重症监护的实践和特异性治疗的进步是将甲状腺危象死亡率从 100% 降低到 8%~25% 的主要原因[8, 31, 32]。值得注意的是，对临床评估或 BWS 总分为 25~45 分被认为即将发生甲状腺危象的重度甲状腺毒症患者，可以考虑给予甲状腺危象的治疗。

1. 对症支持治疗　保证血流动力学的稳定在甲状腺危象的治疗中至关重要，适用于所有病情不稳定的患者，由于甲状腺毒症的潜在生理学差异，因此需要特别注意。由于需要频繁的有创性治疗和密切监测，甲状腺危象患者需要转入重症监护室（intensive care unit，ICU）进行治疗。

调整血容量状态是甲状腺危象初始治疗的首要考虑因素[13, 26]。血容量不足可能是由于出汗或胃肠道丢失引起的绝对血容量不足，或者由于血管扩张或心功能下降而导致血容量不足以维持器官灌注。休克的病因可能是多因素的，通常适合使用肺动脉导管插入术进行有创血流

表 1-3　甲状腺危象的基础性治疗

对症支持治疗		
血流动力学支持	**降　温**	**治疗基础疾病**
• 入重症监护室 • 静脉输液复苏 • 考虑有创血流动力学监测 • 插管和机械通气 • 血管加压药	• 冷却毯、冰袋 • 对乙酰氨基酚、氯丙嗪	对并发疾病的适当管理（可能包括广谱抗生素、急性冠状动脉综合征的药物或干预措施、糖尿病酮症酸中毒的持续葡萄糖输注、血液制品和创伤镇痛）

疾病特异性治疗			
药物治疗	**机　制**	**干　预**	**剂　量**
β 肾上腺素能受体拮抗药 [a]	抑制 β 肾上腺素能受体的刺激 抑制 T_4 转化为 T_3	普萘洛尔 艾司洛尔	静脉注射：每 4 小时 0.5～1.0mg，连续输注 5～10mg/h 口服：每 4 小时 60～80mg，连续输注 0.05～0.1mg/(kg·min)
抗甲状腺药	抑制甲状腺激素生成 抑制 T_4 转化为 T_3（PTU）	PTU 甲巯咪唑	口服 [b]：负荷剂量 500～1000mg，每 4 小时 250mg 口服 [b]：60～80mg/d
碘	抑制甲状腺激素从甲状腺释放	SSKI	每 6 小时 5 滴（1 滴 50mg，共 250mg）
糖皮质激素	抑制 T_4 转化为 T_3 治疗可能并发的肾上腺皮质功能不全	氢化可的松	静脉注射：负荷剂量 300mg，每 8 小时 100mg

a. 其他 β 肾上腺素能受体拮抗药（如美托洛尔、卡维地洛）尚未进行特异性研究，但根据临床情况可能合适
b. 对于无法服用口服药物的患者，可考虑使用鼻胃管。文献中已报道静脉和直肠给药
PTU. 丙硫氧嘧啶；SSKI. 碘化钾饱和溶液

动力学监测。当低血压对液体复苏无反应时，可能需要血管加压药来支持血流动力学。慎用镇静药、麻醉药和利尿药，这些药物可能会降低血压并加重灌注不足 [4]。

高热的治疗，可以利用冷却毯或冰袋进行物理降温。首选用乙酰氨基酚进行药物治疗，因为水杨酸盐可抑制甲状腺激素与血清蛋白的结合，从而增加游离激素水平 [33]。通过静脉注射氯丙嗪 25～50μg 或哌替啶抑制中枢神经减少产热增加 [4]。处理原发疾病是治疗甲状腺危象的重要措施 [15]。依据病因选择合适的治疗方法。考虑到合并感染的频率，应考虑经验性使用广谱抗生素。

2. β 肾上腺素能受体拮抗药　阻断 β 肾上腺素能受体活性是甲状腺危象治疗的最重要方面之一。Mazzaferri 等 [1] 的研究表明，在引入减少 β 肾上腺素能受体刺激的治疗后，甲状腺危象死亡率显著降低。β 肾上腺素能受体活性降低可改善心动过速、心脏负荷、需氧量、精神激动、震颤、发热和出汗症状。普萘洛尔在每天超过 160mg 的剂量下会抑制将 T_4 转化为 T_3 的 1 型脱碘酶活性，因此还可能有助于降低活性甲状腺激素的可用性。

方案包括普萘洛尔 0.5～1.0mg 的初始静

脉推注剂量，然后以 5～10mg/h 的速度连续输注[4]。口服普萘洛尔的剂量为 60～80mg，每 4 小时 1 次。短效 β 肾上腺素能受体拮抗药艾司洛尔是一种替代方案，可使用 0.25～0.50mg/kg 的负荷剂量，然后以每分钟 0.05～0.1mg/kg 的连续输注速率使用[34, 35]。在使用 β 肾上腺素能受体拮抗药期间，应进行液体复苏以支持血压。应调整治疗剂量以使无发热患者的心率达到 90～110 次 / 分，而不是减慢心率[4]。一些病例报告引起了人们对在开始治疗后因心血管衰竭导致的甲状腺危象中使用 β 肾上腺素能受体拮抗药的担忧[36-40]。这可能是由于过度使用 β 肾上腺素能受体拮抗药和（或）容量补充不足所致。仔细监测和使用短效药物旨在降低这种风险。一些人认为 β 肾上腺素能受体拮抗药在 CHF 或反应性气道疾病患者中是相对禁忌的[41]，但鉴于 β 肾上腺素能受体拮抗药在甲状腺危象治疗中的基础性作用，除非绝对禁忌，否则不应忽略使用。

3. 抗甲状腺药物 抗甲状腺药物（antithyroid drug，ATD）——甲巯咪唑和丙硫氧嘧啶（propothyouracil，PTU）可以抑制甲状腺激素产生所需的酶促过程。PTU 在甲状腺危象的治疗中应用更多，可减少外周循环内 T_4 向 T_3 的转化，相比甲巯咪唑能更快地降低血清甲状腺激素水平[42, 43]。尽管绝对风险非常小，但与甲巯咪唑相比，PTU 的不良反应即血管炎和肝衰竭更常见[44]。ATD 治疗的其他不良反应包括粒细胞缺乏症、转氨酶升高、胆汁淤积或荨麻疹性皮疹。严重的不良反应既往史（如粒细胞缺乏症）是 ATD 使用的禁忌证。使用 PTU 时若出现其他不良反应，可以尝试使用甲巯咪唑治疗。推荐的 PTU 治疗是 500～1000mg 的负荷剂量，然后每 4 小时给予 250mg，或者每天给予甲巯咪唑 60～80mg[15]。ATD 应在碘剂治疗甲状腺毒症至少 1h 前服用，以防止碘被用来产生额外的甲状腺激素。

美国的 ATD 药物只有口服制剂，但呕吐、精神状态异常或危重疾病的患者可能在肠道给药或药物吸收方面存在障碍。ATD 的直肠给药剂型和静脉内制剂已被用于解决这一问题[45]。PTU 和甲巯咪唑的直肠给药途径已有报道，但需要特制的栓剂或灌肠制剂。一项研究在 pH 值为 9.25 的碱性等渗盐水中制备 PTU 溶解片剂的静脉注射制剂，以生成 50mg/ml 的溶液。甲巯咪唑较易溶解，与 0.9% 盐水配伍后缓慢静脉推注的报道较多[46, 47]。

4. 碘 无机碘会在 4～5 天内使甲状腺激素释放迅速下降，并使循环甲状腺激素水平接近正常[48]。可给予 250mg 碘化钾饱和溶液（saturated solution of potassium iodide，SSKI），每 6 小时 1 次。碘剂应该在 ATD 治疗 1h 后给予，以防止碘被用于产生甲状腺激素[13]。碘剂的作用可能仅限于开始治疗的 72h 内。

5. 锂 锂可抑制甲状腺激素从甲状腺的释放，并已用于治疗甲状腺危象[49]。有关锂疗效的数据有限，但研究者建议每 6 小时给予 300mg 碳酸锂，并滴定调节血清锂水平为 0.8～1.2mEq/L[15, 26]。虽然不是标准治疗的组成部分，但锂剂偶尔用于 ATD 使用禁忌的患者。

6. 类固醇激素 在甲状腺危象的治疗中使用糖皮质激素可减少 T_4 向 T_3 的转化，并解决可能存在的并发肾上腺皮质功能不全的可能性，特别是甲状腺毒症的病因是自身免疫性疾病时。氢化可的松初始剂量为 300mg，然后每 8 小时给予 100mg 被认为是充足的剂量[15]。糖皮质激素可能会加重高血糖。动物和人体研究引起了关注，即心肌梗死后使用糖皮质激素与心室变薄和游离壁破裂有关[50]，但对有限数据的 Meta 分析并未发现风险增加[51]。在该人群中仍应谨慎考虑使用糖皮质激素治疗。另外，应根据个体考虑使用类固醇治疗的人群是由于使用免疫检查点抑制药免疫治疗（如 PD-1、CTLA-4 抑制药）引起的甲状腺危象的患者。这些药物介导破坏性甲状腺炎，一项回顾性分析表明糖皮质激素的使用并未显著降低其严重程度和持续时间[18]，且尚不清楚类固醇激素是否可能降低癌症免疫治疗的有效性。

7. 辅助治疗 如果患者在甲状腺危象治疗后仍病情危重，或者有某些治疗的禁忌证，可采用辅助治疗，如血浆置换、左旋肉碱和甲状腺切除术。辅助治疗较多被考虑应用是在有ATD 使用禁忌证（如粒细胞缺乏症和肝损伤）且有生命危险的甲状腺毒症中。这些治疗措施的证据支持大部分是病例报道或回顾性研究，但在标准治疗不足时可以考虑这些辅助治疗。

血浆置换或治疗性血浆置换是一种辅助治疗，用于标准治疗后仍处于危重状态的严重甲状腺毒症或甲状腺危象患者[52-55]。据报道，该治疗可降低游离甲状腺激素水平并改善临床症状。术前可采用血浆置换术改善甲状腺毒症的临床表现，使患者能够更安全地接受手术[56]。在甲状腺危象治疗中，血浆置换治疗的机制是去除循环甲状腺激素，其血清半衰期长，主要与蛋白质结合。在此过程中，从其他血液成分中提取患者血浆并用胶体溶液代替，如新鲜冷冻血浆和白蛋白。去除甲状腺结合球蛋白与结合甲状腺激素，胶体替代物为循环游离甲状腺激素提供新的结合位点。不良事件发生率约为5%，其中包括输血反应、枸橼酸盐相关性恶心、血管迷走性或低血压反应、呼吸窘迫，以及手足搐搦或癫痫发作。

对于常规治疗无效的患者，可考虑使用血浆置换术，特别是当有 ATD 禁忌证时，作为稳定措施或更安全的确定性手术的桥梁，或者用于对 ATD 反应较差的由破坏性病因［如甲状腺炎（thyroiditis，AIT）］引起的甲状腺危象。据报道，在甲状腺危象患者中常规的血浆置换方案使用 2.5～3L 体积的新鲜冰冻血浆和 5% 白蛋白联合治疗[53, 55, 57-59]。

此外，据报道，在初始血浆置换不成功时

可以使用基于白蛋白的透析治疗[60, 61]。常规的血液透析可有效清除甲状腺激素，但对于血流动力学不稳定的患者，可通过连续肾脏替代治疗或其他等效形式的连续血液透析和补充白蛋白来快速清除甲状腺激素。据报道，肝衰竭和肝肾综合征中使用的技术可应用到甲状腺危象的透析治疗中，方案为 4% 人血清白蛋白，血流量为 150ml/min，透析液流量为 1.5L/h，持续时间为 12h[61]。此外，由于这些疗法的连续性，其剂量不受血浆置换的交换输血风险的限制，因此可以去除更多累积的甲状腺激素[60, 61]。

左旋肉碱已被建议作为甲状腺功能亢进症和甲状腺危象的治疗方法，通常用于常规治疗无效或 ATD 使用有禁忌证的患者。其作用机制推断是抑制甲状腺激素（T_3）通过胺左旋肉碱摄取到细胞核中的作用。甲状腺危象中应用左旋肉碱的几例报告中显示患者的精神状态得到改善，但不太确定同时给予其他治疗的有效性[62-64]。目前的数据不足以表明在甲状腺危象患者中可使用左旋肉碱。

甲状腺切除术可为甲状腺生成或激素释放引起的甲状腺毒症的患者提供确切治疗效果。甲状腺手术尤其可考虑用于持久性或顽固性甲状腺功能亢进症，如难治性 AIT 或 Graves 病。在甲状腺危象患者中，甲状腺切除术的益处通常与麻醉和手术的风险相权衡。甲状腺毒症患者甲状腺全切或次全切的回顾性报告显示，术后 2～10 天内血清甲状腺激素水平下降显著，临床症状改善。Kaderli 等[65]描述了一组包含 11 例药物治疗失败的 AIT 患者的队列分析，之后在全身麻醉下接受全甲状腺切除术治疗。在该研究中，患者未出现严重术中并发症，未发生甲状腺危象，无患者死亡。在早期的 AIT 患者系列研究中行甲状腺切除手术也观察到类似的结果，其中包括患有严重心力衰竭的患者[66-68]。在 Graves 病引起的甲状腺毒症患者中，一项回顾性单中心病例研究比较了 247 例在完全药物控制 Graves 病后接受择期甲状腺切除术的患者与 19 例仅准备 1~2 周评估后接受紧急甲状腺切除术的患者的手术结局[69]。研究发现，两组患者的甲状腺危象、声带麻痹、术后出血或甲状旁腺功能减退症发生率没有差异。虽然缺乏前瞻性的随机数据，但这些研究表明，对于不耐受标准药物治疗的患者，如果拥有经验丰富的多学科团队，可考虑将手术作为一种替代的确定性治疗。

（六）代偿性甲状腺毒症的治疗

无甲状腺危象但仍有甲状腺毒症的患者在住院期间可能受益于疾病的特异性治疗。应提供充分的液体复苏以充分纠正低血容量。无论甲状腺毒症的病因如何，都可以应用 β 肾上腺素能受体拮抗药改善 β 肾上腺素能症状，普萘洛尔的初始剂量为每 8 小时 10~40mg 或等效剂量，这取决于症状的严重程度、血压和心率耐受性、CHF 的存在以及其他禁忌证。使用 β 肾上腺素能受体拮抗药、利尿药治疗血容量过多，以及使用镇静催眠药物治疗失眠或焦虑时，需要密切监测，避免血压降低或灌注不足诱发的甲状腺危象。

四、社会经济因素

与代偿性甲状腺毒症相比，甲状腺危象预示着更高的住院死亡率、更高的 ICU 入院和插管发生率，以及整体更长的住院和 ICU 住院时间[8, 9]。此外，在被诊断患有甲状腺危象的患者中，男性、年龄＞65 岁、黑种人及合并有其他疾病的患者住院时间更长，医疗费用更高[9]。Sherman 等[70] 报道，社会经济条件差是复杂性

甲状腺毒症和甲状腺危象的危险因素之一。这些发现最近得到了 Rivas 等[19] 对 2011—2017 年甲状腺毒症患者的回顾性研究的证实，甲状腺危象的风险增加还与缺乏健康保险、教育程度较低及居住在收入中位数较低的地区有关。这些因素可能部分是甲状腺毒症患者甲状腺危象发生频率较高的原因，基于为大量社会阶层较低人群提供服务的医疗中心[8, 19]与全国数据库研究相比[9]。鉴于与甲状腺危象相关的较高的发病率、死亡率和医疗保健成本，改善医疗服务的可及性并解决导致药物不依从性或甲状腺毒症延迟诊断的社会因素，可能是改善甲状腺危象预后的重要环节。

五、出院后随访

出院计划应包括与内分泌科医生的及时随访以继续治疗。停用 β 肾上腺素能受体拮抗药、抗甲状腺药物或类固醇治疗可引起临床症状的复发。考虑到如果甲状腺毒症复发可能导致进一步发病或甲状腺危象，应强烈考虑对甲状腺毒症的持续性病因进行明确治疗，如 Graves 病。

六、结论

甲状腺危象是一种罕见但危及生命的内分泌急症，在甲状腺毒症患者就诊时必须进行甲状腺危象的评估。诊断为甲状腺危象后，应立即开始治疗，以纠正血流动力学不稳定并减弱过量甲状腺激素的存在和影响。目前甲状腺毒症的重症监护医学和多学科治疗模式已成功大幅降低甲状腺危象的死亡率。

第 2 章　胺碘酮诱发的甲状腺毒症
Amiodarone-Induced Thyrotoxicosis

Anupam Kotwal　Marius N. Stan　著
李承欣　译

一、概述

胺碘酮是一种苯并呋喃酸，具有强效抗心律失常的特性，其中碘含量占其分子量的37%。因此，200mg的片剂（常用的每日维持剂量）可提供大约70mg的碘，其中50%是生物可利用的。这应该在每人每日推荐碘摄入量150mg的情况下考虑[1]。因此，胺碘酮的使用在15%~20%的病例中引起甲状腺功能障碍[2-4]，甲状腺毒症的发生率为3%~9%[4-7]。胺碘酮诱发的甲状腺功能减退症在碘充足的地区更为常见[7]，但幸运的是，它比不太常见的AIT更容易治疗。AIT具有亚型、诊断和治疗方面的挑战，有时这种情况会导致危及生命的并发症。这是由多种因素造成的，其中包括在患有心血管疾病的患者中使用这种药物、缺乏持续有效的治疗、胺碘酮的半衰期延长（2~3个月）[8]，以及事实上在传统抗心律失常药物难以治愈的危及生命的心律失常的情况下，停药并不总是可行的。

AIT与老年人和心室功能受损患者的死亡率增加特别相关，这可能是由于已经存在的心功能不全和叠加的高输出甲状腺毒性状态的结合，导致这些患者发生心力衰竭[9-12]。Yiu等[11]证明AIT可预测高达31.6%的不良心血管结果和此类患者12.6%的心血管死亡率。同样，O'Sullivan等[12]表明AIT与10%的患者总体死亡率相关，但在收缩性心力衰竭患者中高达50%（左心室射血分数<45%）。这些观察结果

与法国最近的发现一致，其中AIT被证明是入住ICU的甲状腺危象患者的最常见原因[13]。从一般观点来看，任何AIT患者恶化的风险都会增加，因为即使在无症状患者中，甲状腺毒症也会诱发心功能不全，尤其是患有心脏疾病的人，如收缩性心力衰竭、室性心律失常和先天性心脏病。AIT治疗的一般方法和特定治疗方式在其治疗中的作用将在以下部分讨论。

二、发病机制和亚型

胺碘酮通过以下一种或多种机制引起甲状腺功能障碍：①对甲状腺滤泡细胞表现出剂量依赖性直接毒性作用的内在药物因素；②碘效应，如抑制T_4脱碘为T_3，但会因自身免疫性甲状腺疾病或甲状腺结节的存在或不存在而进一步细微化[14-16]。传统上，AIT被分类为1型或2型，但很多时候情况是混杂的，尤其是在最初出现时[14]，如表2-1所示。1型AIT的特征是由于激素合成过多导致的碘诱导的甲状腺功能亢进，通常发生在患有潜在的甲状腺疾病（如结节性甲状腺肿或隐匿性Graves病）的患者中[2, 14, 17]。另外，2型AIT是以破坏性甲状腺炎为特征，导致甲状腺激素释放过多，据报道多发生在甲状腺正常或甲状腺肿较小的患者中[2, 14, 17]。1型AIT更常见于碘缺乏地区，而2型AIT更常见于碘丰富地区[2, 14, 17, 18]，并且是总体上最常见的AIT形式[6]，在一个大型系列中约占79%[19]。然而，这种清晰的区分在许多病例中并不明显，这些病例有混合的临

表 2-1 胺碘酮所致甲状腺毒症类型比较

AIT 的特征	1 型 AIT	2 型 AIT	混合型 AIT
机制	甲状腺激素合成过多（碘诱导）	甲状腺激素释放过多（破坏性的甲状腺炎）	两种特征皆有
已存在的甲状腺结构和功能	异常（结节或隐匿性 Graves 病）	明显正常或小的甲状腺肿	两种特征皆有
甲状腺摄取 ^{123}I	最常见的是减低或正常偏低，但有时正常或增加	通常非常低或缺失	两种特征皆有
甲状腺彩色多普勒超声检查	血供丰富	血供减低或缺失	两种特征皆有
初始治疗	• 硫代酰胺类药物 • 很少需要添加高氯酸钾（未经 FDA 批准）	泼尼松等抗感染治疗	两者结合

AIT. 胺碘酮诱导的甲状腺毒症；FDA. 美国食品药品管理局

床表现与诊断特征，以及 1 型 AIT 和 2 型 AIT 的可能混合发病机制[14, 18, 20, 21]。

三、诊断评估和分类

鉴于甲状腺功能障碍的高发病率，胺碘酮治疗的患者应通过监测甲状腺功能测试（thyroid function tests，TFT）筛查甲状腺功能障碍。2016 年美国甲状腺协会（American Thyroid Association，ATA）诊断和治疗甲状腺功能亢进症和其他甲状腺毒症原因指南[22] 建议，在开始胺碘酮治疗前和开始治疗后的前 3 个月后，以及之后每隔 3 个月和 6 个月监测 TFT。在胺碘酮治疗开始后早期检测时避免诊断为甲状腺功能障碍很重要，因为它会导致许多患者的 TFT 发生短暂的变化。它通过抑制 1 型 5- 脱碘酶活性而引起这些变化，从而减少 T_4 向 T_3 的外周循环转化，并减少 T_4 和反向 T_3（reverse T_3，rT_3）的清除。因此，血清 T_4 和 rT_3 水平升高，而血清 T_3 水平下降 20%～25%。随后，反馈机制导致 TSH 升高，这将使原本健康的甲状腺增加甲状腺激素的产生，并且随着 TSH 的正常化而恢复平衡。这些变化通常会在前 3～6 个月内

解决。因此，甲状腺功能减退症的诊断应基于胺碘酮治疗 3～6 个月后进行的 TFT 诊断。但是，如果甲状腺毒症的生化变化存在并且是明显的，如无法检测到 TSH 和 T_4/T_3 升高，则可以更早地诊断 AIT。尽管患者可能出现与任何其他形式的甲状腺毒症相似的临床特征，但也有可能是 AIT 所特有的临床特征。胺碘酮的作用可以预防症状性心动过速的发生。此外，在没有甲状腺毒症的典型交感神经特征但患者出现体重减轻、肌肉无力和心脏功能恶化的情况下，出现淡漠性甲状腺毒症的可能性更高，这在老年患者中尤其值得关注。一些患者可能仅表现为体液潴留的恶化、充血性心力衰竭、潜在心律失常在静止期后复发，或可能出现新的心律失常，这些应引起对 AIT 的关注。

（一）实验室检测评估

AIT 具有典型的 TSH 抑制和甲状腺激素 T_4 和（或）T_3 升高的甲状腺毒症的实验室检测指标特征。亚临床甲状腺毒症也可出现在 T_3/T_4 保持正常并伴有 TSH 抑制的轻度病例中。由于胺碘酮对甲状腺激素结合球蛋白（thyroid hormone-binding globulin，TBG）的血清浓度没有影响，因此游离 T_4 和游离 T_3 水平的变化反映了总 T_4 和总 T_3 的变化。在诊断 AIT 之前，排除非甲状腺疾病或药物原因（肝素、多巴胺、糖皮质激素和生物素）是甲状腺实验室检测指标的异常很重要。AIT 患者，尤其是住院患者，也可能伴有非甲状腺疾病，这会降低 T_3 水平；因此，当 AIT 和非甲状腺疾病同时存在时，这些指标可能是正常的[23]。与破坏性甲状腺炎相比，自主性甲状腺功能亢进患者的 T_3/T_4 比值对诊断 AIT 没有太大帮助，因为胺碘酮对 T_4 单脱碘有相关抑制作用[24]。应进行自身免疫病因学检测，因为 TSH 受体抗体的存在提示潜在的 Graves 病，因此将 AIT 归类为 1 型；甲状腺过氧化物酶（thyroid peroxidase，TPO）抗体在 1 型 AIT 中通常呈阳性[2]，但不是该诊断的特征性或必要性指标[25]（表 2-1）。过去，白细胞介素 -6（interleukin-6，IL-6）的水平被认为有助于 AIT 的诊断[26]，但由于许多病例的 IL-6 水平重叠，而且这种区分似乎不够敏感和特异，因此现在不常规进行该测试。

（二）放射学检查

甲状腺超声检查本身对 AIT 的诊断价值较低，但当与彩色血流多普勒超声（color-flow Doppler sonography，CFDS）相结合时，它可以提供对甲状腺血管状况的无创实时评估，对区分 AIT 类型非常有帮助[13]。CFDS 因此采用了从 0（无血流）～3（非常强烈的血流信号）的评分[27]。通常，2 型 AIT 的特征是由于破坏性甲状腺炎而导致甲状腺血管分布缺失（CFDS 评分 0），而 1 型 AIT 的血管分布正常或增加（CFDS 评分 1、2 或 3）[17, 27-29]（表 2-1）。尽管 CFDS 是对 AIT 进行分类诊断的最佳选择，但它并不总是有帮助[30, 31]。据报道，基于 CFDS 评分被归类为 2 型的 42% 患者（无血管）和归类为 1 型 AIT 的 64% 患者，对相应的治疗没有

反应[31]。甲状腺超声结合 CFDS 的准确性也高度依赖于操作者的技能和专业知识。因此，解释 CFDS 的多样性是否与超声图像的采集或混合 AIT 类型的存在有关仍有待确定。24h 甲状腺对 ^{123}I 或 ^{131}I 的摄取水平也被研究作为一种分类 AIT 类型的方式。理论上，碘摄取在 2 型 AIT 中会非常低或不存在，而在 1 型 AIT 中可能会很低、正常或很高[2]。然而，在碘充足的地区，尤其是胺碘酮负荷的情况下，无论类型如何，AIT 的吸收都非常低，甚至不存在；因此，这种诊断方式通常不是有用的区分方法[2]。其他核同位素已被用于区分 AIT 类型的预测性质。^{99m}Tc-sestamibi 闪烁显像对 AIT 的预测性较低，据报道使用这些同位素研究的患者数量很少[17, 32, 33]。因此，这些方法在 AIT 诊断评估中的临床验证有限并应主要用于研究。

（三）胺碘酮诱发甲状腺毒症的分类总结

应尽量根据实验室和放射学检查（通常是 CFDS）对 AIT 进行亚型分类；然而，许多病例同时表现出两者的特征（表 2-1），或者可能对基于初始亚型的相应疗法没有反应。因此，没有单一的评估可以准确地确定最佳治疗策略，这是由于部分存在混合形式的类型。在梅奥诊所（Mayo Clinic），我们结合先前报告的标准[2, 18, 34]和我们的临床经验，以及从甲状腺切除手术病理学中获得的信息，将 AIT 亚型分类如下。正如我们在以前的出版物中所报道的那样，我们使用了人群中 24h 放射性碘摄取的正常下限值[35-37]。

1. 1 型 AIT　结节性甲状腺、＞15g 的弥漫性甲状腺肿、TSH 受体抗体滴度阳性；CFDS 上甲状腺血管分布正常 / 增加或 24h 放射性碘摄取量＞8%。

2. 2 型 AIT　甲状腺正常或＜15g 的小弥漫性甲状腺肿；TSH 受体抗体滴度阴性和超声 CFDS 显示甲状腺血管分布低。

3. 混合型 结节性甲状腺、＞15g 的弥漫性甲状腺肿、抗甲状腺抗体阳性；超声 CFDS 上甲状腺血管分布低。

从临床的角度来看，AIT 可以在胺碘酮停药期间，甚至停药后的任何时间发生，因为这种亲脂性药物在脂肪组织中有大量沉积物，这解释了它半衰期长的原因[8]。在对 200 例 AIT 患者进行前瞻性研究后，Tomisti 等发现，与 2 型 AIT 患者相比，1 型 AIT 患者在进行胺碘酮治疗后明显表现出更高的甲状腺激素水平和更早的平均发病时间（平均 3.5 个月 vs. 30 个月）[19]；因此，较高的严重程度和较早发生的甲状腺毒症可作为 AIT 亚型为 1 型的附加标准。

四、治疗方法

对于识别 AIT 类型（表 2-1）以指导其治疗的重要性，专家之间存在一定程度的分歧。这是因为关于这个问题的数据参差不齐，一些研究清楚地支持其作用，而另一些研究表明，初始治疗的选择和随后对它的反应不会因 AIT 的类型而改变。2016 年 ATA 关于甲状腺功能亢进症和其他甲状腺毒症的诊断和治疗指南认为，由于 AIT 的发病机制尚未完全清楚，将 AIT 分为两个亚型的经典划分可能过于简单化。他们认为许多患者是混合型 AIT，分类为 1 型或 2 型的患者通常对亚型特异性治疗没有反应，并且一些 2 型 AIT 患者对常规针对破坏性甲状腺炎无用的治疗措施有反应，如高氯酸盐和口服胆囊对比剂。可能由于这个原因，最近的几个系列研究没有尝试对 AIT 亚型进行分类[12, 38, 39]。另外，欧洲甲状腺协会（European Thyroid Association，ETA）关于胺碘酮相关的甲状腺功能障碍诊疗指南[18]建议，临床评估应该尽可能区分 AIT 的亚型，以指导初始治疗。我们认为利用临床数据和诊断性检测来进行 AIT 亚型分类和随后的治疗选择是有用的。此外，我们强调在为患者选择合适的治疗方法时，需要考虑已经存在的心血管合并症，以及甲状腺毒症的严重程度。然后根据初始反应性对该疗法进行修改（图 2-1）。因此，在我们的实践中，我们建议从心血管角度来看稳定且有明确证据支持的明显 AIT 不同亚型的患者，可以尝试适当的单一疗法，抗甲状腺药物硫代酰胺（thionamide）或糖皮质激素[22]（图 2-1）。因为 AIT，尤其是混合型和 1 型，可能出现严重的甲状腺毒症或甲状腺危象，应特别考虑抗甲状腺治疗的强度和必要的全身支持措施（在第 1 章中已讨论）。然而，由于缺少碘疗法的措施，与其他引起甲状腺毒症的原因相比，AIT 相关的甲状腺危象的治疗略有不同。

1 型 AIT 初始治疗的最好用硫代酰胺[2, 18, 22]治疗，基于其潜在的致病机制是碘诱导的甲状腺激素生成增加。硫代酰胺类药物通过抑制甲状腺过氧化物酶、抑制碘的有机化从而减少 T_3 和 T_4 的合成而发挥作用[40]。由于碘过量导致甲状腺对这些药物抑制作用的反应较弱，因此，可能需要在甲状腺功能正常恢复之前使用较高的剂量（40～60mg/d 甲巯咪唑或等效剂量的丙硫氧嘧啶）和更长的治疗时间（通常为 3～6 个月）[2, 18, 22]。高氯酸钾（250mg，每天 4 次）可以添加到硫代酰胺中[14]，尽管这种治疗在美国并不常见。高剂量的药物治疗，会导致粒细胞缺乏症和再生障碍性贫血，因此，治疗应限制在每天 1g，最多 4 周。这种情况下胺碘酮的停药应根据后面讨论的因素来考虑。1 型 AIT 恢复甲状腺功能正常所需的时间没有一致的数据支持；但是，如果甲状腺毒症在治疗 4～6 周后对硫代酰胺类药物无反应，则应考虑为混合型 AIT，应加用糖皮质激素。在可以获得高氯酸盐的情况下，也可以在使用糖皮质激素之前或之后联合应用，但需要注意前面讨论的注意事项，特别应考虑到与硫代酰胺联合使用时出现粒细胞缺乏症的风险。在对硫代酰胺和糖皮质激素联合治疗无反应或心血管状况恶化的情况

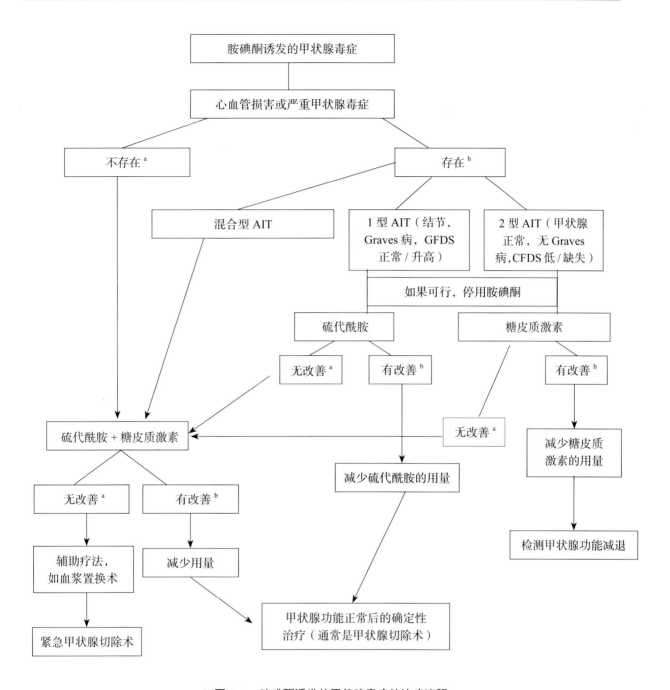

▲ 图 2-1　胺碘酮诱发的甲状腺毒症的治疗流程

a. 表示 AIT 预后较差；b. 表示 AIT 预后良好或改善；CFDS. 彩色血流多普勒超声［改编自 Ross DS, Burch HB, Cooper DS, et al. 2016 American Thyroid Association guidelines for diagnosis and management of hyperthyroidism and other causes of thyrotoxicosis. Thyroid. 2016;26(10):1343–1421; Bartalena L, Bogazzi F, Chiovato L, Hubalewska Dydejczyk A, Links TP, Vanderpump M. 2018 European Thyroid Association (ETA) guidelines for the management of amiodarone-associated thyroid dysfunction. *Eur Thyroid J*. 2018;7(2):55–66.］

下，应进行紧急甲状腺切除术 [2, 18, 22]（图 2-1）。如果通过药物治疗达到甲状腺功能正常，则应进行根治性的手术治疗，尤其是在继续使用胺碘酮或将恢复使用胺碘酮的情况下，通常采用甲状腺切除术，但如果胺碘酮已停用至少 6 个月，同时尿碘排泄正常化和 24h 甲状腺放射性碘摄取＞8%～10%，也可以提供放射性碘消融术 [2, 18, 22]。

2 型 AIT 症状趋于温和，通常可以自行消退[41, 42]；然而，它也会加剧潜在的心功能不全，应予以适当的治疗[41, 42]。糖皮质激素是首选治疗方法，基于相关研究，与 2 型 AIT 中的糖皮质激素治疗相比，甲巯咪唑、[43]异戊酸和高氯酸盐[44]对于这类疾病的反应较差，并且该治疗也得到其破坏性甲状腺炎病理生理学的支持。除了控制甲状腺的炎症破坏外，糖皮质激素还可以抑制外周循环中 T_4 向 T_3 的转化，从而改善甲状腺毒症的临床表现。通常的初始剂量是每天 0.5～0.7mg/kg 或 30～40mg/d 的泼尼松，持续约 4 周，然后根据患者的临床表现和生化反应在 2～3 个月内逐渐减量[2, 18, 22]。糖皮质激素减量期间发生甲状腺毒症恶化，应暂时增加剂量，然后尝试更缓慢地减量。由于其破坏性，2 型 AIT 消退后可出现长期甲状腺功能减退，在这种情况下应进行甲状腺激素替代治疗。如果 4～6 周的治疗对糖皮质激素没有反应或心血管状况恶化，则应添加硫代酰胺治疗[22]（图 2-1）。如果尽管治疗加强，患者临床症状恶化正在出现或即将出现，则应进行紧急甲状腺切除术[2, 18, 22]。

最困难的治疗挑战来自混合型 AIT。在这些情况下，两种致病机制（由于腺体损伤导致甲状腺激素合成增加和甲状腺激素释放增加）都可能发生。因此，最佳的初始治疗方案是硫代酰胺（含或不含高氯酸钾）和口服糖皮质激素的组合[2, 18, 22]（图 2-1）。根据 2016 年 ATA 指南[22]，并与我们的临床实践观点相一致[36, 37]，联合治疗也应在心血管严重损害的情况下再开始（图 2-1）。如果甲状腺毒症的临床症状和生化指标快速改善，心功能不再恶化，很可能该疾病的主要病理机制是破坏性甲状腺炎，则可以逐渐减少硫代酰胺的剂量。根治性治疗应在甲状腺功能恢复正常后进行（如 1 型 AIT 甲状腺功能正常后的病例所述）。然而，如果在 4～6 周的联合治疗后临床症状或生化指标没有改善，或者如果心血管状况恶化，则应考虑紧急甲状腺切除术[2, 18, 22]（图 2-1）。

五、辅助治疗

某些辅助治疗已尝试用于控制不佳的 AIT，但未显示出一致的疗效。高氯酸钾抑制钠／碘同向转运体并阻止碘化物主动转运到甲状腺，并有助于消耗甲状腺内的碘储存，从而提高硫代酰胺的治疗效果[14]。高氯酸钾（250mg，每天 4 次）可以添加到 1 型 AIT 中的硫代酰胺治疗中[12]，但这种治疗在美国并不常见。高剂量的药物治疗，会导致粒细胞缺乏症和再生障碍性贫血，因此，治疗应限制在每天 1g，最多 4 周。碳酸锂会增加甲状腺内的碘含量并抑制甲状腺激素的形成和释放[45]，但会产生显著的不良反应，如尿崩症和心律失常。只有一项研究报道了其在 AIT 中的应用，其中锂和丙基硫氧嘧啶的组合与单独使用丙基硫氧嘧啶相比，可缩短甲状腺功能恢复正常的时间，但在这项研究中所有患者最终的甲状腺功能都会变正常[46]。因此，临床证据是过于有限，无法支持其在 AIT 中的有效性。碘番酸是一种用于胆囊造影的含碘放射对比剂，可抑制甲状腺激素的释放和外周 T_4 向 T_3 的转化。它最初被提议作为 AIT 患者的治疗药物[47]，但后来被 Bogazzi 等证明在 2 型 AIT 中效果不如糖皮质激素[48]。它可用于 AIT 患者进行甲状腺切除术的术前准备，因为它可以迅速降低血清 T_3 浓度[49]；但是，它目前在美国不可用。胆汁酸螯合剂如降胆甾醇和消胆胺（考来烯胺）与肠肝循环中的甲状腺激素结合，从而将它们从外周循环中去除[50]。它们可用作硫代酰胺的辅助药物或用于快速控制甲状腺毒症，为甲状腺切除术做准备。腹胀和需要每日多次服用是限制它们的主要因素。术后应持续治疗 7～10 天，以防止停药后 T_3 的激增。血浆置换术或治疗性血浆交换通过体外血液净化技术从血浆中消除大分子物质，其中包括蛋白质结合的甲状腺激素。这会导致细胞内甲状腺激素转移到循环中，这些激素与血浆或白蛋白替代溶液所提供的新结合位点结合，从而有效降低总甲状腺激素的浓度。在需要快速纠正甲状腺激素过多的严重甲状腺毒症病例中，可以采用血浆置换术[51]。预期一次血浆置换术可以将甲状腺激素水平降低约 30%[21, 52, 53]；因此，需要多次治疗才能显著降低甲状腺激素水平。该疗法对甲状腺激素的产生或释放机制没有影响，并且作用是短暂的。它的主要作用是通过迅速降低外周循环甲状腺激素水平为甲状腺切除术做准备，为最终治疗提供桥梁[21, 52, 53]。不幸的是，它并非没有不良反应，如低血压和心律失常[54]，它的可用性有限，并且价格昂贵，这些都可能影响其在治疗严重 AIT 中的应用[2]。碘化钾通过减少激素分泌和抑制碘化物的有机化来急剧降低甲状腺激素水平，已用于 Graves 病导致甲状腺功能亢进症的甲状腺切除术的术前准备[55]，但不适用于治疗 AIT。

六、胺碘酮停药和恢复的作用

目前没有强有力的证据或共识支持 AIT 患者停用胺碘酮。2018 年 ETA[18] 和 2016 年 ATA 指南[22] 均建议该决定应根据风险分层进行个体化，并在心脏病专家和内分泌专家的参与下以多学科方式进行。如果心脏适应证需要服用胺碘酮（如其他药物难以控制的心律失常），应继续使用胺碘酮。对于明确的 2 型 AIT，也可以继续使用胺碘酮，这种类型症状通常较轻，并且在破坏性甲状腺炎后会消退。少量研究的观察结果支持了这一观点，这些研究报道胺碘酮持续治疗对 2 型 AIT 的消退没有影响[42, 44, 56]，研究包括 Eskes 等[44] 对 36 例 2 型 AIT 患者进行的一项随机临床试验，其中所有患者正在进行胺碘酮治疗，同时仍接受针对 AIT 的治疗后甲状腺功能恢复正常。在 Bogazzi 等的一项回顾

性研究中，继续使用胺碘酮确实延迟了 83 例接受泼尼松治疗的 2 型 AIT 患者恢复甲状腺功能正常的时间，但不管胺碘酮是否继续使用，AIT 都得到了治疗[57]。这个问题在 1 型 AIT 或混合型 AIT 中变得复杂，与 2 型 AIT 相比，此类型通常更严重且可能有更长期的病程。如果在与心脏病专家讨论后，胺碘酮的心脏适应证已经解决或可以通过其他治疗方法安全地控制，则可以停用胺碘酮。需要注意的是，由于胺碘酮半衰期长且具有亲脂性，停用胺碘酮可能对甲状腺毒症的初步控制毫无帮助，停用胺碘酮后甲状腺毒症可能需要长达 8 个月的时间才能消退。对于已停用胺碘酮的患者，另外需要考虑的问题是，在 AIT 解决后的某个时间点可能需要重新使用胺碘酮。通常，这对于以前患有通过药物治疗 1 型 AIT 或混合型 AIT 的患者来说是一个问题。在一项针对 172 例 AIT 患者的研究中，30% 的 AIT 患者复发与重新使用胺碘酮相关，其中大多数为复发性 1 型 AIT[58]。因此，在考虑重新使用胺碘酮时，治疗团队应注意患者之前 AIT 的类型和病程特点。如果是长期、严重的 1 型 AIT 或混合型 AIT，则应进行全甲状腺切除术的根治性治疗。如果胺碘酮已停用至少 6 个月，同时尿碘排泄正常且 24h 甲状腺放射性碘摄取 > 8%～10%，也可以提供放射性碘消融治疗。通常在紧急情况下（复发性严重快速性心律失常）需要恢复使用胺碘酮，并且没有机会进行彻底的甲状腺消融。因此，Maqdasy 等研究了在重新引入胺碘酮之前预防性应用硫代酰胺的作用，发现预防性硫代酰胺治疗可以减少 1 型 AIT 的复发[58]。然而，没有其他数据支持这种预防方式。到目前为止，甲状腺全切除术是在胺碘酮恢复使用前预防 1 型 AIT 或混合型 AIT 复发的首选最终治疗方案[18, 22]。

七、甲状腺切除术在治疗中的作用

2018 年 ETA[18] 和 2016 年 ATA 指南[22] 都

建议，在 AIT 患者需要紧急控制甲状腺毒症（即心脏功能恶化或严重的潜在心脏病、甲状腺毒症对药物治疗无反应的患者或有药物治疗的不良反应）时立即进行甲状腺全切除术。我们的推荐做法与这些建议一致[37, 59]（图 2-1）。许多机构的队列研究证实了紧急甲状腺切除术在这些情况下的作用[37, 59-61]。他们证明了这种干预对严重 AIT 病例的有效性和相对安全性，尤其是在与心脏损害和药物治疗难治性相关的情况下。Cappellani 等[61] 在前瞻性 AIT 队列中比较了药物治疗与甲状腺切除术，发现在心脏功能有严重收缩障碍的患者中，甲状腺全切除术效果优于药物治疗。我们梅奥诊所的小组在 2004 年[59] 和最近的 2018 年[37] 报道了甲状腺切除术在 AIT 中的作用，表明并发症发生率和死亡率逐年下降（从 9% 降到 5.4%），并且甲状腺切除术仍然是一种有价值的 AIT 治疗的选择，特别是对于药物治疗反应不佳和心脏并发症高风险的患者，这些患者不可避免地具有高发病率[12, 36] 和未控制的甲状腺毒症的死亡率[11, 12]。在这些情况下，紧急甲状腺切除术不仅可以缓解甲状腺毒症，也可以改善先前存在收缩功能障碍的患者的心脏功能[37, 60, 61]。再考虑实施甲状腺切除术之前，应尽可能使用硫代酰胺联合或不联合糖皮质激素、β 肾上腺素能受体拮抗

药或临时使用辅助治疗来控制甲状腺毒症（血浆置换术 ± 锂或胆汁酸螯合剂），以尽量减少手术风险并降低诱发甲状腺危象的风险。对于有 AIT 复发风险但需要继续或恢复使用胺碘酮的患者，甲状腺切除术也被认为是一种明确的最终治疗[2, 18, 22]。为获得最佳手术结果，甲状腺切除术应由大手术量的甲状腺外科医生进行（每年进行超过 25 次甲状腺手术的人），因为这种方法显著降低了手术并发症的发生率[62]。

八、结论

AIT 可能会带来诊断和治疗的挑战。根据潜在的甲状腺功能障碍和甲状腺的血管分布情况，可将其分为 1 型 AIT 或 2 型 AIT，但许多情况是混合型 AIT。AIT 的发病率在老年人和心血管受损的人群中尤其高，尤其是心脏收缩功能障碍的人群。在这种情况下，应开始使用硫代酰胺和糖皮质激素的联合治疗。药物治疗无效和心血管失代偿是紧急实行甲状腺全切术的适应证，可治疗甲状腺毒症并改善心功能。可以使用血浆置换术和胆汁酸螯合剂等辅助疗法作为甲状腺切除术的过渡治疗。内分泌学家、心脏病学家、外科医生和麻醉师的多学科护理对于复杂和高风险 AIT 病例的最佳治疗至关重要。

第3章 Graves 眼病患者的眼科急症
Ocular Emergencies in Graves' Ophthalmopathy

Ann Q. Tran Michael Kazim 著

张 旺 译

一、概述

甲状腺眼病（thyroid eye disease，TED）又称甲状腺眼眶病和 Graves 眼病，是一种自身免疫介导的疾病，导致眼外肌、眼眶脂肪和周围组织发生病变。多数 TED 患者的病程具有自限性，不需要药物或手术干预[1]。轻度眼部不适包括眼表刺激、过度流泪或眼部压力感。中度的受累包括复视、眼睑退缩和眼球突出。影响视力的病变包括压迫性视神经病变、角膜溃疡和穿孔、眼球半脱位，以及脉络膜皱襞。对于 TED 的诊断和治疗是极具挑战性的。本章的目标是帮助医务人员识别 TED 中需要转诊给眼科医师或眼整形专科医生的紧急眼科情况及其目前的治疗策略。

二、分布特征

TED 更常见于女性，其发病呈双峰分布，发病高峰在 50—70 岁[2]。每年，10 万人中有 16 例女性和 3 例男性新确诊。TED 患者中大多数伴有 Graves 病（90%），而少部分为甲状腺功能减退症（1%）、桥本甲状腺炎（3%），以及表现为甲状腺功能正常（6%）[3]。总体而言，Graves 病患者中，约 25% 会发展为 TED[4]。进一步发展为 TED 的危险因素包括吸烟、高龄、极度躯体或心理压力、既往放射性碘治疗、抗甲状腺刺激激素受体滴度增加等[5, 6]。

TED 的病理生理学尚不完全清楚。然而，它被认为是一种自身免疫介导的炎症反应[7]，

由遗传、环境和表观遗传因素共同作用，导致产生自身反应性 T 细胞、B 细胞和抗体等刺激眼眶成纤维细胞和脂肪细胞的增殖，并上调炎症介质的级联反应。最终表现为细胞因子介导的活化导致组织重塑、纤维化和脂肪生成。

此病的自然病程由最初的炎症期和持久的静止期组成[8]。炎症（活动期）阶段通常在不吸烟者中持续 6～18 个月，在活跃吸烟者中持续 24～36 个月。炎症消退后出现静止期或瘢痕期，主要特点是在眼眶和眼睑出现不同程度的纤维化和脂肪扩张。区分活动期和静止期对于指导 TED 患者的治疗至关重要。TED 手术治疗的时机取决于患者的整体临床稳定性。

三、临床评估

在评估 TED 患者时，由于临床表现可能是高度多变的，因此系统性全面的评估方法是极为重要的。应记录甲状腺疾病的综合病史，其中包括诊断的时间和临床表现、诊断时的甲状腺功能状态，以及既往的治疗史（抗甲状腺药物治疗史、甲状腺手术史和放射性碘治疗史）。必须确定甲状腺功能状态的稳定性及最近甲状腺药物治疗的变化。也应注意是否存在甲状腺和自身免疫性疾病的家族史。如果患者吸烟，应积极进行戒烟咨询。

医生应详细记录患者眼部症状的病史和持续时间，以帮助确定患者处于甲状腺眼病活动时间的哪个阶段。国际甲状腺眼病协会的 VISA（视力变化、炎症反应、斜视和外观改变）分类

可以作为一个有用的评价系统，帮助监测其活动性和严重程度。它包括对疾病的主观评价和客观评价。视力丧失的主观评估包括视力降低和色觉下降。炎症症状包括休息时或凝视时的球后疼痛，以及眼睑水肿。复视的症状可能发生在休息时，表现为间歇性或持久性，并可能产生代偿性头部倾斜。外观变化包括眼睑凝视、流泪、刺激或光敏感。

视觉和视神经功能的客观评估包括视力、色觉、瞳孔反应和视野测量。其他相关的临床表现包括结膜水肿、结膜充血、眼周红肿或水肿、眼球运动受限、上下眼睑退缩、兔眼征（lagophthalmos）、眼球突出、角膜异常和眼压升高（图 3-1）。眼球突出计可用来量化眼眶缘到角膜表面的距离，作为衡量眼球突出程度的指标。在发展成为 TED 前拍摄的照片有助于确定眼球基于基线的变化幅度。

实验室检查应包括 T_3、游离 T_4、TSH 水平、甲状腺过氧化物酶、促甲状腺激素受体抗体和促甲状腺免疫球蛋白[9]。计算机断层扫描（computed tomography，CT）或磁共振成像（magnetic resonance imaging，MRI）的神经成像有助于确定眼眶脂肪和眼外肌扩张的程度[10, 11]。不影响肌腱的眼外肌梭形增大有助于将 TED 与肌肉增大的其他病因（包括特发性眼眶炎症和淋巴瘤）区分开来。

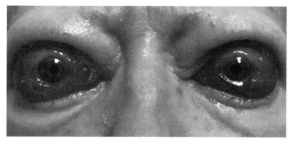

▲ 图 3-1　1 例患有严重活动性甲状腺眼病患者的临床照片（此图彩色版本见书末）

患者眼部表现为眶周水肿、眼球突出、上眼睑和下眼睑退缩、结膜水肿、结膜充血、角膜病变、眼球运动受限和压迫性视神经病变

四、眼外部病理

（一）眶周水肿

累及上下眼睑的眶周水肿是眼眶充血的早期征象。随着时间的推移，慢性病例眼睑会增厚。严重的眼眶充血可见于压迫性视神经病变的患者。值得注意的是，在 80 岁以上的患者中，压迫性视神经病变常常不伴有眶周水肿或红斑。此类患者应避免高盐食物的摄入，以减轻肿胀。

（二）上、下眼睑退缩

TED 最常见的眼部表现为眼睑退缩，90% 患者可见。眼睑退缩可能在甲状腺功能亢进症状或甲状腺功能亢进症的血清学证据出现前 6～12 个月出现。对于出现无症状单侧眼睑退缩的患者，内科医生和普通眼科医师应保持警惕，并适当降低甲状腺血清学评估的阈值。一旦患者处于 TED 的静止期，上眼睑回缩可以通过包括分级眼睑切开术在内的手术进行矫正[12, 13]。类似地，下眼睑退缩可以通过安置自体或异种移植物来矫正。

（三）眼球突出

甲状腺眼病是导致单侧和双侧眼球突出的最常见原因。在成人中，近 60% 的病例会出现眼球突出。眼球突出或兔眼征可能导致眼睑错位、角膜暴露和眼球运动障碍。眼球突出的程度可以用眼球突出仪进行量化，并有助于区分真性突出和眼睑收缩引起的假性眼球突出。文献中确定了正常突眼的范围；然而，对于基线测量水平未知的个体患者，标准平均值几乎没有指导意义。因此，对比旧照片有助于了解 TED 带来的变化幅度。

在确定 TED 已稳定 6 个月后，可考虑减压治疗。根据眼球突出的类型（脂肪或肌肉主导的增厚）和预期眼球突出的减小程度，可采用骨性减压和（或）脂肪减压，逆转眼球突出。

通常情况下，在 TED 的活动期应尽量避免减压手术，除非在医学上需要紧急缓解眼球突出。

（四）自发性眼球半脱位

眼球半脱位发生在眼睑滑到眼球赤道部后，导致视神经剧烈拉伸和剧烈疼痛。大约 0.1% 的 TED 患者出现眼球半脱位[14]。当眼球突出严重时，半脱位更常见，其原因是眼眶脂肪的膨胀和上睑退缩或眼睑既存的松弛。

自发性半脱位是一种威胁视力的疾病，可导致牵扯性视神经病变。虽然可以重新定位眼球球体，但如果长时间拉伸或反复损伤，视神经损伤是不可逆的。严重的疼痛是由于眼眶组织的拉伸和经常与角膜擦伤引起的。突发意外事件带来的痛苦等问题使眼球半脱位的居家治疗具有挑战性。首先通过应用局部麻醉药来缓解角膜疼痛，可在急诊室重新定位球体。患者需要保持向下凝视，然后用一只手拉上眼睑皮肤，另一只手对球部进行后压，使上睑球部恢复到正常位置[15]。若不成功，则可使用 Desmarres 牵开器或弯曲成鞋拔的回形针，将上眼睑重新固定回到眼球上方。静脉注射皮质醇类药物可减少急性炎症性肿胀，保护神经。临时外侧睑板缝合术可降低复发性半脱位的急性风险。最终的治疗包括眼眶减压术以减少眼球突出、眼睑回缩修复术和永久睑板修补术。

（五）复视

复视是 TED 导致视力衰弱的症状，可表现在水平、垂直或斜面。多达 42% 的成人 TED 患者会表现出渐进性的眼外运动改变[16]。眼外肌受累可以通过测量每个凝视视野中眼球旋转量（以 0°～45° 为单位）来评估。眼球错位导致的症状性复视可由视力矫正师利用中和棱镜进行测量。

复视是 TED 最致残的特征，治疗根据眼眶病变的不同阶段而异[17]。如果仅存在偏心性凝视，积极的免疫抑制可能有助于阻止复视

进展为原发性凝视。如果复视为原发性或阅读凝视状态，可通过在眼镜镜片上用磨砂胶带遮挡非优势眼，症状可得到暂时缓解，或者验光师可以应用临时性的（菲涅耳）棱镜用于远视镜或阅读镜一种或两种，以消除复视，保证双眼的深度感知。矫形器测量应每季度重复一次，并根据需要调整棱镜。利用视轴矫正法测量的值保持 6 个月不变时，则可认为 TED 已经进入稳定期，并可考虑进行康复手术。斜视手术是恢复原发性和阅读凝视中单眼视力的有效措施[18, 19]。

五、眼前部病理

（一）角膜病

对 TED 患者角膜的评估至关重要，因为角膜病引起的视力损失可能与压迫性视神经病变引起的视力丧失相混淆。严重的角膜病可因瘢痕或穿孔导致永久性视力丧失。使用裂隙灯检查时应评估是否泪膜异常、上角膜缘角膜炎、轻度点状上皮糜烂，以及慢性暴露伴角膜瘢痕的征象。角膜病的发病机制是多因素的，其中包括泪膜不稳定、眼睑退缩、眼球突出、眼球运动减少、贝尔反射不良等因素[20]。

许多处于 TED 活动期的患者常存在眼部刺激、光敏增加和流泪。对于轻度患者，可用无防腐剂人工泪液和夜间润滑凝胶局部润滑。也可考虑增加睡觉房间湿度和使用保鲜膜遮蔽[21]。如角膜病伴进行性角膜变薄的迹象，可行暂时性睑缘缝合术或注射肉毒素使上睑下垂，使眼睑闭合，进而保护角膜。永久性睑缘缝合术可较长时间解决这个问题[22]。已有报道羊膜可移植到角膜，特别是如果有角膜损伤（角膜局灶性变薄）进一步发展时，一旦角膜发生穿孔，可能需要紧急角膜缝合或角膜移植。

角膜上皮表面破坏后，细菌定植繁殖，导致角膜溃疡或感染性角膜炎，这是一种罕见的

并发症，大约 1.3% 的 TED 患者出现了细菌性角膜炎。已有报道可从角膜培养物中分离出革兰阴性和革兰阳性的菌群[23]。

大多数角膜病变与上和（或）下眼睑退缩和眼球突出有关。一旦 TED 进入稳定期，眼睑退缩的修复可降低角膜病变风险。

（二）结膜充血、水肿

结膜充血、水肿是 TED 活动期的常见临床特征。推荐应用局部润滑等对症治疗。非处方局部红肿缓解药物含有活性碱充血剂，含有选择性或混合的 α_1 和 α_2 肾上腺素能受体激动药，其中包括四氢唑啉、萘甲唑啉和溴莫尼定，由于它们与反弹性发红和刺激有关，因此应避免使用。结膜充血应使用人工泪液。

六、眼后部病理

（一）视网膜－脉络膜皱襞

视网膜－脉络膜皱襞在 TED 中很少见[24]。TED 患者视网膜－脉络膜皱襞的病因被推测为继发于远端挤压引起的血管充血、视神经的牵拉，以及由于眼直肌增生引起的眼球后部压力增大[25]。此类患者视力多变，然而，较多患者可能有视物变形症。眼底镜检查及使用光学相干层析成像可以明确诊断。尽管进行药物治疗或手术减压，但视网膜－脉络膜皱襞可能会永久存在[26, 27]。

（二）压迫性视网膜病变

4%～8%TED 患者会发生压迫性视神经病变[1]，男性和高龄患者更易发生压迫性视神经病变[28]。病因是多方面的，可以被认为是继发于眶尖病理性扩大和发炎的眼外肌的占位效应，产生不同程度的视神经受压、拉伸和炎症[29]。视神经病变的诊断往往很困难，主要依靠视力、瞳孔反应、色觉、视野的改变来诊断。与老年患者相比，年轻的压迫性视神经病变患者往往具有更好的视力和色觉、更少的视野缺损，以

及更严重的突眼[30]。使用多种临床参数的数学计算公式，可以帮助压迫性视神经病变的评估具有良好的特异性和敏感性[31]。

近 50 年来，口服皮质类固醇药物是中重度活动期 TED 的主要治疗方法[32]。但静脉注射可能更有效，复发率也更低[33]。使用最广泛的治疗方案是由欧洲联盟 Graves 眼病小组（European Union Graves Ophthalmopathy Group，EUGOGO）制订的，即每周静脉注射 500mg 甲泼尼龙，连续使用 6 周，然后每周 250mg，继续使用 6 周，以抑制活动性 TED[34]。尽管此治疗方案有效，但复发率仍在 20%～40%[35]。大剂量使用皮质醇类药物已被证明能有效逆转活动期 TED 压迫性视神经病变引起的视力丧失，但并不缩短 TED 活动期的持续时间[36]。相反地，稳定期压迫性视神经病变对此类药物并不敏感。在这些病例中，以及活动期压迫性视神经病变对皮质醇药物治疗无效的病例，则需要行手术减压，以恢复视神经功能。

1911 年首次报道了对严重 TED 伴压迫性视神经病变行手术减压，即切除眶外侧壁以解除眶内充血[37]。随后，外科技术革新扩展对减压技术和手术计划进行了完善[38]。TED 急性期的手术减压适用于对药物治疗无反应或有药物治疗禁忌证的患者[39]。针对大多数患者，手术减压应推迟到稳定期，这样可以更可靠地预测手术结果。

与骨性减压相关的并发症不应掉以轻心，因为它们包括上睑下垂、斜视恶化、三叉神经感觉异常、眼眶蜂窝织炎、脑脊液渗漏、眼球内陷、声音质量改变和永久性视力丧失。活动期的手术减压会增加眼眶出血、眼球内陷、眼球不足和复视的风险[40, 41]。

1936 年首次采用眼眶放射治疗 TED。标准的放射治疗方案是，2 周内对眼眶组织进行 10 次放射治疗，总剂量为 2000cGy。此方法最常用于 TED 急性期，作为皮质类固醇药物补充治

疗方案，适用于压迫性视神经病变、快速进行性眼眶病变和激素依赖性眼眶病变[42]。在一项对皮质类固醇有反应的压迫性视神经病变患者同时辅助眼眶放射治疗的研究中，发现只有 6% 的患者由于持续性视神经病变需要紧急手术减压[43]。

七、总结

　　TED 的治疗目前面临诸多挑战。眼部的临床表现可从轻度到重度不等。了解 TED 的症状和体征，并进行适当的转诊，对于保持眼睛的形态和功能至关重要。另外更需要采用包括内分泌学和眼科学在内的多学科方法来优化治疗。

第4章 黏液水肿性昏迷
Myxedema Coma

Dorina Ylli　Leonard Wartofsky　著

杨亚龙　译

一、概述

黏液水肿性昏迷是一种重要的内分泌急症，由未经治疗或长期甲状腺功能减退引起，最终进入昏迷状态。这种疾病在冬季的老年女性中更常见，通常是由暴露于寒冷天气、感染过程、创伤、胃肠道（gastrointestinal，GI）出血或其他叠加在已有严重甲状腺功能减退症上的非甲状腺疾病引发的。黏液水肿性昏迷的发病率从每百万人每年 0.2~1.08 例不等[1, 2]，尽管死亡率高达 29%~60%，但及时诊断和早期治疗将增加生存率[1, 3, 4]。

二、病理生理学

黏液水肿性昏迷经常发生于甲状腺功能减退症的患者中，这些患者一般长期患有该病且未接受治疗或新近确诊。甲状腺功能减退症可能由任何原因引起，如放射性碘消融术后或甲状腺切除术后，但最常见的病因是潜在的桥本甲状腺炎。患者通常有使用左甲状腺素治疗桥本病的已知病史，但由于各种或不确定的原因中断或停止了治疗。黏液水肿性昏迷有一种相对较少见的情况是基于垂体或下丘脑引起的继发性或三发性甲状腺功能减退症。这些患者在报道的黏液水肿性昏迷病例中占比不到 5%[5]。

几乎在所有情况下，其他情况稳定的甲状腺功能减退患者的临床状态都会被诸如肺部感染、充血性心力衰竭或脑血管意外等突发事件

所改变（框 4-1）。不太常见的原因包括亚临床甲状腺炎、糖尿病酮症酸中毒和食用大量生白菜（框 4-1）[6-8]。为什么一些叠加的非甲状腺疾病或事件可能导致昏迷尚不清楚，但可能与抑制 T_4 转化为 T_3 有关，就像"甲状腺病态综合征"的发生，从而使甲状腺功能减退症恶化。与这种可能的机制相关，应特别注意患者的药物治疗，因为像胺碘酮、碳酸锂或酪氨酸激酶抑制药等可能会影响甲状腺功能[9, 10]。例如，胺碘酮也会抑制 T_4 向 T_3 的转化，锂会抑制已经受损的甲状腺中任何残留的甲状腺功能。其他可能导致失代偿的机制在住院患者中很常见，如使用诸如阿片类、麻醉药和镇静药等抑

框 4-1　黏液水肿性昏迷：病因及诱发因素	
甲状腺功能减退的病因	**黏液水肿性昏迷的诱发因素**
• 桥本甲状腺炎 • 甲状腺全切术 • 放射性治疗 • 甲状腺功能亢进症放射性 ^{131}I 治疗后 • 药物 　– 碳酸锂 　– 胺碘酮 　– 酪氨酸激酶抑制药 　– 抗甲状腺药物	• 感染 • 创伤 • 胃肠道出血 • 低温症 • 充血性心力衰竭 • 脑血管事件 • 代谢紊乱 • 药物 　– 麻醉药 　– 镇静药 　– 安定（地西泮） 　– 毒品

制呼吸运动的药物，从而促进病情恶化为昏迷。与给予甲状腺功能减退患者的大多数药物一样，由于这些患者的分布空间减少和代谢更新减慢，这些药物的血液水平更高且更持久。

三、临床表现

如前所述，该综合征通常出现在发生感染或其他全身性疾病的患者身上，这些疾病叠加在以前未确诊、未治疗或治疗不充分的甲状腺功能减退症之上。文献中报道的黏液水肿性昏迷病例包括非直接完全性昏迷，还有表现为嗜睡、定向障碍和迟钝状态的患者；此类患者如果没有得到适当的诊断和治疗，很可能会进入昏迷状态。医生检查一名嗜睡的患者首先可能并不会从甲状腺功能减退病史中获益，但患者说话缓慢和声音嘶哑可能是重要的线索。在体格检查中，颈前部的瘢痕应提示甲状腺切除术病史是甲状腺功能减退的原因。其他表现指征包括皮肤干燥、鳞状皮肤，面部、手和脚的非凹陷性水肿，巨舌症，延迟的深腱反射，以及体毛稀疏。在两项分别确诊 12 例和 14 例黏液水肿性昏迷患者的队列研究中，临床表现的结果包括 36%～80% 的低氧血症，50% 的低血压，36%～54% 的高碳酸血症，36% 的心动过缓和 50%～88% 的低温症，体温＜34.4℃[11, 12]。尽管随后接受了甲状腺激素治疗，但仍观察到50% 的患者死亡率，这个数据支持了早期诊断及积极治疗干预的必要性。发生黏液水肿性昏迷的患者可能会出现低血糖、高钙血症、低钠血症、高碳酸血症和低氧血症，这些是该病的诱发因素或继发性后果。伴有高碳酸血症和低氧血症的通气不足是尤其严重的预后指标，因为它们预示着 CO_2 进一步潴留并恶化为呼吸衰竭、嗜睡、昏睡和昏迷。

（一）呼吸系统的临床表现

了解威胁黏液水肿性昏迷患者呼吸系统完整性的病理机制对于了解患者病情恶化的原因，以及降低其死亡风险所需的干预措施至关重要。在明显的甲状腺功能减退患者中，可以观察到对高碳酸血症的呼吸补偿反应性降低，同时伴随呼吸驱动力的降低，甲状腺功能减退症患者机体保留体液，并可能出现全身水肿，胸膜或心包积液或腹水。胸腔或心包积液的存在可能会损害正常的呼吸功能，并被伴随的支气管感染进一步恶化。严重的甲状腺功能减退症会引发舌水肿和肿胀，并与明显的声带水肿一起导致上呼吸道机械性变窄。据报道，在开始 T_4 治疗后，对 CO_2 的呼吸反应在大多数但不是所有的病例中都有所改善[13-16]。

（二）心血管系统的临床表现

在患有黏液水肿性昏迷的患者中，通常存在心动过缓，因为它经常出现在单纯的甲状腺功能减退症中。其他心电图（electrocardiogram，ECG）指标可能包括低电压、T 波倒置和 QT 间期延长，后者使患者面临尖端扭转型室速和潜在心律失常的风险[17]。心脏超声将显示由于心室扩张或心包积液导致的心脏轮廓扩大。当发生心包积液时，可能会随着时间的推移而缓慢积聚，并且很少引起心脏压塞。

心动过缓伴心室扩张和心肌收缩力降低导致每搏输出量和心输出量减少。虽然可以考虑给予心肌活性药物，但只需要开始使用 T_4 替代治疗即可逆转上述异常。然而，过度积极或不合理的 T_4 替代疗法可能会增加心肌梗死的风险，尤其是当 T_3 与 T_4 治疗相结合时。尽管全身体液的潴留增加，但仍可能出现低血压症状，因为体液主要积聚在血管外间质中，血管内血容量减少。开始 T_4 替代治疗后，血压应当回归正常，但仍可能需要在 T_4 发挥血管效应开始之前使用血管加压药，以避免进展为严重的低血压或休克（见后文治疗章节）。考虑到休克、致死性心律失常和死亡的可能性，黏液水肿性昏迷患者应被收入重症监护病房并接受治疗。

（三）胃肠道系统的临床表现

黏液性水肿中胃肠道生理改变的最初表现之一通常是胃肠道蠕动减慢，这主要是由于胃肠道神经支配受损和黏膜肌层的水肿浸润。便秘症状很常见，更严重的病例会演变成麻痹性肠梗阻[18]。鉴于严重的甲状腺功能减退患者的麻醉风险，对于疑似梗阻的手术干预应暂停进行，通过胃肠道减压保守治疗，直到患者对甲状腺激素治疗产生反应。由于肠道水肿和胃痉挛可能会影响吸收，因此 T_4 或 T_3 的初始治疗应优先肠胃外给药，而不是口服给药。另有 51 例有腹水的病例记录[19]，且胃肠道出血可继发于凝血功能障碍。

（四）肾脏和电解质的临床表现

严重的甲状腺功能减退时可发生肾功能受损，表现为肾小球滤过率、肾脏清除率、肾血流量和血浆渗透压的降低。因此，全身体液增多，尿钠和尿渗透压升高。远端肾单位的低灌注量[20]将触发抗利尿激素（antidiuretic hormone，ADH）的分泌增加[21]，导致水潴留和低钠血症恶化。低钠血症本身可能导致精神状态的改变，严重时可能是导致昏迷状态的主要原因。

（五）低温症

黏液水肿性昏迷的主要体征之一是体温过低，发生在 50%~75% 的黏液性水肿的患者中，该症状的发生应及时提示诊断该综合征。在某些情况下，它可能会达到惊人的温度水平（<26.7℃），而 <32.2℃ 的体温与较差的预后相关[12]。因为体温过低可能掩盖潜在的感染，任何已知感染但无发热的患者都应考虑诊断为明显的甲状腺功能减退或黏液水肿性昏迷。此类患者也应考虑接受广谱经验性抗生素治疗。感染性疾病，尤其是肺炎，往往是导致甲状腺功

能减退症患者进入黏液水肿性昏迷的诱发事件。如果不及早诊断和治疗，感染可导致败血症、血管塌陷，并可能导致死亡。潜在的低血糖可能进一步加剧了可观察到的体温下降。

（六）神经精神系统的临床表现

尽管昏迷是黏液水肿性昏迷的主要和最显著的临床表现，但通常可能会引发早期的定向障碍、抑郁、偏执或幻觉（黏液水肿性脑病）的病史。其他可能在进入昏迷状态之前出现或在恢复过程中出现的神经系统临床表现包括小脑体征，如手脚协调性障碍、共济失调、交替运动失调、记忆力和回忆能力差，甚至是完全的记忆缺失。脑电图的异常指征很少，其中包括波形低幅度和 α 波活动率降低。癫痫持续状态已经被描述记录[22]，多达 25% 的黏液水肿性昏迷患者可能会出现轻微到严重的癫痫发作，这可能与低钠血症、低血糖和（或）低氧血症有关（由于低心输出量和老年患者中动脉粥样硬化血管导致的脑血管灌注减少）。T_4 治疗通常会引起病情得到明显的临床改善。

（七）血液系统的临床表现

小细胞性贫血可能继发于胃肠道出血，或者可能是由于维生素 B_{12} 缺乏导致的巨红细胞性贫血，如果存在小细胞性贫血，也可能与神经系统状态恶化有关。粒细胞减少症伴随细胞介导的免疫反应降低，可能导致严重感染的风险增加。与轻度甲状腺功能减退症中的血栓形成倾向相反，重度甲状腺功能减退症增加出血的风险，这是由于获得性血管性血友病综合征（1 型）相关的凝血障碍以及凝血因子 V、Ⅶ、Ⅷ、Ⅸ 和 Ⅹ 的减少相关[23]。血管性血友病综合征可通过 T_4 治疗逆转[24]。这些患者出血的一个潜在原因可能是伴有脓毒症时发生的弥散性血管内凝血（disseminated intravascular coagulation，DIC）。

四、诊断

幸运的是，黏液水肿性昏迷是一种罕见的事件，其罕见性也提示临床医生通常在做出正确和及时的诊断方面几乎没有经验。诊断确实是一种临床诊疗事件，应基于有甲状腺功能减退病史或疑似甲状腺功能减退的患者同时存在上述提及的体征和症状（见临床表现部分）。因为该疾病的诊断不是基于实验室检查或影像学结果，一些作者提出了一个基于黏液性水肿至关重要的临床表现中的一些指标的评价系统（如个人疾病史、诱因、体温过低、心血管功能障碍、神经系统表现、代谢紊乱和胃肠道阳性体征）。Popoveniuc 等提出的评分系统的敏感性为 100%，特异性为 80%[12]。根据获得的评分，黏液水肿性昏迷患者的诊断将被分类为高度提示或不太可能（框 4-2）。另一个基于心率、体温、格拉斯哥昏迷量表（Glasgow coma scale，GCS）、TSH、游离甲状腺素和诱发事件病史的客观筛查工具被提出，其敏感性和特异性约为 80%[25]。尽管这些评分系统可能对快速诊断黏液水肿性昏迷有一定的作用，但应当清楚，评分是根据从有限的患者样本中获得的数据提出的，因此可能需要进一步的外部验证。

为了明确昏迷患者的甲状腺功能减退的临床考虑，应当立即采外周血进行甲状腺功能检测。然而，考虑到当出现全面准确的黏液水肿性昏迷的体征和症状耗费的时间，可能导致死亡，无须等待实验室结果的确认即可开始治疗。然而，应始终适当权衡早期积极 T_4 或 T_3 治疗的利弊，特别是在有诱发致命心律失常或冠状动脉事件风险的老年人群中。

甲状腺功能实验室检查结果包括原发性甲状腺功能减退患者表现为低游离 T_4 和游离 T_3

框 4-2　黏液水肿性昏迷诊断评分系统

体温调节紊乱（体温℃）		心血管系统紊乱	
• >35	0	• 心动过缓（次 / 分）	
• 32～35	10	－ 无	0
• <32	20	－ 50～59	10
中枢神经系统表现		－ 40～49	20
• 无	0	－ <40	30
• 嗜睡 / 昏睡	10	• 其他心电图改变 a	10
• 迟钝	15	• 心包膜 / 胸膜积液	10
• 昏迷	20	• 肺水肿	15
• 昏迷 / 癫痫发作	30	• 心室扩大	15
胃肠道症状		• 低血压	20
• 厌食症、腹痛、便秘	5	**代谢紊乱**	
• 肠道蠕动减少	15	• 低钠血症	10
• 麻痹性肠梗阻	20	• 低血糖	10
诱因事件		• 低氧血症	10
• 无	0	• 高碳酸血症	10
• 有	10	• 肾小球滤过率降低	10

≥60 分高度提示 / 诊断黏液水肿性昏迷；25～59 分提示有黏液水肿性昏迷的风险，<25 分提示不考虑发生黏液水肿性昏迷的风险

a. 其他心电图的改变：QT 间期延长，或者低电压复合波，或者束支传导阻滞，或者非特异性 ST-T 改变，或者心脏传导阻滞 [改编自 Popoveniuc G, Chandra T, Sud A, et al. A diagnostic scoring system for myxedema coma. *Endocr Pract.* 2014; 20(8): 808-817.]

以及高 TSH，或者当甲状腺功能减退是基于垂体 TSH 分泌不足时，表现为低游离 T_3 和游离 T_4，以及低或正常水平 TSH，这种情况较为罕见。其他实验室结果可能提示存在贫血、低钠血症、高胆固醇血症，以及血清乳酸脱氢酶和肌酸激酶水平升高的证据[26]。

血清 TSH 浓度升高通常被认为是诊断甲状腺功能减退症最重要的实验室证据。然而，对黏液水肿性昏迷时 TSH 水平的解释有一个值得警惕的提示，是指存在严重的全身性疾病或使用多巴胺、多巴酚丁胺或皮质类固醇等药物治疗时，可能有助于降低 TSH 水平的升高幅度[27, 28]。除了进行实验室检查以确认黏液水肿性昏迷的诊断外，开展对这些患者至关重要的辅助评估也很重要，即评估 CO_2 潴留、缺氧、低钠血症或感染等情况。极少甲状腺功能减退患者可能患有多腺性综合征伴垂体或肾上腺疾病，在排除可能合并之前，除了 T_4 外，推荐使用皮质类固醇治疗。

五、治疗

黏液水肿性昏迷作为一种高死亡率的内分泌急症，其重要性再如何强调都不为过。通常存在的多系统功能障碍使得诊断更加复杂，治疗更具挑战性。一旦怀疑有黏液水肿性昏迷的发生（如在急诊室），就应立即将患者转移到重症监护室进行密切监测并及时治疗。任何因未能诊断或等待血液检查的确认而导致的延迟都是不可接受的，并且可能会增加死亡风险。

（一）甲状腺激素替代治疗

甲状腺激素治疗是黏液水肿性昏迷治疗的核心。多种形式或方案被提出，在剂量、频率和给药途径方面有所不同。最有争议性的问题是是否只给予 T_4 治疗，从而依靠患者个人将其转换为更具有生物活性的 T_3，或者直接给予 T_3 本身。然而，由于黏液水肿性昏迷并不常见，并且无法获得对大量患者进行的系统随机研究，因此最佳治疗方法仍不确定。

生理上，甲状腺产生 T_4 和 T_3，只有 20% 的 T_3 来自甲状腺分泌，而 80% 的循环 T_3 来自依赖脱碘酶Ⅰ和Ⅱ介导的 T_4 的外周代谢激活。因此，T_3 被认为是更具有生物活性的甲状腺激素，而 T_4 则充当"激素前体"。然而，正如已经报道的结论指出，仅给予 T_4 治疗可能足以治疗黏液水肿性昏迷，因为组织脱碘酶使其有可能转化为 T_3。然而，由于 T_3 起效更快，直接给予 T_3 治疗被认为是应当优先考虑的，以便更快地对受损的系统产生有益效果，从而促进更早地向甲状腺功能正常状态过渡[29, 30]。然而，一些研究表明 T_4 治疗可以提供了一个更稳定、更顺畅的效果，同时降低了不良反应的风险。我们认为，选择单独使用 T_4 或单独使用 T_3，以及 T_4 联合 T_3 的治疗，可能取决于患者的临床严重程度，以及是否愿意承担伴随 T_3 治疗可能带来的更大风险，同时还应考虑到风险收益的权衡。因此，通过平衡快速达到生理上有效的甲状腺激素水平与可能诱发致命性快速性心律失常或心肌梗死的风险，这对患者进行个性化治疗来说非常重要。

1. 给药途径 T_4 和 T_3 均可用于口服和肠外给药方式，根据报道两种途径均可成功使用。然而，由于黏液性水肿可能涉及胃肠道，导致吸收能力受损和胃张力减退，静脉给药途径可能更有效。口服给药途径甚至可以通过放置鼻胃管对昏迷患者进行治疗。

2. 用药剂量 可以静脉内给予 200～400μg 左旋 T_4 的负荷剂量，然后维持每天 1.6μg/kg 的体重剂量，如果静脉内给药，则减少至 75% 的剂量。24h 内，血清 T_4 水平可能接近正常参考范围，此时应检测到 TSH 水平的下降。在患者的整体一般状况改善后，我们可以改用口服治疗。较大剂量的 T_4 治疗可能并没有优势，实际上可能更危险[31]。如 Ridgway 等所述，由于 T_3

可以从 T_4 转化，在 300~600μg 的 T_4 剂量给药后，血清 T_3 会逐渐增加[31]。

尽管给予推注剂量序贯维持治疗的方法已被更广泛地接受，同时被认为是最佳的给药方式，但 T_4 的初始剂量仍有争议。在一项分析 11 名黏液水肿性昏迷患者的回顾性研究中，观察到死亡的患者接受了更大剂量的甲状腺激素治疗，其循环血液中 T_3 水平是幸存患者的 1.9 倍[3]。加上患者的高龄因素，高血清 T_3 水平与致命的预后相关。Hylander 等正是在此基础上，建议使用 T_4 代替 T_3 治疗，这将会导致血清 T_3 水平降低，可能对患者的压力较小[3]。

在最近的一项前瞻性研究中，11 例患者被随机分配接受 500μg 负荷剂量的静脉内 T_4 给药治疗，然后序贯 100μg 的每日维持剂量，或者仅接受维持剂量。总死亡率为 36.4%，尽管两组之间没有统计学差异，但值得注意的是高剂量组（17%）与低剂量组（60%）相比死亡率较低[32]。与较差结果相关的因素包括意识水平下降、GCS 评分降低，以及由 APACHE Ⅱ 评分系统判定超过 20 分入院时疾病严重程度的增加[32]。

3. "甲状腺病态综合征"　如前所述，单独使用 T_4 还是 T_3 和 T_4 联合治疗对患者更有益的问题仍有争议。尽管 T_3 是甲状腺激素的活性形式，并且其给药起效更快，但它也会使患者面临更高的快速性心律失常和缺血性心脏事件的风险。T_4 是缓慢而循序渐进地向 T_3 转化，T_4 治疗反而会提供一种显而易见的且更安全的甲状腺激素来源。然而，尽管历史上单独使用 T_4 治疗黏液水肿性昏迷通常是成功的，但完全依赖从 T_4 转化成 T_3 存在一个重要的潜在缺陷。这种担忧是基于以下的事实，即 T_4 向 T_3 的转化机制在几种非甲状腺疾病和危重情况（甲状腺功能正常疾病综合征）中受损[28]，这种情况可能也适用于黏液水肿性昏迷患者，其 T_4 向 T_3 的转化也可能因潜在的疾病而受损[33]。如果是

这样，那么 T_4 向 T_3 的转化率将降低，患者的康复甚至生命可能会受到威胁。基于这种担忧，我们建议当仅给予 T_4 治疗时，应频繁且定期地监测血液 T_4、游离 T_4、游离 T_3 和 TSH 等指标。如果临床症状的恢复与 T_3 上升和 TSH 下降出现同步的延迟，我们认为谨慎的做法是给予小剂量的 T_3 补充（10~20μg，每日 2 次），特别是当存在明显的相关疾病影响 T_4 到 T_3 的转换时。据报道，1 例产后垂体功能不全的患者出现心源性休克，对 T_4 治疗无反应，但使用 T_3 治疗后改善的情况[29]。根据 ATA 的建议（弱），5~20μg 的 T_3 负荷剂量可以与 T_4 同时给药，然后维持剂量为每 8 小时给药 2.5~10μg[34]。当单独使用 T_3 进行治疗时，可先推注 10~20μg，然后在最初的 24h 内每 4 小时给药 10μg，在第 2~3 天减量为每 6 小时给药 10μg，此时应进行口服给药[35]。

4. 首选方案　考虑到上述讨论的所有因素，我们的首选建议方案反映了使用两种形式的甲状腺激素的折中方法。我们最初会同时给予 T_4 和 T_3 治疗，T_4 的剂量为 4μg/kg 瘦弱体质（200~300μg），然后在 24h 后给予 100μg，然后每天静脉注射或口服 50μg。在给予初始剂量 T_4 治疗的同时，我们建议首次推注 T_3（5~20μg），然后每 8~12 小时静脉注射 2.5~10μg 的 T_3，直到患者意识清醒并能够耐受口服摄入（框 4-3）[34]。单剂量的 T_3 治疗也有临床获益的报道[30]。最近 ATA 发表的治疗甲状腺功能减退和黏液水肿性昏迷的指南[34]强调，根据年龄、体重和心脏状况进行个体化的剂量，建议最初使用 200~400μg 的 T_4 静脉注射，老年患者或心脏病患者的剂量则需要更低。在给予每剂甲状腺激素之前，监测患者是否有任何不良的治疗反应是必要的[36]。

（二）抗生素治疗

尽管黏液水肿性昏迷的主要原因是严重的

框 4-3　黏液水肿性昏迷的治疗措施

甲状腺激素替代治疗
- T_4 推注 4μg/kg 偏瘦体质（200～400μg），然后 24h 后静脉推注 100μg，然后每天静脉内注射或口服 50μg
- T_3 推注（5～20μg），然后每 8～12 小时静脉注射 2.5～10μg，直到患者有意识并能够耐受口服摄入

#. 老年患者或心脏病患者应给予较低剂量

呼吸支持
- 如果存在缺氧和（或）高碳酸血症
- 只有在患者意识完全清醒时才实施拔管
- 必要时，保持无创辅助通气 2～3 周

经验性抗生素治疗低钠血症
如果血浆钠水平 <120mEq/L
- 缓慢注射 3% 氯化钠高渗盐水 50～100ml
- 呋塞米静脉注射剂量为 40～80mg
（24h 钠纠正量不得 <10～12mmol/L，48h 不得 <18mmol/L）
- 口服加压素抑制药
  - 考尼伐坦：20mg 初始负荷剂量 30min 内推注，序贯 20mg/d 推注，最多持续 4 天
  - 托伐普坦：第 1 天的起始剂量为 15mg，如有必要，可在 24h 内滴注至 30～60mg

如果血浆钠水平为 120～130mEq/L
- 限制水的摄入

低温症
- 毛毯保暖
- 室温适宜

低血压
最初在 0.5mol/L 氯化钠溶液中加入 5%～10% 葡萄糖，如果出现低钠血症，则加入等渗生理盐水

糖皮质激素
氢化可的松 50～100mg 在最初的 7～10 天内每 6～8 小时静脉注射 1 次，随后根据临床反应和进一步的诊断评估逐渐减少剂量

甲状腺功能减退，但单独使用甲状腺激素治疗可能不足以解决经常出现的复杂的多系统失代偿。因为肺部或全身感染作为诱发事件的情况很常见，往往诱导疾病发展为昏迷状态，因此建议即使在没有发热或白细胞增多的情况下，及早应用经验性广谱抗生素治疗也可能是有益的。

（三）呼吸支持

高死亡率通常与不可避免的呼吸衰竭有关，因此维持充足的气道通气和预防低氧血症是避免灾难性后果所需的最重要的支持措施之一。通气不足和 CO_2 潴留会加重低氧血症并引起呼吸性酸中毒，从而加重昏迷状态。如果患者存在明显的昏迷，在几乎所有情况下，最初几天都需要插管和呼吸辅助，尤其是在药物导致呼吸抑制的情况下。即使意识恢复，一些患者可能仍需要 2～3 周的无创呼吸辅助通气支持。

初始插管可通过减少高碳酸血症和改善呼吸性酸中毒来改善呼吸功能状态，尽管可能会观察到缺氧症状会持续更长时间，这种现象被认为是可能存在非气体交换区域的气体分流情况[37]。考虑到情况的严重性和通常存在的呼吸状态受损，应定期监测动脉血气，直至患者完全康复。此外，应谨慎实施拔管，因为患者可能会复发，尤其是在患者完全清醒之前尝试拔管时。

（四）低钠血症

严重的甲状腺功能减退时肾功能受损，导致体液潴留、电解质稀释和低钠血症。必须密切监测血钠水平并适当纠正。尽管昏迷状态是由多种因素导致的，但低钠血症本身会导致定向障碍、意识改变、嗜睡和昏迷。对于明显的低钠血症（血清钠浓度 <120mEq/L），缓慢给予高渗盐水（50～100ml 3% 氯化钠）是合理的，应满足在病程早期将钠浓度增加 2mmol/L[33]。过快的纠正会导致因中央脑桥/中央髓鞘溶解而引起中枢神经系统功能恶化。在慢性低钠血症患者中，通过将钠纠正限制在 24h 内 <10～12mmol/L 和 48h 内 <18mmol/L 来避免这种并发症。

否则，应仅使用生理盐水或混合盐水/葡

萄糖的治疗，并且还将解决存在的容量不足问题。在盐水输注后静脉推注 40～80mg 速尿（呋塞米）可增强水利尿作用[33]。即使低钠血症的轻微改善（2～4mmol/L）也可能有助于减轻脑水肿[38]。当血钠水平＞120mmol/L 时，不需要进一步输注高渗盐水，限制液体摄入可能是纠正任何持续性低钠血症所必需的措施，尤其是轻度低钠血症（120～130mmol/L）。

据报道，在黏液水肿性昏迷患者的水潴留和低钠血症恶化中起关键作用的是高 ADH 水平。因此，使用 ADH 抑制药可能有助于纠正血钠水平。美国食品药品管理局（Food and Drug Administration，FDA）已批准使用称为 vaptans（考尼伐坦和托伐普坦）的加压素抑制药治疗高容量性低钠血症[39]。考尼伐坦目前的推荐剂量是首次 20mg 的负荷剂量，在 30min 内推注，然后 20mg/d 连续输注，最多 4 天。托伐普坦在第 1 天以 15mg 的起始剂量口服给药，必要时，24h 内可滴注至 30～60mg。为避免过度纠正，托伐普坦活性期的治疗期间不建议限制液体的摄入。由于黏液水肿性昏迷的发生率低，目前还没有研究表明单独使用加压素抑制药治疗这些严重低钠血症患者是否足够[38]。

（五）低温症

应当可以预判到开始 T4 和（或）T3 治疗后将促进体温升高至正常。在此期间，可以使用毯子或提高室温来使患者保持温暖。强烈建议不要使用电热毯快速升高体温，以避免外周血管扩张，这会加重低血压并增加休克的风险。

（六）低血压

维持有效的血压对于保证器官灌注和避免多器官功能衰竭至关重要。随着甲状腺激素治疗的开始，血压应该会慢慢改善。持续性低血压可以通过最初谨慎地输注含 5%～10% 葡萄糖的 0.5mol/L 氯化钠溶液来解决，如果出现低钠血症，则可以使用等渗生理盐水。氢化可的松治疗（每 8 小时 100mg 静脉注射）可与补液同时进行，直至血压得到纠正。通常不需要使用血管升压药进行额外治疗，并且必须仔细权衡心血管事件的风险[1]。但是，如果需要使用升压药物，使用多巴胺可以确保改善冠状动脉血流。在任何情况下，必须仔细监测心脏功能是否有缺血和尽快暂停使用血管加压药[1]。

（七）皮质类固醇

如上所述，排除这些患者可能同时存在的肾上腺或垂体功能不全的可能性至关重要。在大多数情况下，垂体肾上腺轴在明显的甲状腺功能减退症中一般不会受到严重的损害，以防止在必要时产生足够的皮质类固醇。然而，在 5%～10% 的患者中发现肾上腺功能储备减少，其原因是垂体功能减退或原发性肾上腺衰竭，或伴有桥本病（即 Schmidt 综合征）。因此，尿素氮升高、低血压、低温症、低血糖、低钠血症和高钾血症可能预示着合并肾上腺功能不全。氢化可的松的典型剂量是在最初的 7～10 天内每 6～8 小时给药 50～100mg，然后根据临床反应的改善而逐渐减少剂量。在得到基础血浆皮质醇水平后，不应勉强给予短期皮质类固醇的治疗，直到患者病情稳定且确定垂体 - 肾上腺轴的完整性。尽管只有少数患者合并肾上腺功能不全，但我们建议始终将皮质类固醇与甲状腺激素治疗一起使用。

在没有联合使用皮质类固醇的肾上腺功能不全的情况下开始 T4 治疗，由于 T4 增加了皮质类固醇的细胞内代谢水平，可能会引发急性肾上腺危象[35]。

六、黏液水肿性昏迷与手术

如果导致黏液水肿性昏迷的因素是需要手术干预的情况，则必须尽可能推迟手术，直到患者病情好转。然而，如果需要紧急手术，尽管存在显著不良预后的风险，这风险是取决于已经存在的多系统功能障碍的严重程度，在已经实施先前描述的可行的治疗干预下，可以进行手术治疗。这需要外科医生、重症医师、内分泌医师和麻醉师的治疗团队之间的谨慎协调。

尽管关于黏液水肿性昏迷的围手术期紧急处理的文献很少，但有人主张 T_4 和 T_3 的联合治疗可以为患者提供更好的预后，因为它可以在急性围手术期快速开始甲状腺功能的替代治疗。然而，对老年患者应谨慎处理，需要密切监测心功能。

七、一般支持措施

除了概述的特定治疗外，其他治疗方法将与任何其他多系统功能障碍的老年患者的治疗措施一样。这可能包括治疗潜在问题，如感染、充血性心力衰竭、未经治疗的糖尿病或高血压。

特定药物（如用于充血性心力衰竭的地高辛）的剂量可能需要根据药物分布的改变和黏液性水肿中药物的代谢减慢而进行调整。

八、预后

尽管黏液水肿性昏迷的死亡率很高，但最近致命事件有了减少的趋势。由于更及时的诊断和重症监护病房改进的治疗方案，死亡率从 60%～70% 下降到 20%～25%。然而，黏液水肿性昏迷的预后仍然很严重，严重低体温、低血压、GCS 评分低的意识程度和多器官功能损伤的老年患者的预后最差 [3, 32, 40-42]。常见的死亡原因是呼吸衰竭、败血症和胃肠道出血。早期诊断和及时治疗，以及在最初 48h 内对治疗细节的无微不至的关注，对于避免致命的预后仍然至关重要。

第 5 章 急性化脓性甲状腺炎
Acute Suppurative Thyroiditis

Sara Ahmadi   Erik K. Alexander   著

徐高姗   译

一、概述

急性化脓性甲状腺炎（acute suppurative thyroidiotis，AST）是一种罕见的疾病，在所有甲状腺疾病中的发生率为 0.1%～0.7%[1]。由于甲状腺具有自身抵抗感染的特点，包括高碘含量、血管分布丰富、淋巴引流广泛，因此 AST 非常罕见[2]。因此，病例报告在已发表的文献中占主导地位，并且没有关于 AST 患者诊断和治疗的既定指南或临床试验。

AST 是一种可能危及生命的内分泌急症，也可能与某些患者的高死亡率有关。AST 患者在脓肿扩展或破裂前可能发生潜在并发症，导致食管或气管瘘、颈静脉血栓性静脉炎、下行坏死性纵隔炎或败血症。一个明确的经验是，早期诊断和适当的治疗是成功治疗 AST 患者的关键因素。

在许多情况下，可以确定化脓性甲状腺炎的诱发因素，包括免疫功能低下状态、梨状窦隐窝瘘（pyriform sinus fistula，PSF）、颈部创伤、淋巴或出血性扩散途径（如脓毒性栓子）、甲状腺直接接触［如通过细针抽吸（fine needle aspiration，FNA）或中心线放置］、食管破裂或咽后脓肿[1, 3-7]。有报道称，在化脓性甲状腺炎患者中存在多种微生物病原体，其中包括革兰阳性菌和革兰阴性菌，以及真菌、诺卡菌，甚至分枝杆菌。

二、细菌感染

大多数急性化脓性甲状腺炎患者被发现有细菌性感染的病因，并出现感染的体征和症状，其中包括颈部肿胀、发红、发热、压痛和机体发热[1]。化脓性甲状腺炎最常见的细菌病原体是革兰阳性菌，如葡萄球菌和链球菌[8-10]。然而，由革兰阴性菌引起的化脓性甲状腺炎也有报道。另外，有报道称布鲁氏菌感染引起的化脓性甲状腺炎[11, 12]，以及大肠埃希菌引起的尿路感染进而血行播散引起的[13]。最后，也有涉及沙门菌是致病病原体[14]，以及和卟啉单胞菌关联的病例[13]。

三、真菌感染

通过真菌病原体感染甲状腺并不常见，但它是感染性甲状腺炎的第二大常见原因[15]。真菌性 AST 主要见于免疫抑制的患者。具体来说，真菌性甲状腺炎已被描述为由曲霉菌[16, 17]、念珠菌[18]、隐球菌[19] 和球孢子菌引起[20, 21]。

曲霉菌是最常见的真菌性甲状腺炎[22-24]。它最常见于广泛传播的曲霉菌感染的免疫抑制的患者。化脓性曲霉菌性甲状腺炎患者的甲状腺功能检查可能存在差异[24]。在这种情况下，最常见的表现是急性颈部疼痛和肿胀，并伴有甲状腺毒症的体征和症状。这使得这种诊断难以与亚急性肉芽肿性甲状腺炎区分开来，亚急性肉芽肿性甲状腺炎也表现为疼痛[23, 25]。也有报道称曲霉菌性甲状腺炎的临床表现为脓肿导致肿块增大[26, 27]。

四、肉芽肿感染

肉芽肿性感染性甲状腺炎非常罕见，尤其是在发达国家。导致肉芽肿性甲状腺疾病的两种最常见的传染性病原体是结核分枝杆菌和诺卡菌。结核病累及甲状腺的患者通常表现为颈部肿块增大，这是广泛播散性结核疾病的一部分，尽管患者通常甲状腺功能正常。结核病累及甲状腺的不太常见的表现是急性分枝杆菌脓肿[28]和新发的甲状腺功能亢进[29]，以及由于腺体破坏引起的甲状腺功能减退[30]。结核病累及甲状腺的患者通常具有与急性肉芽肿性甲状腺炎相似的亚急性表现。对于这种疾病，诊断必须通过组织病理学检查、抗酸杆菌（acid-fast Bacilli，AFB）染色和微生物培养，通常在已知患有播散性结核分枝杆菌疾病的患者中进行[31, 32]。

诺卡菌病最常表现为肺部病变。然而，诺卡菌感染的肺外部位包括中枢神经系统和软组织。诺卡菌感染导致甲状腺受累的情况极为罕见。大多数诺卡菌病患者存在免疫抑制，通常见于人类免疫缺陷病毒（human immunodeficiency virus，HIV）感染或器官移植。由于诺卡菌是一种极难在培养中生长的病原体，因此通常根据已发现确诊感染诺卡菌的高危患者的临床表现进行诊断[33-36]。

五、急性化脓性甲状腺炎的实验室检测和诊断成像

当怀疑存在 AST 时，早期的实验室评估应包括全血细胞计数（complete blood count，CBC）和分类、综合代谢检查（comprehensive metabolic panel，CMP）、连续甲状腺功能检测、红细胞沉降率（erythrocyte sedimentation rate，ESR）和 C 反应蛋白（C-reactive protein，CRP）、尿液分析和尿液微生物培养，以及血液和真菌培养物的抗生素敏感性检测[1]。推荐进行连续

的甲状腺功能检测，因为化脓性甲状腺炎可能与急性甲状腺毒症有关，继发于甲状腺滤泡的急性破坏，释放出已经合成的 T_4 和 T_3[7, 9, 13, 29]。根据临床和体格检查的结果，可能需要进行额外的实验室检测。

尤其需要注意区分急性化脓性甲状腺炎与其他引起急性颈部肿胀和疼痛的原因（如胸锁乳突脓肿、甲状旁腺出血或脓肿、淋巴结化脓、甲状舌管囊肿感染、咽后脓肿、亚急性甲状腺炎、侵袭性甲状腺癌、甲状腺结节/囊肿出血）[1]。

超声检查（ultrasonography，US）和 CT 是可用于帮助急性化脓性甲状腺炎诊断的两种影像学方式。然而，CT 在甲状腺炎症早期的应用可能有限，因为 AST 早期 CT 的影像学表现为低密度区域和轻微的小叶肿胀，这两者都是非特异性的。超声检查通常是首选的影像学方法，并且更能在早期诊断急性化脓性甲状腺炎。这一阶段的超声成像特征包括甲状腺内低回声区域的识别、甲状腺周围低回声区域的识别，以及甲状腺周围组织和甲状腺之间的界面消失等特征[37]。

在早期区分急性化脓性甲状腺炎和亚急性疼痛性甲状腺炎（De Quervain 甲状腺炎）可能具有挑战性，鉴于此原因，可能会导致泼尼松的使用，它可以有效地治疗 De Quervain 甲状腺炎，但对于急性化脓性甲状腺炎会产生不良影响并且加重其临床症状。亚急性疼痛性甲状腺炎相对常见，它与覆盖腺体前包膜的颈前区不适有关，以及与急性化脓性甲状腺炎相似的白细胞计数、ESR 和 CRP 升高。在甲状腺毒症存在的情况下，碘扫描无助于区分这两种甲状腺炎亚型，因为两者都表现出低放射性碘摄取量，通常<1%。超声检查或针对任何肿块或囊液采集的 FNA 是区分这两种甲状腺炎亚型的最有用的方法。在亚急性疼痛性甲状腺炎中，甲状腺超声通常表现为弥漫性异质性和血液低流

动性[1, 2]。

CT 和超声影像学在化脓性甲状腺炎急症阶段的特征更具特异性。一项对 60 例患者的研究提示，在急性期进行的 CT 显示，分别有 97%、83% 和 76% 的患者出现脓肿形成、同侧下咽水肿和甲状腺低密度灶。由于脓肿形成导致的甲状腺肿胀和甲状腺移位 / 畸形不太常见，分别见于 38% 和 41% 的患者[37]。此研究还检查了甲状腺超声在疾病急性期的作用。分别有 81%、94% 和 88% 的患者出现脓肿形成、甲状腺低回声区和甲状腺周围组织与甲状腺之间界面消失的特征[37]。

鉴于其他诊断方法缺乏敏感性和特异性，超声引导下的 FNA 和随后的细胞学 / 培养仍然是明确疑似 AST 患者疾病的最佳诊断方法。

甲状腺放射性核素成像 ^{123}I 或 ^{99}TC 对诊断 AST 没有帮助，因为急性感染和甲状腺癌都可表现为甲状腺功能正常的局灶性摄取减少，而甲状腺功能亢进症患者由于腺体破坏导致弥漫性摄取减少。由于数据有限，MRI 对 AST 患者的诊断效用尚不清楚[1]。

梨状窦隐窝瘘是第三和第四咽囊异常，通常发生在左侧。对于复发性 AST 或前颈脓肿的儿科患者，尤其是左侧患者，应高度怀疑梨状窦隐窝瘘。CT、超声、直接喉镜检查和钡餐是可用于帮助诊断梨状窦隐窝瘘的影像学方式，其中钡餐是最敏感的方法。影像学研究检测梨状窦隐窝瘘的有效性可能因炎症的阶段而异。Masuoka 等的一项研究提示，在早期急性和晚期炎症阶段，钡餐检查分别检测出 89% 和 97% 的瘘管存在。然而，该研究也表明，在这些阶段，CT 检查仅在 20% 和 54% 的病例中检测到瘘管[10, 37, 38]。

六、急性化脓性甲状腺炎的治疗和推荐的随访

AST 是一种危及生命的内分泌急症，具有很高的死亡率。临床怀疑 AST 的患者应及时住院治疗，并具有合适的监测环境。在患者接受诊断评估时，必须保证其呼吸和心脏功能的稳定状态。

大多数细菌性 AST 患者病情严重，在进行诊断评估的同时，需要经验性使用广谱抗生素进行治疗，同时需要完成包括血培养、脓菌培养和组织取样在内的诊断评估。大多数细菌性化脓性甲状腺炎患者除了接受抗生素治疗外，还需要包括切除或引流在内的开放性外科手术。有病例报告表明，仅在超声引导下进行脓肿引流后保守治疗成功[39]。但由于脓肿通常较为复杂且呈封闭状，因此在大多数情况下，针头引流通常不是最终的治疗方法，需要手术引流。尽管非常罕见，但气道阻塞的患者需要紧急经皮或开放手术引流，保守的诊断和治疗性 US-FNA 不适用于这些患者。

如前所述，应迅速启动广谱抗菌治疗，以治疗机会性感染。在治疗免疫功能低下的患者时，应根据经验进一步扩大这种广谱覆盖范围。

真菌性化脓性甲状腺炎的治疗包括全身抗真菌治疗，并在需要时进行积极的手术清创[27]。对于甲状腺受累的结核分枝杆菌患者，通常采用四联抗结核治疗（包括利福平、异烟肼、吡嗪酰胺和乙胺丁醇）已足够，并且已被证明可以完全解决非抗性菌株的治疗。然而，除抗结核治疗外，有时还必须进行手术或脓肿引流治疗[29, 40]。

仅在脓肿引流和药物治疗后仍有持续或进展性（对治疗无反应）甲状腺感染的证据时，才应考虑进行甲状腺切除术（近全或甲状腺半切术）[1, 21]。尽管进行了适当的抗生素治疗，但仍存在疾病持续或进展证据的多发性、定义不明确、离散程度较低的脓肿的患者也应接受甲状腺切除术。然而，由于炎症的存在使喉返神经和甲状旁腺的识别变得复杂困难，临床医生应考虑在这些情况下进行甲状腺切除术，将导

致潜在并发症的风险发生率较高。在这种情况下，可以考虑在进行脓肿引流和药物治疗的急性炎症过程消退后，再择期进行甲状腺切除术[1]。

由于梨状窦化脓性甲状腺炎引起的 AST 的独特之处在于脓肿切开和引流、抗菌治疗、手术切除梨状窦隐窝瘘，以及伴或不伴部分甲状腺切除术[38,41]。内镜下电灼术是手术的一种可接受的替代方法。然而，这是一个新方式，相关的长期结果数据有限[42,43]。

极少数情况下，急性化脓性甲状腺炎可能与甲状腺恶性肿瘤有关。Otani 等报道了 1 例成年女性出现 AST 的体征和症状并对抗菌药物治疗有反应的病例。最初的 FNA 结果未显示任何明显的甲状腺乳头状癌（papillary thyroid carcinoma，PTC）的证据；然而，抗生素治疗后，患者的甲状腺炎症区域从 47mm 减少到 27mm。那时在组织中发现了一个更容易识别的甲状腺结节，由于令人担忧的超声特征，患者接受了第二次 FNA。此时，FNA 细胞学

检查 PTC 呈阳性，并通过手术病理证实[44]。Puthanpurayil 等还报道了 1 例 17 岁的 AST 患者，该患者对抗生素治疗有反应，甲状腺炎症区域从 3cm 减少到 1.5cm，并被确认为分散性结节。患者在急性炎症区域之外接受了重复 FNA 检测。第二次活检的 FNA 细胞学检查怀疑 PTC，组织病理学证实为恶性肿瘤[45]。

总之，急性化脓性甲状腺炎是一种非常罕见，但十分危险的疾病。诱发该疾病的宿主因素包括梨状窦道形成，或者是其他操作使无菌性甲状腺暴露于外部环境（如皮肤或口腔黏膜）。尽管细菌病原体是最常见的病因，但也有许多其他感染因素被识别，如结核分枝杆菌。考虑到全身感染的风险，以及任何脓肿或肿块靠近重要的颈部结构，该疾病需要及时治疗。大多数情况下，当确认脓肿形成时，需要引流或手术治疗。如果及早发现，AST 可以得到有效的治疗，但在其他更进展的病情下，AST 可能是致命的。

第6章　甲状腺毒性周期性麻痹：诊疗研究进展

Thyrotoxic Periodic Paralysis: A Review and Suggestions for Treatment

Svetlana L. Krasnova　Arthur Topilow　Jan Calissendorff　Henrik Falhammar　著

郑乐葳　译

一、概述

甲状腺毒性周期性麻痹（thyrotoxic periodic paralysis，TPP）是神经、内分泌相关的急症。这是一种罕见的甚至可致死性的甲状腺毒症的并发症，其特征是由于钾大量转移到细胞内间隙而造成的不同程度的低钾血症和肌肉麻痹[1]。TPP患者通常在急诊科（emergency department，ED）就诊，但常被漏诊。该疾病主要集中在东亚国家的男性人群中。然而，来自其他国家和族裔群体的已公布病例在过去10年中有所增加，这可能是由于移民的扩大和人们对这种疾病情况的认识提高。新西兰的一项研究发现，相比于欧洲人和生活在新西兰的欧洲后裔，毛利波利尼西亚人和太平洋岛民患TPP的风险更高[2]。尽管女性患甲状腺毒症比男性更常见，但是男性TPP发病率却是女性的22~76倍[3-5]。本章将重点介绍TPP的不同特征和治疗方法，以及关于导致该疾病的分子机制的新发现。

二、临床表现

20世纪后期的文献中曾出现对TPP相关的描述。1957年，Okinaka等报道了TPP在日本甲状腺毒症患者人群中的发病率为1.9%[3]，10年后又报道称1.8%的中国甲状腺毒症患者有TPP病史[4]。这种疾病也在泰国人、越南人、菲律宾人、韩国人[6]和马来西亚人[7-9]等亚洲人群中被发现。其他人群包括欧洲人[10-17]、非裔美国人[11,18]、美国原住民[11,19]、非裔加勒比比

人[20]、波利尼西亚人[21,22]、西班牙人[23,24]、巴西人[25]、尼泊尔人[9]、黎巴嫩人[26]、土耳其人[27,28]、印度人[9,29-31]和沙特人[32]等也报道了相关病例。据估计，在美国甲状腺毒症患者中，TPP的发病率为0.1%~0.2%[10,11]。

典型的患者为20—40岁的东亚男性。少数报道的女性病例具有类似的年龄分布特征[3,4,20,21,33-35]。虽然儿童和青少年较少见，但在中国、韩国和其他种族人群中也有报道过一些青少年TPP的案例[36]。直到最近，报道的TPP病例一直被归因于Graves病，尽管自身免疫性甲状腺炎已被认为是儿童和青少年TPP的一个非常罕见的原因[37]。TPP的标志是反复出现的肌无力的症状。这种疾病在炎热的夏季更常见，可能是由于户外活动、钾离子的流失，以及饮用冷饮和甜饮造成的[4,9,38]。据报道[15]，有时甚至在寒冷的冬天也会出现TPP[9,21,39]。Manoukian等报道称，肌肉麻痹经常发生在夜间或清晨醒来时[39]，84%的患者发生在凌晨1—6点[39]。另外，一些人报道TPP倾向于发生在周末，通常在暴饮暴食、大量酒精摄入或剧烈运动之后发生[9]。其他已被描述的诱发因素包括感染（主要是上呼吸道）、情绪紧张、月经、创伤、高盐饮食、β_2支气管扩张药[40]及糖皮质激素的使用[24,28,41-44]。过量饮酒可导致儿茶酚胺分泌增加和高胰岛素血症，再加上甲状腺功能亢进和高肾上腺素能状态，可导致低血钾[45]。Affram等报道了1例患有严重低钾血症、甲状腺功能亢进症和Graves病的患者，为治

疗外伤性腰痛而接受硬膜外类固醇注射后发生 TPP 的病例[46]。糖皮质激素是公认的诱发因素。糖皮质激素的不良反应，无论是否常见或罕见，都应该牢记于心[47]。

典型的首发症状包括肌肉疼痛、痉挛和僵硬。在进展到完全无法移动腿部的情况前 2 周可出现伴随关节疼痛的轻微肌肉疼痛和无力[48]。通常，下肢近端肌肉最早受累，但约 80% 的患者最终四肢全部受累[35]。症状的强度从轻微无力到全身麻痹不等。非对称性肌无力也曾被报道[49]。波及所有四肢的发作通常与尿潴留、少尿（如果长期低钾血症偶尔会出现多尿）和便秘有关。然而，急性下运动神经元四肢麻痹，虽不累及膀胱或肠道，也有报道过伴随低钾血症和代偿性呼吸性碱中毒的情况。通过静脉注射（intravenous，IV）钾和硫酸镁以及密切监测，可以改善四肢瘫痪的症状[31]。

有学者推测股四头肌的大小可能与 TPP 发生有关。Tang 等的一项研究发现 TPP 患者的肌肉厚度大于非麻痹性甲状腺功能亢进症患者。对于甲状腺功能亢进症患者，股四头肌厚度的增加可能与 TPP 密切相关，而与年龄和体重指数（body mass index，BMI）无关。因此，该研究得出结论，股四头肌的大小可能在某种程度上与 TPP 有因果关系[50]。

约 2/3 的患者跟腱反射缺失，但精神状态和感官功能均完好无损[9]。眼部、延髓和呼吸系统受累虽然罕见，但也有一些非常严重和偶尔致命的病例[29, 51-55]。受影响的肌肉麻痹患者通常在 36h 内与出现麻痹相反的顺序恢复[11]，最长不超过 72h[42]。在出现许多 TPP 病例的医院里，从症状出现到静脉注射钾治疗大约需经历 3.5h[56]。

在 76% 的患者中，甲状腺毒症在发作前未被诊断，79% 的患者没有甲状腺功能亢进症家族史[34]。在 55% 的患者中，甲状腺功能亢进的体征和症状往往不明显[57]。如果没有

进行甲状腺功能检查并且在急诊科内进行复查，那么就可能漏诊 TPP。有时，患者在确诊 TPP 之前甚至会接受大量且昂贵的神经学检查和长期的住院治疗[15, 58]。值得注意的一个关键特征是，TPP 发作可能会复发，但肌无力发作之间总会完全恢复。约 50% 的患者在诊断过 TPP 的医院就诊中做出正确诊断之前，至少经历过一次 TPP 发作[9]。延误诊断的时间平均为 14 个月[59]。曾有报道显示，潜在可治疗的 TPP 和与自身免疫性甲状腺疾病相关性脑病（encephalopathy associated with autoimmune thyroid disease，EAATD）同时发作可能是 Graves 病的初始神经表现。EAATD 是一种具有异质性和极其罕见的疾病，可能发生在临床或亚临床自身免疫性甲状腺疾病的患者中[60]。EAATD 的特征常常表为抗甲状腺抗体水平升高、脑脊液蛋白浓度增高、非特异性神经症状和精神症状伴非特异性脑电图异常。大剂量的糖皮质激素治疗往往能显著改善 EAATD 病情[60]。

三、诊断

TPP 通常发生在患者甲状腺功能亢进状态，此时进行甲状腺功能检测可帮助临床医生做出正确的诊断。然而，已有报道甲状腺功能亢进状态消退后 TPP 发作的情况[61]。发作的严重程度并不总是与甲状腺功能亢进症的程度相对应[62]，甲状腺激素水平通常低于未患 TPP 的甲状腺毒症患者[63]。这一观察结果表明，TPP 通常发生在甲状腺毒症的早期，这也可以解释为什么 TPP 患者很少出现甲状腺毒症表现[63]。

不同病因的甲状腺功能亢进均可导致 TPP。大多数患者患有 Graves 病，但少数病例已伴有毒性结节性甲状腺肿[34, 64, 65]、甲状腺炎[34, 59, 66, 67]、单发的毒性甲状腺腺瘤[65, 68, 69]、促甲状腺素分泌性垂体腺瘤[70-72]、碘诱导的甲状腺毒症[13]、过量的甲状腺素替代治疗[73]、

滥用 T_4/T_3 [59, 74, 75] 或三碘甲状腺乙酸（滴定曲醇）[76] 和胺碘酮诱发的甲状腺功能亢进症 [77, 78]。Soonthornpun 等报道称，90% 的 TPP 体重超重，40% 的患者腰围增加，大于无 TPP 的甲状腺毒症患者的对照组 [8]。在 TPP 中 BMI 的增加也在其他研究中得到证实 [56, 63]。

在一项研究中发现，低钾血症的程度与麻痹的严重程度之间存在相关性 [62]，但在另一项研究中却发现没有相关性 [79]。血清钾正常范围为 1.1~3.4mmol/L，多数 <3.0mmol/L [9, 39, 59]。已有散发的致死性和严重室性心律失常合并低钾血症的病例报道 [67, 80, 81]。在部分罕见的 TPP 病例中，既有血钾正常，也有高钾血症 [29, 82, 83]。然而，根据我们的经验，采血延迟可以解释为什么在许多病例中血清钾水平是正常的，因为患者在此期间已经恢复了。

由于钾离子向细胞内的迁移，TPP 的尿钾排泄率较低 [84]。Abbas 等的一项研究描述了所有 TPP 患者尿钾 <20mmol/L 的病例 [9]。然而，长期低钾血症可损害肾浓缩尿液的能力，导致多尿，造成尿钾测定结果不可靠。在这些情况下，可以使用尿钾/肌酐比值。TPP 患者钾与每摩尔肌酐比值通常 <2.0 [7]。有一份病例报告描述了 TPP 的非典型表现。该研究纳入了 1 例 36 岁无肾脏病史的中国男性出现了低钾血症伴甲状腺功能亢进和尿钾丢失。由于尿钾丢失，TPP 最初未被发现，因为这在 TPP 患者中并不常见。然而，他的血清钾水平在补充钾后数小时内迅速回升，提示细胞内钾离子迁移是他低钾血症的主要病因 [85]。

甲状腺激素刺激骨重塑，增加肾小球滤过率，减少肾小管对钙的吸收，导致甲状腺功能亢进症患者尿钙浓度升高。由于甲状腺激素水平高，Graves 病患者的钙水平常升高。

细胞内迁移可能是 TPP 患者出现短暂的低磷血症和低镁血症的原因。在 Manoukian 等进行的研究中，80% 的 TPP 发作伴随轻度至中度的低磷血症 [0.36~0.77mmol/L（1.10~3.00mg/dl），参考范围 0.81~1.55mmol/L]，且均出现血清镁水平低下或处于正常低值的情况 [0.6~0.8mmol/L（1.5~1.9mg/dl），参考范围 0.7~1.2mmol/L][39]。

TPP 患者尿磷酸盐排泄量明显下降，但与正常者有相当一部分重叠。然而，当尿钙/磷比值 >1.4mmol/mmol（1.7mg/mg）时，诊断 TPP 的敏感性为 100%，特异性为 96% [34]。因此，在急诊诊断患者时，即时的尿钙/磷比值是一个有用的工具。

75% 的 TPP 患者血清碱性磷酸酶水平轻度升高（118~268U/L，参考范围 39~117U/L）[39]。70% 的患者发作时出现血清磷酸肌酸升高，特别是由运动诱发的 TPP。大部分是血清磷酸肌酸轻微上升，但在少数情况下可出现显著升高。

TPP 患者的酸碱代谢一般正常 [56]，但部分患者因恐惧、焦虑和压力可出现由于过度换气而引起的轻度呼吸性碱中毒。Sonkar 等报道了 1 例 TPP 急性发作下运动神经元四肢瘫伴低钾血症和代偿性呼吸性碱中毒的病例 [31]。有时轻度呼吸性酸中毒可能是由严重低血钾引起的呼吸肌无力所致 [7]。

低钾血症会增加心脏传导系统浦肯野纤维的膜兴奋性 [86]。严重低钾血症可通过抑制钾通道活性诱发室性心律失常并延迟室性复极化 [87]。在急诊科等待甲状腺功能检查结果时，TPP 患者的心电图变化可为诊断提供支持性证据。

TPP 患者的病理性心电图检出率为 83%~100% [9, 21]。TPP 的机制包括甲状腺激素和（或）高胰岛素血症伴高肾上腺素能活性刺激的 Na^+/K^+ ATP 酶活性的增加 [88]。除了典型的低钾血症心电图变化（U 波、T 波变平、ST 段压低、QT 间期延长、QRS 波群增宽和 QRS 波电压高）外，甲状腺激素水平升高也会影响心脏电生理系统。窦性心动过速很常见，甚至可能出现窦性停搏和二度房室传导阻滞（atrioventricular block，AVB）[89]。危及生命的心电图异常包括AVB、心房颤动、心室颤动和心脏停搏[86]。这些传导干扰的原因尚不清楚。心房颤动和其他室上性心律失常，以及更少见的室性心律失常也曾有报道[4, 11, 67, 80]。近 75% 的 TPP 患者表现出 QRS 波电压升高[57]，这在普通甲状腺功能亢进中也很常见[90]。在心电图上已报道的其他心源性影响包括窦性心动过速、Ⅱ、Ⅲ、aVF 和 $V_4 \sim V_6$ 导联 ST 段明显降低和 QT 间期延长[17]。获得性 QT 间期延长通常由低钾血症、低镁血症或药物引起[48]。

在发作期间做肌电图（electromyogram，EMG）时，通常可以看到复合肌肉动作电位振幅降低的肌病变化。

患者的神经传导一般是正常的。长时间的运动试验可以再现瘫痪时的肌电图变化，且对 TPP 的诊断敏感度和特异度高达 90% 和 70%[91]。Jiaoting 等报道了在没有肌无力发作之间的间隔期进行的长时间的运动试验。运动测试选择患者右手进行长时间监测。利用外展指小肌记录复合肌肉动作电位（compound muscle action potential，CMAP）。结果显示，健康对照组（非 TPP 患者）与 TPP 患者的 CMAP 振幅下降率（CMAP amplitude decrease rate，CMAPADR）存在显著差异，TPP 患者的 CMAPADR 下降率显著高于健康对照组[92]。在甲状腺功能正常状态下，这些异常可能不会完全改善，这表明肌纤维细胞膜存在永久性的潜在的异常兴奋性[91]。

四、鉴别诊断

周期性麻痹根据病因分为原发性和继发性。原发性周期性麻痹多为家族遗传性，主要原因包括高钾或低钾周期性麻痹和 Andersen 综合征，而 TPP 仍是次要原因[93]。TPP 很少与确定的家族遗传史相关，且常为迟发性麻痹发作，而在 Andersen 综合征中，原发性高钾血症

和低钾血症是伴随常染色体显性遗传的，并在 20 岁前出现症状[93]。超过 50% 的病例其病因是 TPP 或家族性低血钾性周期性麻痹（familial hypokalemic periodic paralysis，FHPP）引起的钾离子从细胞外间隙转移到细胞内间隙。这两种疾病通常可以根据病史和患者的遗传背景加以区分。两种情况下肌无力症状相似，但 FHPP 甲状腺功能正常。FHPP 是一种常染色体显性遗传病，其特点为家族性低血钾性周期性麻痹和基因突变。白种人发病无性别差异的影响，且常在 20 岁之前发病[94]。乙酰唑胺和甲状腺素常可减轻 FHPP 的发病频率，而在 TPP 中，应用上述药物可能会导致发病加重。由于不同的低钾性麻痹的治疗方法不同，诊断准确至关重要。除 TPP 外，下肢麻痹的鉴别诊断还包括吉兰 - 巴雷综合征、多发性肌炎、重症肌无力、急性间歇性卟啉病、矢状窦血栓形成、严重低钾血症、家族性周期性麻痹、横贯性脊髓炎[32]。

五、病理生理学

骨骼肌是最大的钾离子储存池，并在细胞外钾稳态中发挥重要作用。运动会增加细胞外钾的储量，而静息会使其恢复正常。细胞膜 Na^+/K^+ ATP 酶主动将钾从细胞外输送到肌细胞内，K^+ 向外流动由内向整流性 K^+ 通道（Kir 通道）和延迟整流 K^+ 通道控制。许多情况可以使 Na^+/K^+ ATP 酶活化，其中包括甲状腺功能亢进。甲状腺激素可以增加细胞膜 Na^+/K^+ ATP 酶的活性，甲状腺激素过量则会引起过度刺激[95]。与其他甲状腺毒症相比，TPP 患者 Na^+/K^+ ATP 酶活性增加 80%[96]。然而，这并不是大多数甲状腺功能亢进患者出现低钾血症的原因，因为在大多数情况下，K^+ 向外流动增加会进行相应的补偿。只有当 K^+ 向外流动也受到阻碍时，才会出现低钾血症和随之而来的肢体麻痹。Gragg 等描述了 1 例 26 岁的血钾正常的黑种人男性在

剧烈运动后发展为 TPP。在急诊室，他表现为四肢麻痹，但在连续检测中保持正常血钾水平。这表明，单次或多次检测血钾正常仍不能排除 TPP[97]。

儿茶酚胺可增强骨骼肌 Na+/K+ ATP 酶的活性，因为甲状腺功能亢进时 β 肾上腺素能受体反应性增强，儿茶酚胺可进一步增强其活性[98]。这可能是非选择性 β 肾上腺素能受体拮抗药（如普萘洛尔）能有效治疗 TPP 的一种解释。胰岛素也会刺激 Na+/K+ ATP 酶，这就解释了为什么很多人在摄入过多的碳水化合物和甜食后出现 TPP 的发作[99]。同样地，损害胰岛素敏感性的药物，如糖皮质激素，也能诱发 TPP 的发作[41]。与其他甲状腺功能亢进症的患者相比，TPP 患者的胰岛素敏感性更低[8, 63]。因此，TPP 患者应避免输注大量葡萄糖，因为它会增加胰岛素的分泌，加剧 K+ 向细胞内移位，加重低钾血症[100]。普萘洛尔能降低胰岛素的分泌，这可能是其治疗 TPP 的一个原因[101]。胰岛素和儿茶酚胺不仅能刺激 Na+/K+ ATP 酶的活性，还会抑制 Kir 通道[102]。

在动物模型中，睾酮可以增加 Na+/K+ ATP 酶的活性，而雌激素和孕激素则降低 Na+/K+ ATP 酶活性[11, 103]。这或许部分解释了 TPP 几乎都发生于男性的原因。男性 TPP 患者的睾酮水平往往高于未发生麻痹的男性甲状腺毒症患者[63]。在 2 例 TPP 男性中发现单侧肾上腺腺瘤及高雄激素血症[104]。在 1 例女性向男性变性的患者中，TPP 的发生也与补充睾酮有关[105]。在流感病毒感染性肺炎的动物模型研究中表明，几种细胞因子的释放刺激了下丘脑 - 垂体 - 肾上腺轴，导致皮质醇和肾上腺素的产生增加，从而激活 Na+/K+ ATP 酶的活性[95, 99]。

六、遗传方面

迄今为止，在 TPP 患者中已经发现了 6 种 KCNJ18 基因的突变，该基因编码一种名为 Kir2.6 的内向整流性钾通道[17]。Kir2.6 离子通道功能的丧失导致细胞内钾离子流出减少，Na+/K+ ATP 酶活性增加，从而导致骨骼肌细胞钾离子大量涌入，导致细胞外低钾血症和发作性麻痹[106, 107]。这些变化发生在甲状腺毒症期间，但未出现于甲状腺功能正常状态下[108]。Zhao 等在中国汉族人群中报道了 537 例 TPP 患者，对 100 多个 TPP 特异性单核苷酸多态性（single nucleotide polymorphism，SNP）进行了基因分型，并发现了 3 个明确与 TTP 相关的位点[109]。

Jin 等发表的一项研究纳入了 127 例中国的 TPP 患者，其中 3.1%（4/127）的患者携带 KCNJ18 基因突变，未发现 KCNJ2 基因突变[92]。KCNJ18 基因突变可能是某些患者 TPP 的重要原因；但并非所有 TPP 患者都携带 KCNJ18 突变型基因。33% 来自巴西、美国和法国的患者，26% 新加坡患者中发现 KCNJ18 基因突变，然而来自中国香港的患者只有 1.2% 发现突变，且未发现来自泰国的 KCNJ18 基因突变患者[108]。此外，尽管 1.6% 的中国台湾 TTP 患者出现 KCNJ18 基因突变，但在自发性周期性麻痹患者中为 3.3%[5]。其他基因突变和通道病变也可能是 TPP 的病因。在泰国甲状腺功能亢进症的患者中发现 KCNJ2 基因下游 75kb 的位点的遗传变异与 TPP 相关[110]；然而并未检测到 KCNJ2 基因本身的突变。在韩国人群中，单核苷酸多态性（SNP；r312691）的基因型和等位基因频率与 TPP 有显著的相关性[111]。

虽然 TPP 和 FHPP 有相似的临床表现，但除了 FHPP 是常染色体显性遗传疾病这一事实外，两者并没有共同的遗传背景。两者主要的区别似乎在于种族方面：FHPP 通常影响白种人，而 TPP 主要发生于东亚男性[42]。FHPP 是由编码 L 型 α1 钙通道亚基（Ca$_v$1.1；CACN1AS）的突变导致的骨骼肌离子通道缺陷。这些突变在巴西和中国 TPP 患者中并不常见[5, 112, 113]，目前仅报道了 2 例。在 1 例巴西 TPP 患者身上，发现了编码电压门控钾通道的 $K_v3.4$ 基因（KCNE3）的突变[114]。据报道，一个电压门控钠通道 $Na_v1.4$（SCN4A）的突变发生在一个具有 TPP 的白种人家族中[115]。这些病例究竟是真正的遗传重叠还是随机的基因变异尚不清楚，在对 251 例受 TPP 影响的亚洲人进行的四项研究中，没有发现类似的突变[5, 113, 116, 117]。然而，有研究表明，在 FHPP 和 TPP 患者中，胰岛素都能够降低 Kir 通道的传导性，这表明胰岛素调节具有相似性[102]。

因此，目前的知识表明，TPP 是由多种遗传易感性、甲状腺功能亢进、各种类型的过量饮食，以及其他未知的刺激因素引起的。TPP 的诊断仍主要基于临床表现，存在低钾血症，表现为甲状腺功能亢进，血清 T_4、游离 T_3 升高，TSH 受抑制[17]。

七、急性期治疗

Correa 等更新了甲状腺毒性低血钾性周期性麻痹的治疗指南，他们鼓励早期应用 β 肾上腺素能受体拮抗药，而钾离子的补充则居于次要位置，因为 β 肾上腺素能受体拮抗药可以治疗导致周期性麻痹的潜在的疾病[118]。普萘洛尔是非选择性 β 肾上腺素能受体拮抗药，用于阻断 TPP 发病机制中的高肾上腺素活性[119]。选择使用非选择性 β 肾上腺素能受体拮抗药的合理之处在于，选择性 $β_1$ 肾上腺素能受体拮抗药难以抑制 $β_2$ 肾上腺素能受体介导的肾上腺素低钾效应[120]。普萘洛尔应作为初始的单独治疗，口服剂量为 3.0mg/kg。若不能耐受口服给药，可用每 10min 静脉滴注 1.0mg，最多可给予 3 剂。目前推荐的治疗目标集中在预防反跳性高血钾。如果补钾，剂量应控制在每 2 小时 5mEq（1.95g）口服，最多不超过 90mEq（3.52g）[121]。应在给药 3h 内检测患者电解质，之后也应密切监测，以避免出现高钾血症[122]。当氯化钾（KCl）补充无效时，普萘洛尔静脉

注射（每 10 分钟 1.0mg，共 3 次剂量）在治疗 TPP 发作方面是有效的[52, 123]。Falhammar 等总结了密切监测的必要性[1]。当给予高剂量钾（血钾＞10mmol/L）时，可能出现致死性心律失常[124]。以 10mmol/h 的速度静脉输注 KCl 时，59%～70% 的患者出现＞5.0mmol/L 的反跳性高钾血症[56, 125]。当静脉输注 KCl 不超过 50mmol 时，很少出现高钾血症[125]。对于大多数 TPP 患者来说，这种低剂量的 KCl 补充已经足够，同时可避免严重的高钾血症[125]。有报道称，同时静脉注射 KCl 和葡萄糖会导致死亡[126]。由于葡萄糖输注会进一步加重低钾血症，因而首选是生理盐水。

反常性低钾血症，定义是严重低钾血症时补充钾离子，血清钾水平的反常下降，最初在 TPP 患者人群中被报道。与无反常性低钾血症的 TPP 患者相比，这些患者血清游离甲状腺素浓度升高、心率加快和收缩压升高，但两者发病时间、年龄、BMI 和初始钾浓度相似。据推测，1/4 的患者有上述情况。该现象的量化为，在静脉注射 KCl 期间，血钾下降＞0.1mmol/L。这些患者需要 2 倍以上的恢复时间，且他们的钾输注可能导致更严重的高钾血症[56]。仅补充钾作为预防进一步发作的方法是无效的，因此建议应予以避免[42]。尽管麻痹症状迅速好转，却仍出现了反跳性高钾血症伴心律失常[52, 123]。

口服普萘洛尔（40mg，一天 4 次）也可以通过抑制 Na^+/K^+ ATP 酶的活性防止复发[119]。然而，普萘洛尔必须谨慎使用，特别是静脉注射和（或）在发生心脏传导阻滞的患者，以避免发生严重的心动过缓、完全性心脏传导阻滞和心力衰竭等不良反应。在甲状腺危象的患者中口服和静脉给药普萘洛尔均与心血管衰竭相关。在紧急情况下，更安全的替代方法可以使用超短效 β 肾上腺素能受体拮抗药，如静脉注射艾司洛尔[127]。如果出现甲状腺危象，甲巯咪唑或丙基硫脲与类固醇也应在先于碘治疗至少 1h 前

使用[118]。

虽然一些人主张将普萘洛尔作为 TPP 患者在急诊科的一线治疗[43, 128]。但也有人认为在作为确切治疗方法前还需要进一步的研究[7, 42, 125]。使用普萘洛尔有益之处在于非选择性 β 肾上腺素能受体拮抗药，同时缓解儿茶酚胺和 β_2 肾上腺素能受体介导的胰岛素释放的生理反应。这对 Na^+/K^+ ATP 酶起到了抑制作用，从而迅速恢复血钾水平。它还能减少 T_4 向 T_3 的转化，减轻相关症状[118]。而普萘洛尔是否应与低剂量 KCl 联合使用也是一个未解决的问题。

八、确切疗法

根治性甲状腺功能亢进的治疗是主要的治疗，因为除了极少数例外 TPP 不会在甲状腺功能正常情况下复发。在 Graves 病、毒性结节性甲状腺肿和单发毒性甲状腺腺瘤中，常使用抗甲状腺药物，直到可以使用放射性碘或手术进行根治性治疗。如果给予放射性碘治疗，应使用消融剂量，以减少复发的风险。患者应避免已知的 TPP 诱发因素，其中包括大量摄入碳水化合物、高盐饮食、饮酒和过度运动，直到甲状腺毒症的状况得到控制[88]。还应建议患者继续使用普萘洛尔，直到甲状腺功能恢复正常[7, 42]。考虑到停用抗甲状腺药物后 Graves 病复发的高风险，仅使用抗甲状腺药物治疗 Graves 病 12～18 个月并不是首选[129]。在一项研究中，仅接受抗甲状腺药物和 β 肾上腺素能受体拮抗药治疗的 TPP 患者中有 56% 在 7 个月内再次发作，这很可能是由于药物剂量不足和（或）不依从性所致[9]。根据 ATA 指南，固定剂量和根据甲状腺质量而调整的剂量均可用

于甲状腺功能亢进症，同时联合放射性碘治疗，目的是达到甲状腺功能减退的状态[130, 131]。在中国，通常推荐只根据甲状腺质量计算后的放射性碘剂量而达到正常甲状腺状态[132, 133]。

九、麻醉的注意事项

如果可能，应推迟手术，直到患者甲状腺功能正常。在紧急情况下进行手术时，甲状腺毒症合并 TPP 的患者术前和术中应给予普萘洛尔，低钾血症时应给予氯化钾。目前认为，局部阻滞麻醉和全身麻醉都可安全地进行，无须特殊的诱导方法。应避免使用含葡萄糖的作为静脉注射溶液，因为胰岛素释放会刺激 Na^+/K^+ ATP 酶的活性，从而加速或加重疾病的发作[134]。

十、总结

据报道，日本的 TPP 发病率有所下降。然而，它在西方国家变得越来越普遍，不仅是因为人口迁移，也因为人们对这一状况的认识提高了。许多患者在急诊科没有得到正确的诊断，因为甲状腺功能结果的延迟，而且在控制血钾方面可能存在延误。迅速识别和治疗 TPP 对于降低发病率和预防死亡至关重要。紧急治疗包括氯化钾和（或）普萘洛尔；然而，根治性的治疗是控制和治愈甲状腺功能亢进症。目前对 TPP 的病理生理学和分子方面已经取得了新的见解。目前的观点是 TPP 是遗传易感性、甲状腺毒症、饮食和其他各种因素综合作用的结果。除了已知的因素外，对其潜在的机制仍不完全了解，需进一步的研究。

第二篇　甲状腺术后急症

Postoperative Thyroid Surgical Emergencies

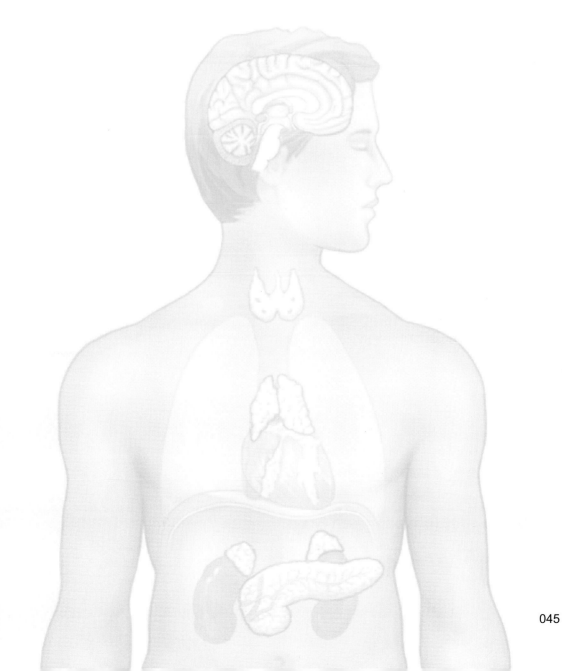

第7章　喉返神经麻痹或损伤的治疗

Recurrent Laryngeal Nerve Paralysis-Management of Recurrent Laryngeal Nerve Injuries

Yasuhiro Ito　Akira Miyauchi　Hiroo Masuoka　著

周安悦　译

一、概述

声带麻痹（vocal cord paralysis，VCP）是甲状腺手术最要重视的并发症之一，因为VCP引起的声音嘶哑、发声时间缩短和误吸显著降低了患者的生活质量（quality of life，QOL）。即使喉返神经（recurrent laryngeal nerve，RLN）在解剖学上没有风险的情况下，也会偶尔发生不明原因的VCP。在这种情况下，VCP可能是暂时的并在几个月内恢复。相反地，如果喉返神经因癌侵犯或意外而被手术切除，VCP将持续存在。预防患者生活质量恶化有以下重要的两点：一是尽量避免喉返神经的损伤，二是喉返神经切除后适当的重建。

由于肿瘤侵犯而导致的术前VCP患者，喉返神经不能保留。然而，如果患者术前声带功能正常，外科医生应尽量保留喉返神经。为了进行适当的手术治疗，必须准确地识别两侧肿瘤外侵部位的四周和中央的喉返神经。当手术切除部分喉返神经时，外科医生应重建神经，而不会导致患者生活质量恶化。在本章节中，我们将描述甲状腺癌侵犯喉返神经的术中处理方法。

二、甲状腺癌侵犯喉返神经的术中处理

（一）刮除法和部分层次剥离法

即使是术前声带功能正常的分化型甲状腺癌患者，在甲状腺手术过程中也可能发现喉返神经受到肿瘤的侵犯。在这种情况下，可以通过从肿瘤下刮除来保留返神经。Nishida等报道，行此手术保留喉返神经的患者很少出现局部复发[1]。这与我们的经验相一致。广泛剥离后，保留的神经可能变得比原来的大小更细。如果保留的神经的厚度小于其原始大小的1/2，我们将这种手术技术称为"部分层切除术"（图7-1）[2]。Kihara等回顾了18例接受此手术的患者术后声带功能。其中2例声带功能正常，13例为短暂性声带麻痹，后期声带功能完全恢复，其余3例为永久性声带麻痹，表明18例患者中15例（83%）术后声带功能正常[2]。切除的RLN正常部分的组织学检查显示78%～82%的神经横截面由神经周围结缔组织组成[2]。这种解剖结构解释了返神经部分层切除后出色的效果。即使术后保留的神经比原来的尺寸更薄，为了保护术前声带功能正常的患者维持其神经和声带功能，仍值得尝试部分层次剥离法。

（二）喉返神经部分切除后重建

1. 概述和机制　当单侧喉返神经被切除时，会引起同侧声带麻痹和萎缩，通常固定在正中位置。症状包括声音嘶哑、发音和吸气短促，以及患者生活质量下降。气短可引起肺炎，甚至危及生命，尤其是老年患者。

Kuma医院Akira Miyauchi的个人研究系列（表7-1），其中包括了在1998—2008年接受初

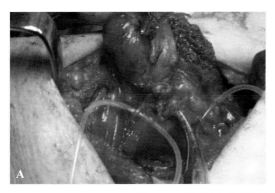 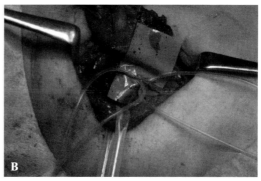

▲ 图 7-1　喉返神经部分层切除术（此图彩色版本见书末）

A. 肿瘤侵犯喉返神经；B. 由于广泛切除，喉返神经变得比原来的厚度薄很多

表 7-1　1998—2008 年 Miyauchi 系列资料原发性甲状腺癌病例中需要切除喉返神经的患者［例（%）］

	术前声带麻痹		总　数
	无	有	
患者数	690（95.7）	31（4.3）	721（100.0）
喉返神经切除患者数	16（2.2）	30（4.2）	46（6.4）

始手术的 721 例甲状腺癌患者中，31 例（4.3%）在术前发生了声带麻痹。其中 30 例患者在甲状腺手术中需要部分切除被肿瘤侵犯的喉返神经。另有 690 例患者术前纤维镜检查无声带麻痹。但其中 16 例（2.2%）在手术时因肿瘤侵犯需要切除喉返神经。该系列研究中共有 47 例患者需要切除喉返神经，占研究的 6.4%。

直接吻合喉返神经横断面已经有 100 多年的历史了。第一批研究报告表明吻合术一侧的声带在修复后恢复了活动。然而其他研究团队澄清说，吻合术后声带并未恢复运动。因此，喉返神经横断面直接吻合术被遗弃多年。1982 年，Ezaki 等对 7 例患者切除的喉返神经进行了端 - 端直接吻合术，结果显示，即使术后患者声带仍固定在中间位置，他们的声音也能明显地恢复[3]。他们对此解释如下：喉返神经包括内收和外展神经纤维，并且没有空间分隔（图 7-2）。即使在显微镜下进行吻合，也无法精确吻合所有的神经纤维，导致神经纤维间的错误定向再生。因此，在吸气和发声时，内收肌和

外展肌同时收缩。喉返神经中内收神经纤维的数量是外展神经纤维的 3 倍，并且在喉部，内收肌比外展肌强得多。因此，在吸气和发声时，神经吻合侧的声带固定在正中位置。这种现象更准确地表达为内收肌和外展肌的联合运动，而非麻痹。由于其内在肌肉的再神经支配，声带在发声时恢复张力，从而改善发声。

2. 重建喉返神经的几种手术方法　对于喉返神经的重建，可以采用 4 种手术方式，即直接吻合（direct anastomosis，DA）、游离神经移植（free nerve grafting，FNG）、颈襻 - 喉返神经吻合（ansa cervicalis-RLN anastomosis，ARA）和迷走神经 - 喉返神经吻合（vagus-RLN anastomosis，VRA）（图 7-3）。

直接吻合只是简单地吻合切除的喉返神经的切端，其适应证有限。神经缺损的长度必须很短，实际上，这种技术主要用于喉返神经的术中意外横断。如果缺损较长，则需要用游离神经移植填充缺损，以减少吻合口的张力。神经移植物可取自锁骨上皮神经、颈经神经、耳

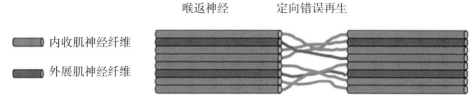

内收肌神经纤维

外展肌神经纤维

喉返神经　　　　　定向错误再生

喉返神经

内收神经纤维：外展神经纤维 =3：1

喉

内收肌＞＞外展肌

▲ 图 7-2　喉返神经的错误定向再生

喉返神经包含内收神经纤维和外展神经纤维，喉返神经内的神经纤维间没有特殊分离。吻合后，神经纤维以混合方式再生

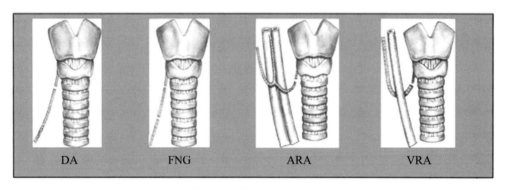

DA　　　　FNG　　　　ARA　　　　VRA

▲ 图 7-3　喉返神经重建方法

分别为直接吻合（DA）、游离神经移植（FNG）、颈襻 – 喉返神经吻合（ARA）、迷走神经 – 喉返神经吻合（VRA）

神经或颈襻，运动神经或感觉神经均可。然而，这种方法需要 2 次吻合操作，如果缺损延伸到纵隔，纵隔侧的吻合在技术上是困难的，甚至是不可能的。

罕见的少数病例采用了迷走神经 – 喉返神经吻合术，切除喉返神经及其同侧迷走神经。将迷走神经中央部断端与喉返神经外周部断端吻合。这些患者术后发音功能可恢复部分。一些外科医生使用不同的迷走神经 – 喉返神经吻合手术方式，其中包括纵向分裂迷走神经，横切其内侧部分，并将其中央部分的切割端与切除的喉返神经外围部分的切割端吻合。结果也表明患者术后发音有一定恢复。但由于后一种手术方式可能会导致迷走神经麻痹，因此不推荐使用。

颈襻 – 喉返神经吻合的手术方式为：将颈动脉襻横切，其中央部分断端与被切除的喉返神经外周部分断端吻合。1990 年，Akira Miyauchi 根据自己的想法设计了颈襻 – 喉返神经吻合术式，并在 1994 年[4] 和 1998 年[5] 发表了实践的手稿。然而，RL Crumley 博士早在 1986 年就已报道了这项手术技术[6]。颈动脉襻是一种运动神经，其在颈内静脉前形成环，并分支支配胸骨甲状腺、胸骨舌骨和舌骨肌。颈襻 – 喉返神经吻合与直接吻合两者的预后结果没有区别。但颈襻 – 喉返神经吻合只需要 1 次吻合术，并且可以在靠近喉部易操作的位置进行。该式的优点是颈襻 – 喉返神经吻合术后神经再生和声音恢复所需的时间比游离神经移植短。由于这些原因，颈襻 – 喉返神经吻合是 Kuma 医院最常采用的神经重建手术。同侧颈襻不可用时，可用对侧颈襻重建[7]。在气管与食管之间插入 1 根吸引管，将对侧颈襻吸入该吸引管，将其移至缺损侧进行吻合。

甲状腺癌常部分或完全侵犯 Berry 韧带附近的喉返神经，这使得保留或重建喉返神经的解剖成为问题，因为在这种情况下只能找到侵入中心的喉返神经部分。Miyauchi 等设计了喉返神经外周部分的"喉入路"，沿着甲状软骨外侧缘划分咽下缩肌并识别甲状软骨后面的神经[8]（图 7-4）。他们在 10 例患者的肿瘤切除前和 3 例患者的肿瘤切除后进行了该手术。在前一组中，3 例术前无 VCP 的患者通过彻底剥离保留了喉返神经，并在术后恢复了神经功能。其余 7 例患者（其中 5 例术前有 VCP）需要神经重建，确认了外周喉返神经后，该操作并不难。相比之下，在 3 例肿瘤切除术后接受手术

的患者中，有 1 例患者因无法找到喉返神经外周部残端而不能进行神经重建。因此，他们得出结论，对于在 Berry 韧带处或周围侵犯喉返神经的甲状腺癌，解剖喉返神经之前的喉部入路有助于保存，如果喉返神经被肿瘤侵犯，则可以实施神经重建。

当甲状腺癌侵犯 Berry 韧带或附近的气管时，需要切除气管进行根治性手术，喉返神经有损伤的风险。邻近喉返神经的存在会明显干扰气管手术，如气管切除和修复。Miyauchi 等提出了喉返神经的"侧移"[9]。他们沿甲状软骨外侧缘切开咽下缩肌，寻找外周喉返神经，并在进行气管手术前横向移动喉返神经。11 例患者中有 8 例患者（包括 2 例术前喉返神经麻痹）的喉返神经可以保留并保持侧移，其余 3 例患者的喉返神经外周残端侧移后被切除，使用颈襻重建喉返神经[9]。所有患者均安全完成气管手术。因此，当患者接受气管手术以处理侵入 Berry 韧带处或附近的病变时，该术式被证明可

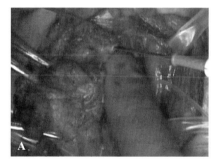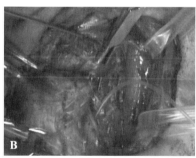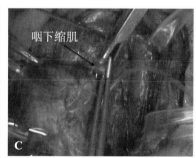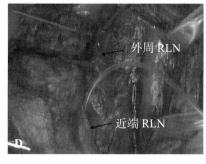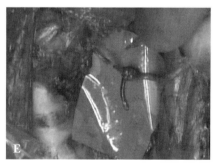

▲ 图 7-4　喉入路（此图彩色版本见书末）

A. 使用电烙术在甲状软骨外侧边缘的咽下缩肌上标记一个孔；B. 沿甲状软骨外缘分离咽下缩肌；C. 用一对双极凝血器沿甲状腺软骨的外侧边缘切割咽下缩肌；D. 喉返神经外周部定位在甲状软骨后面；E. 在甲状软骨后面发现 RLN 的远端部分并进行颈襻 – 喉返神经吻合

用于保留喉返神经。

1984—2007 年，Miyauchi 在 Kuma 医院或香川医科大学医院对 88 例甲状腺癌患者［16 例男性和 72 例女性，平均年龄 55.6 岁（范围：18—78 岁）］进行了甲状腺术中喉返神经重建。51 例（58%）患者术前有 VCP。7 例患者因癌症复发行二次手术时重建了喉返神经。其余 81 例患者在首次手术时进行了喉返神经重建。在此研究中，颈襻 - 喉返神经吻合是最常见的术式（65 例，占比 74%）。如前所述，直接吻合和游离神经移植的适应证有限，因此分别仅在 7 例和 14 例患者中实施。如前提及的，只有 2 例患者进行了迷走神经 - 喉返神经吻合式。在 65 例接受颈襻 - 喉返神经吻合手术的患者中，31 例（48%）在甲状软骨后进行吻合，8 例采用对侧颈襻吻合。51 例患者使用了 2.5 倍手术放大镜，10 例患者行显微镜下手术，其余 27 例患者未使用放大镜。吻合缝线尺寸在 6-0 到 9-0 之间，8-0 常作为标准。作者通常用显微外科器械缝合 3 针，进行端 - 端的神经吻合。

三、喉返神经重建效果的评价

我们常规行纤维喉镜检查喉返神经重建后患者的声带情况。但由于重建侧的声带在重建后无法恢复正常运动，因此这项检查不适合评估声带功能。用于评估喉部重建后功能的方法有几种，其中最简单、最实用的是定期测量最

大发声时间（maximum phonation time，MPT）。在行喉返神经重建的患者中，连续测量显示通常在术后 3 个月左右 MPT 突然增加。我们记录术后 1 年的 MPT 以评估发音恢复情况[10]。

尽管 VCP 患者的 MPT 比健康者短很多，但无论性别，行 RLN 重建的患者 MPT 均接近正常。如表 7-2 所示，在健康受试者和 VCP 患者中，男性的 MPT 远长于女性。为了调整这种差异，我们将 MPT 除以肺活量（s/L），将其定义为"发音效能指数"（phonation efficacy index，PEI）[10]。PEI 通过将单位呼出气量转换为一定长度的发音来显示声带功能（表 7-3）。VCP 患者的 PEI 明显小于健康受试者，而行喉返神经重建的患者术后 1 年的 PEI 值接近正常。这种测量方法适用于不考虑性别时评估声带功能。我们分析了各种因素，如手术时年龄、术前是否存在 VCP、喉返神经重建方式、放大镜的使用、缝合线尺寸等是否与 PEI 相关，发现这些因素均未显著影响术后 1 年的 PEI。这些事实表明，无论声带功能、性别、年龄如何、术中使用何种尺寸的缝合线、是否使用放大镜，喉返神经重建后患者的声带功能都可恢复到接近正常的水平。

Yoshioka 等评估了 228 例行喉返神经切除和重建的患者，发现以下因素均未显著影响发音的恢复，其中包括年龄、术前 VCP 与否、重建方法、远端吻合部位、放大镜的使用、缝线

表 7-2　健康受试者、声带麻痹患者和接受喉返神经重建患者的最大发声时间

性　别	项　目	健康受试者	声带麻痹患者	喉返神经重建术后患者
男性	患者数（例）	8	9	16
	最大发声时间（s）	28.6±10.8	10.1±4.3	20.9±11.7
女性	患者数（例）	26	18	72
	最大发声时间（s）	16.7±5.1	6.3±2.9	18.8±6.6

数值以均值 ± 标准差表示

尺寸和外科医生的经验。在这些患者中，仅有 24 例（10.5%）患者术后 1 年 MPT＜9s，但这与以上因素无关[11]。因此，该技术在喉返神经切除的病例中必不可缺，所有的甲状腺外科医生都应该熟悉这些重建技术，并在必要时尝试喉返神经重建。

表 7–3　健康受试者、声带麻痹患者和接受喉返神经重建患者的发音效率指数

性　别	项　目	健康受试者	声带麻痹患者	喉返神经重建术后患者
男性	患者数（例）	8	9	16
	发音效率指数（s/L）	6.79±2.52	3.24±1.49	5.53±2.72
女性	患者数（例）	26	18	72
	发音效率指数（s/L）	6.73±2.04	3.29±1.48	7.59±2.82

数值以均值 ± 标准差表示

第 8 章　甲状腺术后急症：气管和食管损伤的处理

Post-Thyroidectomy Emergencies: Management of Tracheal and Esophageal Injuries

Gustavo Romero-Velez　Randall P. Owen　著

曹家兴　译

一、概述

受各种良恶性疾病的影响，甲状腺疾病通常需行手术治疗。美国每年约进行 150 000 例甲状腺切除术。与年手术量少于 3 台的医生相比，这种普通手术很少出现并发症，并且死亡率较低，尤其是经验丰富的外科医生进行手术[1, 2]。然而，甲状腺切除术中对食管或气管的损伤可能会造成严重的后果，甚至死亡。

甲状腺手术技术的进步，使得这项手术更加安全。与 1850 年死亡率 40% 相比，现今接近 0%。虽然甲状腺切除术后死亡是一个罕见的事件，但它仍然可能发生。在一项包含 26 个不同中心的 30 495 例甲状腺切除术的研究中，Gomez Ramirez 发现共有 20 例死亡病例[3]。其中大多数归因于气道并发症，如气管损伤和颈部血肿导致的呼吸功能受损。继发于食管损伤的败血症也被发现是该队列研究中 1 例患者的死亡原因。值得一提的是，这一系列死亡病例中有 50% 患者伴有胸骨后甲状腺肿。

甲状腺切除术后并发症的发生率也很低，总体并发症发生率在 3%～5%。常见的并发症包括伤口感染（0.02%～0.5%）、血肿（0.3%～4.3%）、一过性喉返神经麻痹（1%～2%）、永久性喉返神经麻痹（<1%）、一过性甲状旁腺功能减退（1.6%～50%）、永久性甲状旁腺功能减退（0%～13%）和乳糜漏（<1%）[4]。

除此之外，还可能发生气管和食管损伤；然而，由于发病率很低，文献中只存在于少数个案报告和病例系列可以用来帮助我们理解、诊断和治疗这些问题。大多数报告认为，这种并发症非常罕见，以至于外科医生在其整个职业生涯中最多会遇到 1 例。尽管如此，了解这些并发症，以及其诊断和治疗也极其重要。

二、气管

（一）解剖

了解气管的解剖非常重要，以便于更好地理解甲状腺术中气管损伤的病理生理学基础。

气管是一种管状结构，将外界空气与肺实质连接起来。它的平均长度为 11.8cm，从环状软骨开始，到隆突结束。在其形成过程中，它由 18～22 个 D 形的气管软骨环组成，前方 C 形软骨和后膜壁[5]。气管后部与食管关系密切，由气管肌将其分隔。

甲状腺外科医生应密切关注气管解剖的 3 个毗邻关系，因为这些因素在气管损伤中起着重要作用。第一个因素是众所周知的气管与甲状腺的毗邻关系。甲状腺峡部穿行在第 2～3 气管环的前方。这种紧密的解剖关系使得气管在解剖过程中容易受到直接损伤，同时也容易受到需要整体切除的甲状腺肿瘤的侵袭。

伴随气管和甲状腺紧密相邻，两者还有共同的血管供应。两种器官均由甲状腺下动脉供应。气管营养血管的损伤可能导致气管缺血，并伴随穿孔的发生。起源于甲状腺下动脉近端的气管分支从侧面供应气管壁，形成与对侧吻合的上、下分支。鉴于这种血管结构，超过1～2cm 的气管环切极易导致缺血[5]。

气管解剖结构中最后一个值得一提的因素是其易损的气管壁，平均厚度为 3mm。为了甲状腺手术的安全性并防止不必要的损伤，了解这些解剖情况和毗邻关系至关重要。

（二）发生率及相关危险因素

甲状腺切除术中气管损伤的真实发生率尚无定论。Gosnell 等的一项研究发现，在同一机构 45 年间进行的 11 917 例甲状腺切除术中，共有 7 例损伤，发生率为 0.06%[6]。在 2018 年由 Tartaglia 等进行广泛的文献回顾发现，仅报告了 16 例气管损伤的患者[4]。一些作者认为，虽然这是一种罕见的并发症，但可能存在报道被低估。

如前文所述，气管损伤的报告主要来自个案报告和病例报告。其发生的危险因素已有推论。归因于气管壁的因素有：毒性甲状腺肿导致气管长期受压，随着时间的推移可能导致气管软化[7]；女性的气管壁更为薄弱；多发性结节性甲状腺肿会导致严重的纤维化，使解剖平面更加难以分离。当解剖 Berry 韧带时，过度牵拉腺体会导致气管变形，使后外侧表面受到损伤[6]。事实上，过度牵拉和旋转甲状腺时，外科医生会对解剖结构产生困惑。气管的膜状部分可能暴露并牵拉至术者方向，如果外科医生未能识别，很容易穿透该膜。

与气管血供改变相关的因素包括：①插管不当或插管时间过长；②袖带压力升高，妨碍充足的血液供应；③术中出血，增加使用可能导致热损伤的相关设备。血肿形成会导致气管压迫和血管供应减少。血肿继发感染或原发性深部手术部位感染也可能导致气管坏死和穿孔。

相关报道的促发因素是 Valsalva 动作导致

的胸膜腔内压急剧升高。这种假设是作用于已经减弱的气管壁而导致穿孔。一些作者建议患者术后几周内应避免剧烈活动，并适当控制咳嗽和打喷嚏。

（三）临床表现

气管损伤主要有两种表现：一种是术中偶然发现，另一种且更令人担忧的是在术后几天到几周出现的延迟表现。所有甲状腺切除术后出现皮下气肿的患者都应考虑气管破裂的可能，直至被排除。

恶性肿瘤侵犯气管的术前表现包括咳嗽、声音嘶哑、咯血和呼吸困难。纤维喉镜偶尔会发现气管侵犯，但通常需要通过薄层 CT 来确定是否侵犯。如果手术时仍不能确定是否有侵犯，则应在手术开始时进行支气管镜检查。作者（Owen）发现最好的方法是放置喉罩通气道（laryngeal mask airway，LMA），然后通过 LMA 插入纤维镜检查喉和气管壁。这适用于侵袭性小且气道广泛开放的肿瘤，而肿瘤已广泛穿透气管并导致进气道阻塞的肿瘤，应在肿瘤下方进行清醒情况下气管切开术，或者如果出现由于肿瘤的广泛性，不能进行气管切开术的情况，应考虑体外循环。

分化良好的甲状腺癌很少侵犯其他组织；然而，当这种情况发生时，手术治疗是完整切除受影响的部分，或者是"刮除"肿瘤，但可能留下显微镜下阳性的边缘，这是仍有争议的。一般来说，如果没有残留大块病灶，也没有穿透气管，刮除肿瘤的选择是可以接受的。在联合切除气管的情况下，如果不涉及 6 个气管环，可以尝试进行一期重建。在其他情况下，可能需要皮瓣重建或永久性气管切开术[8]。

切除大块肿瘤会增加术中损伤的风险。与气管损伤相关的术中发现包括通气系统持续性泄漏、手术野存在气泡，甚至是暴露的气管插管。根据 Gosnell 等的说法，最常见的损伤部位是后外侧气管表面，这可能是在解剖 Berry 韧带过程中过度牵引的结果[6]。这些损伤可能在手术解剖过程中被发现，或者可能在手术结束时进行漏气测试时被识别出来。考虑到这种可能性，建议在手术结束时用无菌生理盐水覆盖手术部位，并要求麻醉师进行 Valsalva 动作，以行漏气测试。

气管损伤的延迟表现可能发生在最初手术后数天甚至数周。这种损伤并不太常见，但考虑到其对气道的潜在危害，它可能是致命的。这些患者通常表现为呼吸困难、声音嘶哑、继发于皮下气肿的面部和颈部肿胀以及伤口感染。在症状出现之前，患者可能存在咳嗽或打喷嚏的情况。一旦遇到这种情况，应注意潜在的伴随并发症，其中包括喉返神经损伤。

（四）诊断及初步治疗

接诊这类患者的医生应该对迟发性症状保持高度警惕。鉴别诊断包括食管损伤、气胸和坏死性软组织感染。首要任务是按照创伤的气道、呼吸和循环（airway，breathing，and circulation，ABC）的原则稳定患者的基本生命体征。医师应时刻准备进行紧急行气管切开或者纤维支气管镜引导下建立管内通道。在气管插管的情况下，袖带应位于损伤的远端。这一原则在术中发现受损，以保持适当的通气也很重要。

一旦患者情况稳定下来，尤其是安全气道的建立，应进行胸部 X 线检查以排除气胸。这项检查不会直接显示气管损伤，但会出现继发性体征，如皮下气肿。胸部和颈部的静脉造影增强 CT 可以确定该损伤的存在。普通 CT 不能排除诊断，因为在邻近组织水肿、分泌物或出血的情况下可以出现假阴性[9]。也可进行支气管镜检查（或前文所述的气管镜检查）以评估损伤。如果同时发生败血症，应立即使用广谱抗生素。

（五）保守治疗

术中遇到的气管损伤应予以修复，下面将讨论手术修复方式。对于迟发症状的患者，一旦做出诊断，其症状尤其是呼吸状态将决定下一步的治疗。尽管文献中报道的大多数患者都接受了手术修复，但仍有少数成功的非手术治疗案例被报道[10-14]。Conzo 等首次报道了甲状腺切除术后小气管穿孔（1.5mm）的非手术治疗[10]。Davies 等紧接着介绍了一个案例，其中"针孔"大小的损伤得到了妥善的治疗，并取得了良好的结果[11]。Benson 等还描述了在支气管镜检查中发现的针孔大小损伤（1mm）；他的小组通过床边探查和 Penrose 引流管治疗皮下气肿，几天后便将其取出[12]。Gonzalez Sanchez 通过静脉注射抗生素和床边伤口探查，使得气管瘘在保守治疗后闭合[13]。在所有这些病例中，患者皮下气肿症状轻微，无呼吸窘迫症状，血流动力学稳定。

Mazeh 等在他们的案例中也尝试了非手术治疗[14]。鉴于症状在就诊 4 天后恶化，他们进行了手术治疗，发现有 2.5cm 的线性撕裂缺损。这 5 个病例表明，对于小缺损（＜1cm）的稳定患者进行非手术治疗是合理的[15]。

在讨论甲状腺切除术中气管损伤的手术治疗之前，值得一提的是，一些作者已经尝试了一种微创方法。一位作者建议在气管内使用覆膜支架[16]。Han 等报道了这种新方法，在一个机构中，2 例患者在甲状腺切除术后出现了气管穿孔。在这 2 个病例中，诊断均经支气管镜证实，并在透视引导下放置了一个 20mm×60mm 的覆膜支架（Sewon Medical Co.，首尔，韩国）。在 31 个月和 35 个月的随访中，他们没有穿孔复发的情况。

（六）手术治疗

对于出现心肺功能不稳定、大面积气胸、大范围纵隔气肿、增大或有症状的皮下气肿和（或）气管偏离的患者，应考虑紧急外科治疗[11]。如前所述，在初始治疗期间，应优先确保气道安全，并根据创伤原则进行治疗，治疗任何干扰心肺稳定的情况（如心脏压塞和张力性气胸）。

常见的术中发现为气管坏死和较大的缺损，通常＞1cm。大多数病变位于气管的后外侧，但也有报道称前表面有损伤。当发现坏死时，有必要对气管进行清创直至健康组织。清创后，缺损面的大小将决定修复类型[17-22]。文献中报道了不同的方法，其中包括可吸收缝线一期修复、纤维蛋白凝血酶补片强化的一期修复、肌瓣加固的一期修复（带状肌或胸锁乳突肌）、气管环切吻合术或气管造口术，修复术后是否放置引流管是有争议的：没有证据表明两者的优劣，而且鉴于这些病例的罕见性，我们不太可能对两种方法进行比较和研究[4,6]。

手术探查时常发现合并感染。目前尚不清楚是感染导致的坏死和穿孔，还是穿孔导致继发定植和感染。感染相关的研究在培养物中发现了葡萄球菌和链球菌。在这些情况下，应立即开始使用广谱抗生素，然后根据培养物选择特异性治疗。1 例病例报告了真空辅助闭合疗法（vacuum-assisted closure，VAC）成功治疗大型感染性气管缺损[23]。

（七）总结

甲状腺切除术后气管损伤是一种罕见的并发症。它可在术中或术后数周发生。针对该并发症有多种外科手术治疗方式。对于迟发症状的患者，需要高度怀疑迟发性气管损伤，而皮下气肿是进一步诊断的重要提示症状。心肺功能稳定性将指引整个治疗。

三、食管

（一）解剖

正如上文气管损伤所述，食管的解剖知识

至关重要，并且有助于理解甲状腺切除术中损伤的机制。

食管是一个肌肉空腔器官，起始于第 6 颈椎水平的咽部。在其走行过程中，穿过三个解剖分区：颈部、胸部和腹部。各段食管毗邻组织不尽相同。在颈部，食管位于喉部和气管的左后方。颈段食管的后缘由椎前颈筋膜覆盖为标志[24]。尽管食管并不与甲状腺直接相邻，但有极少数巨大或侵袭性肿瘤有时会穿透食管。

与其他胃肠器官不同，食管缺少浆膜层。其结构由三层组成：黏膜、黏膜下层和肌层。食管修复的解剖学因素在于黏膜下层是其最坚固的，缺乏浆膜层可能使修复面临挑战[24]。就肌层而言，颈部食管由骨骼肌组成，而下部食管由平滑肌组成。

由于食管经过 3 个不同的解剖区域的漫长走行，其血液供应来自各个层面的不同分支。颈段食管由甲状腺下动脉供血。胸段食管和腹段食管分别由胸主动脉和胃左动脉的分支供应。正如在气管损伤中所描述的那样，甲状腺下动脉的近端结扎易导致缺血和穿孔。颈部静脉回流经甲状腺下静脉回流，与动脉走行相吻合；然而，食管还有广泛的黏膜下静脉丛。

（二）发病率和危险因素

甲状腺切除术中的食管损伤甚至比气管损伤更为罕见，文献中仅有少数病例报道[10,25-28]。目前没有相关研究报道此类并发症的发生率。与甲状腺切除术无关的食管穿孔发生率也很低，每年只有 3.1/1 000 000[29]。基于 Gomez-Ramirez[3] 的研究，甲状腺切除术中食管穿孔发生率不到 0.0001%。然而，据报道，食管穿孔的死亡率高达 29%[25]。

现有病例报告中确定的风险因素包括再次手术、插管困难和应用喉罩[10,25]。即使在非甲状腺手术中，在插管困难或鼻胃管放置期间也可能发生食管穿孔。外科医生普遍认为，在曾经手术的范围内再次手术更加困难；在甲状腺全切术中，外科医生应格外小心，因为正常组织解剖平面将受到过度纤维化和瘢痕组织的干扰。

甲状腺未分化癌的患者通常表现为甲状腺快速增长的不规则肿块，常伴有气道损害和吞咽困难的症状。FNA 活检有助于提示诊断，但通常需要使用空芯针活检或开放手术活检进行明确诊断。对于其他类型的甲状腺癌，手术切除是主要治疗手段和治愈的最佳选择，但对于未分化甲状腺癌，情况并非如此。相反，积极的手术可能导致气管或食管穿孔。尤其是食管穿孔，在这种情况下通常永久不能闭合。因此，对于患有恶性程度高的肿瘤且寿命非常有限的患者积极手术治疗将增加食管瘘的发病率。这也可能有碍于患者接受放射治疗和（或）化疗，以及参与临床试验。因此，如果怀疑未分化甲状腺癌，应进行组织活检并关闭切口，直到确定病检结果并制订充分的治疗方案。

（三）临床表现

对于主诉为吞咽困难、将要进行甲状腺手术的患者，应怀疑食管侵犯的可能性。分化型甲状腺癌直接侵犯食管的比例在 1%～3.2%[28]。如果存在术前怀疑，诊断性检查应包括食管镜检查（包括或不包括超声内镜），以在进行甲状腺切除术之前排除食管受累。

术中可通过暴露食管黏膜或黏稠的唾液分泌物来鉴别食管损伤的诊断。甲状腺过度牵拉可能导致食管损伤。如果术中食管位置不确定或与甲状腺的解剖关系不确切，麻醉师可通过放置鼻胃管，以帮助触诊并定位食管的走行[25]。在担心损伤的情况下，也可以考虑进行术中食管镜检查[10]。

术后，患者可能出现伤口渗液、伤口感染或皮下气肿。如果手术区域留置引流装置，有时引流物为混浊液体，则应考虑食管损伤或淋巴漏的可能。据报道，其他症状可以包括呕吐、吞咽困难和呼吸困难。患者也可出现严重的脓毒血症；然而，与胸部和腹部穿孔相比，患者颈部食管穿孔的耐受性要好得多[25]。如果不能及时识别和治疗，颈部食管穿孔可发展为纵隔炎、颈部脓肿和颈动脉假性动脉瘤[27]。

（四）诊断和初步治疗

治疗延误与食管损伤的死亡率直接相关[30]。该疾病的自然进程可在 24～48h 内从周围组织的感染发展到脓毒血症甚至死亡[29]。由于食管损伤的死亡率与脓毒血症密切相关，晶体复苏和早期静脉注射广谱抗生素是初期治疗的关键。患者必须绝对禁食（nothing by mouth，NPO）。复苏的关键在于通过外科手术或微创技术控制原发感染灶。

抗生素的覆盖范围应包括需氧菌和厌氧菌。抗真菌治疗是有争议的。美国传染病协会不建议对社区获得性胃肠穿孔患者进行抗真菌治疗，但抗真菌药物在医院相关的感染和免疫功能低下的患者中作用显著[31]。Elsayed 等在一项包括 27 例食管穿孔患者的系列研究中发现，真菌培养阳性的患者预后最差，其中包括增加死亡率、住院时间和重症监护病房住院时间[32]。

食管穿孔可以在不同的影像学研究中看到。胸部和颈部的 X 线检查只能显示非特异性的表现，如皮下气肿、胸腔积液、纵隔气肿和气胸。世界急诊外科学会指南建议增强 CT 作为首选检查，其灵敏度为 92%～100%[30]。使用胃泌素或钡剂的食管造影也可以提供有价值的信息，尤其是判断穿孔是否得到控制。在影像学检查不确定的情况下，内镜检查可作为诊断工具。

（五）非手术治疗

一旦诊断明确并且患者生命体征稳定下来，外科医生必须评估患者是否需要再次手术，或者是否可以非手术方式处理损伤。必须比较两种方案的风险和好处；再次手术可能具有一定的挑战性，炎症可能导致术区结构混乱，从而增加进一步损伤的风险。然而，如果患者有脓毒血症或症状进展，则需行手术治疗。

那些疾病早期、穿孔局限、无全身症状或心血管不稳定迹象的患者可尝试保守治疗。这些患者应受到密切的监护（如入住 ICU）[29, 30]。如果在就诊时或随访期间缺乏这些保守指标，则需要考虑手术治疗。

做出这一决定的方法是使用匹兹堡（Pittsburgh）食管穿孔严重程度评分系统。该评分系统根据 10 个临床和影像学指标将患者分为低、中、高风险组[33]。只有低风险组患者才有可能接受非手术治疗。

非手术治疗类似于食管穿孔的早期治疗，其中包括绝对禁食、使用广谱抗生素和适当引流渗出液。如果在手术期间未放置引流管，则应在相关手术区域放置引流管。除了这些要素外，非手术治疗的基石是充分的营养支持。营养可以通过不同的途径提供，其中包括全肠外营养，或者通过鼻胃管或胃造口管。（然而，鼻胃管可以在手术时的直视下进行放置，但食管损伤患者不应进行非直视下的置管。）质子泵抑制药也应该同时应用[30]。

2 例甲状腺切除术导致食管损伤的病例报告描述了成功的非手术治疗[26, 27]。这 2 个病例在手术期间均放置了引流管，术后引流出混浊液体。引流管的引流提供了对瘘管评估的可能，避免了二次探查手术。在大多数甲状腺切除术中，引流管不是常规放置的，但如果担心食管损伤，则应考虑放置引流管。在瘘管得到控制的情况下，在选定的非手术治疗的病例中使用广谱抗生素和营养补充是一种选择。一旦引流减少，食管造影显示没有瘘管，便可拔除引流管。

（六）内镜治疗

如前所述，当 CT 诊断不确定时，可通过内镜检查评估食管穿孔。内镜评估应谨慎进行，因为它可能会加重损伤。一旦损伤确定，治疗方案已经在病例系列和回顾性研究中提供了。三种内镜治疗选择包括内镜夹、覆膜支架和内镜真空治疗。

内镜夹有两种不同的类型：经过内镜的夹子和内镜外夹子。前者用于较小的穿孔，通常＜10mm，而后者可覆盖最大 30mm 的区域[34]。内镜夹的总体成功率为 45%～95%。影响其成功的因素包括解剖位置、病程、损伤类型（穿孔、渗漏和瘘管），以及它们是用作主要治疗还是作为抢救治疗。将内镜夹作为急性穿孔的主要干预手段可获得最佳预后[35]。

覆膜支架可以覆盖损伤部位，使其愈合，防止管腔内容物持续污染管腔外组织。10%～37% 的病例中存在支架移位的潜在风险，需要再次进行手术取回[36]。与使用内镜夹的经验类似，结果也各不相同。失败的相关因素包括损伤＞6cm 和颈部食管损伤，因为该部位的支架通常不能很好地耐受[34]。Ozer 等报道了 1 例甲状腺切除术中食管损伤患者成功使用覆膜支架并结合手术探查和肌肉重建[25]。他们的患者没有支架并发症或不适。然而，使用近端食管支架的患者有时会出现疼痛和不适。

值得一提的是内镜下负压治疗食管穿孔。这项相对较新的技术于 2006 年首次提出，其工作原理类似于传统的促进肉芽组织生成的负压装置。通过内镜将海绵引入食管穿孔或脓肿腔。Möschler 等报道了使用内镜负压疗法成功治疗 2 例近端医源性食管损伤的案例[37]。

（七）手术治疗

在非手术治疗时出现败血症或病情恶化的患者则需行手术治疗。在手术治疗中，最好进行彻底修复手术，但并不总是可行的，常常需要做出判断以尽量减少损伤并且做好广泛引流。每个病例都不尽相同，治疗方案应根据患者的临床表现、外科医生的经验和患者舒适度来制订。

在 1 例 T_2 期甲状腺乳头状癌的切除术中，Conzo 等在患者胃影葡胺造影时发现咽 - 食管交界处的瘘管。患者出现伤口感染征象而无全身症状；他们对患者再次行探查和引流，而没有进行食管修复[10]。引流管的置入使瘘管得以控制，通过适当的营养支持和抗生素治疗，瘘管在 15 天后痊愈。但文中未提及缺陷的大小和位置。

如果术中探查的食管缺损是由医源性损伤引起，或者是由于整体切除肿瘤侵犯而导致的，治疗方式将根据损伤的深度而有所不同。当损伤仅限于肌肉而不影响黏膜或黏膜下层时，可进行一期修复。全层的损伤需要肌瓣修复、胃牵引吻合或空肠游离皮瓣修复缺损[8]。对于进行一期修复的病例，外科医生应注意不要缝合食管的"后壁"。Peng 等描述了 1 例食管狭窄的病例，其原因是在甲状腺切除术中的食管损伤进行了一期修复[28]。

颈部食管损伤已有多种修复的方法。可以选择的手术方式包括 T 形管修复、肌瓣修复、胃上拉切除和重建、空肠游离皮瓣或结肠转位。食管切除术是一种大型手术。读者应注意，这些复杂的重建手术并非没有风险，只能由具有适当经验的人操作。

为了控制瘘管，更积极的干预措施包括食管造口的引流和改道。颈部食管造口术已经在外科提出很长时间，但很少使用[38]。这种高死亡率（15%～40%）[29]的干预措施在修复食管损伤似乎是根治性的；然而，在其他方案已证实无效的持续污染情况下，彻底地改道可以挽救生命。正如上文所述，脓毒血症的控制至关重要，口腔分泌物中有高浓度的细菌[39]，可以完全转移到外部。

颈段食管的修复最好通过左前方切口入路，并与胸锁乳突肌平行走行。将颈动脉向侧方牵引，一旦确定了食管，就在其周围放置一支 Penrose 引流管，帮助将其缩回切口。环绕食管时，应注意不要损伤喉返神经。然后沿食管上下游离解剖。游离完毕，横断并结扎远端，近端纤维化闭合[38, 39]。该手术的一个主要缺点是需要进一步进行复杂的重建。

（八）结论

食管损伤是罕见的，在甲状腺切除术后更为罕见。尽管其发生率很低，但死亡率很高。早期治疗包括广谱抗生素和原发病灶治疗。对于病情稳定的患者，可以考虑非手术治疗，而对于不稳定的患者，则应紧急探查。进行甲状腺手术的专科医生应该认识这种并发症，同时了解它的处理原则。

第9章 甲状腺（^{131}I）消融术与唾液腺

Radioactive Iodine (^{131}I) Thyroid Ablation and the Salivary Glands

Louis Mandel 著

田 文 译

一、概述

甲状腺癌是最常见的内分泌恶性肿瘤，其在全球范围内的患病率持续上升。据估计，2019 年美国报道了 52 000 例新增病例[1]。越来越多的超声检查用于检出小的不可触及的恶性甲状腺结节，将导致发病率在未来进一步升高。甲状腺癌发病年龄较轻，多为 50 多岁的女性[2]。超过 90% 的甲状腺癌为分化型甲状腺癌（differentiated thyroid cancers，DTC）[3]，通常为乳头状或滤泡状癌。DTC 的标准治疗包括甲状腺全切除术或甲状腺次全切除术，以及后续口服放射性碘（^{131}I）治疗。碘作为甲状腺细胞正常代谢活动的基本组成成分，放射性碘会被良性及恶性的甲状腺细胞吸收并浓缩。由于 ^{131}I 具有放射性，^{131}I 将根除术后残留的良性和（或）恶性甲状腺组织。消融还有助于减少恶性肿瘤的复发，并通过提高术后监测血清甲状腺球蛋白水平变化的能力来促进术后监测。此外，因为无须与术后残留正常甲状腺或增生组织竞争吸收 ^{131}I，术后采用放射性碘（radioactive iodine，RAI）扫描对肿瘤复发的检出将更为准确。

这种治疗方案，即甲状腺全切除术联合 ^{131}I 消融术的有效性已被证实，且 10 年生存率超过 80%[4]。

二、重新评估 ^{131}I 治疗

不幸的是，由于放射性对其他嗜碘组织［最常见的是唾液腺（salivary gland，SG）］的影响引起的组织损伤，RAI 的应用存在诸多不良反应。唾液腺的不良反应通常包括唾液腺炎和相对少见的味觉异常。此外，继发性唾液腺不良反应包括增加原发性唾液腺恶性肿瘤的风险，以及较为罕见的暂时性面神经麻痹。对这些不良反应的担忧源于所有 DTC 患者接受 ^{131}I 治疗的情况，治疗剂量主要在 100mCi 范围内。这种剂量水平的放射性碘辐射足以引起具有主观和客观症状的继发性唾液腺组织损伤。

由于对唾液腺和其他嗜碘组织的相对大量的不良反应，使得人们需要重新评估 RAI 的治疗作用。Schlumberger 等[5] 和 Mallick 等[6] 的研究成果推动了使用较低剂量 ^{131}I 进行甲状腺消融的趋势。结果显著降低了并发症的发病率和严重程度，特别是唾液腺炎的发病率。治疗趋势向低剂量放射性碘的过渡非常迅速，并得到 3 个观察性研究的支持。其一，Schlumberger 等[5] 和 Mallick 等[6] 的研究文章已证实剂量为 30mCi 的 ^{131}I 可以成功进行甲状腺消融术，并且可以用于治疗低风险患者。对这些文章的反对意见主要在于患者随访时间（6~9 个月）不足。其二，最新的美国甲状腺协会指南指出，并非所有的 DTC 患者需要采用 ^{131}I 治疗[7]。虽然 ^{131}I 对大多数患者的有益性不存在争议，在低风险患者中

应用[131]I的治疗价值并不确定。对于无局部肿瘤浸润、无远处转移、甲状腺肿瘤性结节无侵袭组织学表现的DTC患者，可避免[131]I的放射性治疗。其三，重组促甲状腺激素（recombinant thyroid-stimulating hormone，rhTSH）的应用，可替代传统的甲状腺消融术前停用甲状腺激素和膳食碘，使患者能够维持正常的甲状腺功能[8, 9]。由于停用左甲状腺素和膳食碘出现甲状腺功能减退期而导致的生活质量下降，将不再是一个问题。与甲状腺功能低下时相比，甲状腺功能正常时血清[131]I的肾脏清除率更高。对于甲状腺[131]I消融术，这3种手段通过减少循环血清中[131]I的生物量，成功降低了对唾液腺的损伤。尽管治疗趋势是将RAI剂量降低到30～50mCi，但是仍然在治疗时用剂量为75～100mCi的RAI。消融术成功的指征为碘扫描未发现甲状腺组织摄取[131]I，且TSH给药后血清未检出甲状腺球蛋白。据报道，甲状腺消融术采用100mCi的RAI有效性更高[10]。

三、[131]I治疗的不良反应

无论DTC患者护理的新规范如何，仍会观察到继发性SG的不良反应，尽管程度和强度更轻。药物不良反应是指药物在常规用法、用量情况下出现的，与用药目的无关，对患者造成的不利影响[11]。在甲状腺癌患者中使用RAI治疗造成的不良反应正是符合此定义。其中最常见的不良反应为放射性碘引起的唾液腺损伤，我们应及时识别这些不良反应相关的症状，以避免误诊并进而采取有效的治疗。

（一）唾液腺炎

在首次RAI治疗后24～48h内，经常会出现唾液腺疼痛和肿胀。一般情况下为腮腺受累，常为双侧。[131]I的放射性引起炎症反应，并导致血管炎伴内壁损伤以及血管通透性增加[12, 13]。血管成分、液体和细胞及其细胞因子的渗出导

致患者出现唾液腺肿胀和疼痛的症状，表现多为暂时性[14]。据报道，接受RAI的患者中有多达50%的患者出现这种情况[15]。然而，目前尚无数据对比[131]I治疗剂量的高低与治疗后唾液腺炎发生率的关系。暂时性的唾液腺肿胀和疼痛的时间段，与患者因其具有放射性而处于隔离期的时间一致。

肾脏和唾液的排泄功能迅速发挥作用并降低血清中[131]I水平。在短时间内，血管内壁重新建立起正常的渗透梯度。病理性渗出将终止，腺体内炎性成分消退。疼痛和肿胀在几天内消失，患者通常进入暂时性或永久性的无症状期[16]。

在这种早期出现的唾液腺反应之后，通常致使患者在RAI治疗后初次就诊的腺体相关的症状是[131]I诱导的导管损伤。该症状本质上是阻塞性，并且常常在接受75mCi或更高剂量的RAI后数月内发生。唾液腺横纹管内有[131]I的运输系统。碘化钠同向转运体分子可转运放射性碘，位于横纹管的基底外侧膜中。唾液腺导管通过用碘化物代替Cl^-作为$Na^+/K^+/2Cl^-$同向转运体的底物分子来浓缩碘化物[17]。导管细胞中的碘浓度将达到50：1的组织/血清浓度梯度[18]。计算表明，导管内如此极高浓度比唾液腺实质分泌细胞高出3～4倍[19]。问题的出现则因为唾液腺细胞由导管系统内的干细胞增殖产生。然而导管内高浓度的放射性碘会破坏干细胞的DNA[20, 21]。由于这些干细胞具有唾液腺细胞的繁殖能力，因此细胞生成延迟和减少以及创伤性细胞死亡是不可避免的后果。此外，辐射对细胞质膜的影响也会导致腺泡细胞的死亡[20]。

[131]I几乎对所有的唾液腺有一定影响，尤其是主要生产唾液的腮腺（parotid gland，PG）和下颌下腺（mandibular salivary gland，SMSG），然而，非对称性地累及1～4个腮腺/下颌下腺，均可表现出不同程度的损害。腮腺受影响的症

状比下颌下腺更为明显，是因为与腮腺相比，下颌下腺内横纹管的比例更高而更具有耐受性。相对来说，横纹管内更多的碘化物转运分子可提高下颌下腺的 ¹³¹I 清除率 [22]。下颌下腺这种快速清除率降低了其暴露时间而减少损伤。此外，即使在未受刺激的时候，下颌下腺的分泌活动也不会中断。持续不断地分泌出含有放射性的唾液，从而减少辐射暴露。同时，下颌下腺分泌物内的黏液成分，其不存在于腮腺分泌物中，也具有一定保护作用。

辐射诱导的导管炎症反应的结局是导管纤维化伴管腔狭窄。由于腔内阻塞性炎症渗出物的发展，腔内通道进一步变窄，这些渗出物起到阻塞的作用（图 9-1）。导管收缩和炎性渗出物限制了管腔通道。唾液流出受阻，特别是在唾液需求增加（进食）的期间，唾液回流出现疼痛和肿胀。反过来，唾液在管腔内滞留会加重腺体的炎症，加剧唾液腺肿胀和疼痛。接受 RAI 消融治疗后数月，多达 44% 的患者会出现阻塞性唾液腺炎的表现 [23]。据报道，唾液腺炎发病率各不相同，因为尚未有标准化设计的试验方案。并且 ¹³¹I 剂量、评价不良反应的方法（客观 / 主观），以及随访的时间并不相同，结果仍然存在一定争议。

尽管在进食时刺激唾液会加剧腺体肿胀，但进食后会部分消退。阻塞常为不完全性的，

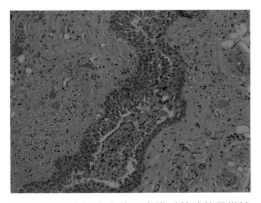

▲ 图 9-1 炎性渗出物阻塞排泄管腔的显微镜图（苏木精和伊红染色，200×）（此图彩色版本见书末）

仍存在狭窄的通畅管腔。因此，在无经刺激时期（两餐之间），腺体肿胀随着唾液慢慢通过狭窄的管腔而减轻。当由炎性渗出物形成的软腔内栓在逆行流体静水压力增加的作用下自发挤出时，也可以减轻唾液腺肿胀和疼痛。由于损伤的导管无法从残留的唾液中充分吸收钠离子和氯离子，患者会感知到咸味。虽然一些症状目前得到改善，但并不完全。由导管阻塞和唾液滞留导致的唾液腺炎症可在一段时间内出现客观和（或）主观的表现，缓解的持续时间可能为几周到几个月。

因为阻塞导致唾液潴留，导致口腔上行性继发性感染成为持续的威胁。导管冲洗失败和残留唾液提供的有利条件会促进细菌定植。感染叠加在已经存在的阻塞腺体，将导致唾液腺症状加重，会出现含有脓液的混浊唾液。可以预料到感染性瘢痕导管及管腔狭窄会导致持续加重的唾液腺肿胀及疼痛。

持续性阻塞性症状可导致长期慢性唾液腺炎的发展。考虑到患者有接受 RAI 治疗的既往史，便很容易做出诊断。据报道，在接受 100～150mCi 的 ¹³¹I 消融剂量的患者中，多达 2/3 的患者发生慢性阻塞性唾液腺炎 [24]。唾液腺的损害程度与 ¹³¹I 的治疗剂量成正比 [18, 21, 24]。大多数患者的主观症状最终会消失，只有 5% 的患者在 RAI 治疗 7 年后仍出现唾液腺相关的症状 [14]。尽管存在一些由先前存在的导管炎症引起的导管狭窄，但由此产生的狭窄管腔显然仍足够适应唾液需求并消除主观不适。然而，闪烁显像检查的敏感性通常会反映客观唾液腺损伤的存在，其表现形式为摄取减少，伴有或不伴有分泌延迟。

当存在肿瘤复发或转移时，需要初始高剂量或重复的 ¹³¹I 治疗。当 ¹³¹I 的治疗剂量为 300mCi 时，唾液腺功能减低的主 / 客观症状则相当明显 [21]。显然，唾液腺吸收了高水平放射性碘，此时足以造成大量的腺泡细胞受损。

辐射诱导细胞膜内脂质过氧化会导致细胞死亡[20, 25]。唾液腺内的祖细胞和干细胞DNA放射性损伤则进一步导致腺泡细胞受损[20, 21]。腺泡细胞减少导致唾液分泌量减少。当^{131}I的治疗剂量达到500mCi时，可预见大量的唾液腺实质被破坏[24, 26]。此时由于唾液分泌消失，不会出现阻塞性症状。由于缺少唾液的灌洗作用而可能发生继发性导管内上行感染。这种感染性炎症反应合并并且加剧了已经存在的辐射诱导的唾液腺炎症。

闪烁显像对腺体功能的客观评估最为准确。闪烁显像谱优点是可以同时、实时评估两对腮腺和下颌下腺的活动。放射性同位素^{99m}Tc的高锝酸盐（technetium 99m pertechnetate，TPT）静脉注射、进入循环并被唾液腺吸收。TPT是锝的放射性同位素，较为安全，其半衰期为6h，并且不会产生与^{131}I相关的破坏性β射线。TPT可产生通过γ相机可以捕捉成像的无损伤性γ射线。示踪剂可以有效地被唾液腺摄取。然后用柠檬糖刺激唾液腺，其产生的分泌物内的TPT由γ相机可视化并绘图。该图像可以实时查看单个腺体的摄取和分泌能力。

因为闪烁显像可很好地显示^{131}I对唾液腺的破坏作用，这里报道了4个病例，显示了不同剂量的^{131}I对唾液腺的不同影响。病例9-2和病例9-3使用了rhTSH。

病例报告

病例 9-1

患者，女，38岁，头颈部常规筛查发现患甲状腺乳头状癌。甲状腺切除术后给予30mCi ^{131}I治疗。尽管患者无唾液腺相关症状，在RAI消融术后5个月进行闪烁显像检查，评估低剂量^{131}I治疗对唾液腺的影响。腮腺和下颌下腺的摄取量均在正常水平，腮腺和下颌下腺的分泌分数也正常（图9-2）。

病例 9-2

患者，女，32岁，左侧腮腺持续疼痛伴肿胀且进食后加重就诊（图9-3A）。11个月前，患者因甲状腺乳头状癌进行了甲状腺切除术以及术后75mCi ^{131}I治疗。患者2个月前出现左侧腮腺肿胀，5天后自发消退。患者目前的腮腺肿胀开始于1周前。尚未累及下颌下腺。CT证实左侧腮腺炎（图9-3B）。闪烁显像显示左侧腮腺导管阻塞造成腮腺炎症（图9-3C）。

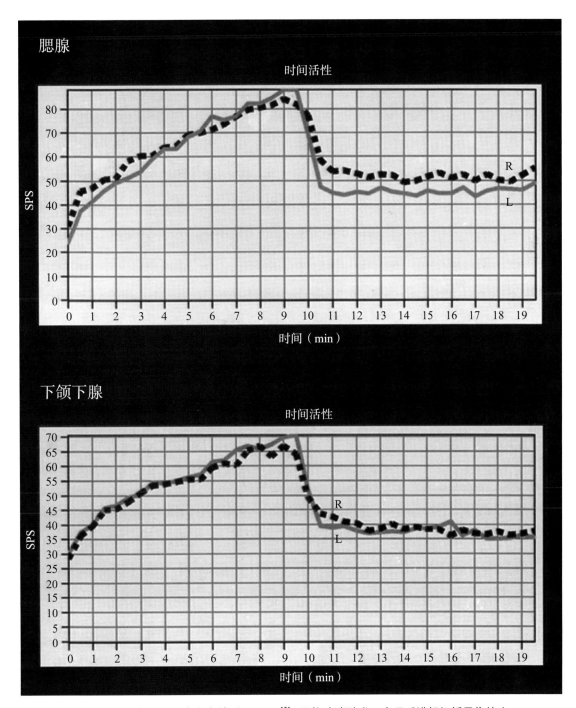

▲ 图 9–2　病例 9–1 患者在接受 30mCi 131I 甲状腺消融术 5 个月后进行闪烁显像检查

右（R）和左（L）腮腺和下颌下腺可见正常的 TPT 摄取图像。柠檬糖刺激后第 10min，腺体分泌活动均正常。SPS. 每秒计数

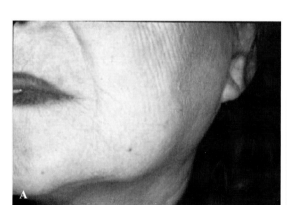
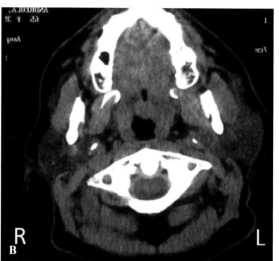
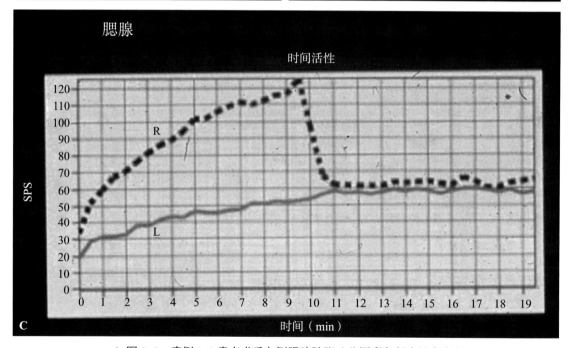

▲ 图 9-3 病例 9-2 患者术后左侧腮腺肿胀（此图彩色版本见书末）

A. 患者左侧腮腺肿胀，11 个月前行甲状腺乳头状癌切除术后接受了 75mCi ^{131}I 治疗；B. CT 显示左腮腺炎；C. 闪烁显像图：右（R）腮腺显示 TPT 正常摄取和分泌。左（L）腮腺显示延迟摄取（由于腺体炎症），以及第 10min 时分泌异常（导管阻塞）。SPS. 每秒计数

病例 9-3

　　患者，女，42 岁，被诊断为甲状腺乳头状癌。甲状腺切除术后 5 周，给予 150mCi ¹³¹I 治疗。7 个月后，患者出现双侧间断性的腮腺肿胀，持续 3 个月，进食时诱发，并引起中度不适。症状持续一到数天，在缓解期进行干预，可持续一到数周，但仍会复发。闪烁显像（图 9-4）显示双侧腮腺均出现 TPT 摄取轻度延迟，且在 10min 刺激点时可见双侧腮腺的 TPT 分泌异常。导管阻塞是由于放射性碘引发的导管上皮炎症反应。闪烁显像还显示右下颌下腺功能正常，但左下颌下腺无任何活动。然而，该患者没有左下颌下腺相关的主观症状。

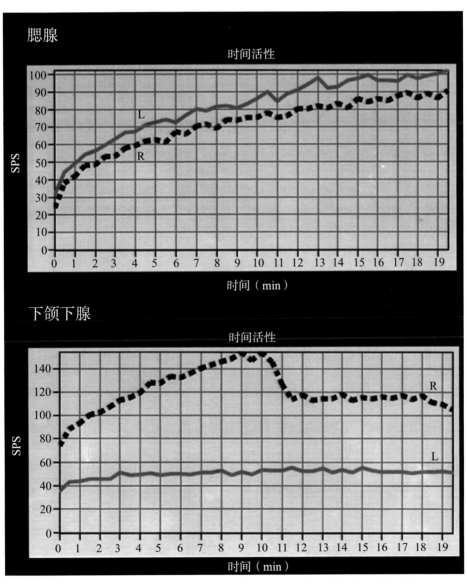

▲ 图 9-4　病例 9-3 患者接受 150mCi ¹³¹I 治疗后 7 个月进行的闪烁显像检查

双侧腮腺显示 TPT 吸收缓慢，TPT 分泌异常。右（R）下颌下腺功能正常，而左（L）下颌下腺无生理性活动。SPS. 每秒计数

病例 9-4

　　患者，女，78 岁，主诉口干。22 年前因甲状腺滤泡癌接受过治疗，初始治疗剂量为 75mCi，但是数年后因出现肺转移，患者又接受了 2 次额外的 ^{131}I 治疗，治疗剂量分别为 298mCi 和 299mCi。^{131}I 治疗对腺体的累积辐射（672mCi）严重破坏了唾液腺实质。闪烁显像证实双侧腮腺和下颌下腺无活动，4 个唾液腺均无摄取和分泌功能（图 9-5）。

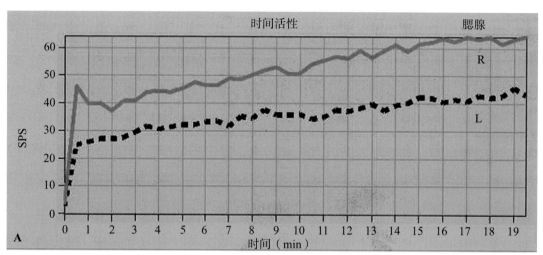

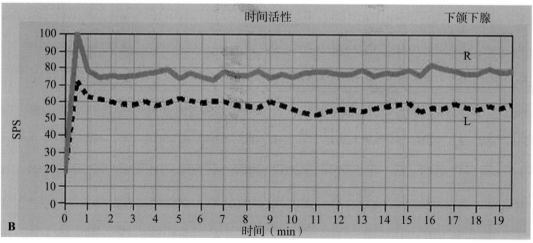

▲ 图 9-5　病例 9-4 患者由于肺转移，接受的累积 ^{131}I 治疗剂量为 672mCi

闪烁显像显示双侧腮腺（A）和下颌下腺（B）对 TPT 无摄取和分泌，SPS. 每秒计数

回顾这 4 个案例大纲及其各自的闪烁图有助于得出以下结论。

(1) 唾液腺损伤与 ^{131}I 的治疗剂量成正比。

(2) 腮腺比下颌下腺更容易受到 ^{131}I 的辐射影响。

(3) 导管阻塞和唾液腺肿胀是 ^{131} I 引起的腺体损伤的首要表现。唾液腺实质损伤伴唾液分泌不足仅与高剂量的 ^{131} I 治疗有关。

(4) 辐射对唾液腺（腮腺和唾液腺各一对）的影响无对称性，可以发生在任何唾液腺的组合。

（二）唾液分泌不足

^{131} I 消融术造成的唾液减少可能有以下几个原因：①腺泡细胞变性可继发于导管阻塞导致的唾液腺炎；②辐射直接作用于分泌唾液的腺泡组织。治疗剂量达到 300mCi 会对腺泡造成巨大损伤，剂量为 500mCi 时腺泡功能几乎完全丧失。分泌细胞减少导致唾液分泌减少，从而出现主观和客观上的口干。唾液分泌减少易出现导管上行性感染，可能进一步损伤唾液腺实质。唾液正常的保护功能也会受到影响。随着唾液保护特性的丧失，龋齿将变得普遍。同时口腔润滑减少，讲话受到影响，可能发展为口腔疼痛。干燥的口腔黏膜易出现念珠菌感染。黏膜会出现红斑并伴有黏附的坏死组织。进食可能成为问题，因为唾液不足，不能用以进行食物软化或缓解吞咽。

（三）味觉

味觉异常，常为暂时性，一般与首次摄入 ^{131} I 同时发生，可能与治疗剂量有关。据报道，16% 接受 150mCi ^{131} I 治疗[27] 和 27% 接受 200mCi ^{131} I 治疗患者出现味觉障碍[28]。使用较高的 ^{131} I 剂量，味觉丧失可能成为永久性的。目前尚没有关于暴露于更频繁使用的较低剂量（30～100mCi ^{131} I）的患者的味觉障碍发生率的数据。

重要的是，唾液通过导管流向口腔时，放射性损伤的导管不能充分吸收其中的钠离子和氯离子。在这种情况下，患者会感到咸味。味觉障碍也可能是由于对口腔味蕾的直接辐射。

另外的解释是 von Ebner 浆液腺位于味蕾附近的外周乳头。这些浆液细胞及其导管容易受到 ^{131} I 的放射性损伤，导致分泌物减少，从而无法将化学食品调味剂运输到味蕾。

（四）继发性原发性唾液腺恶性肿瘤

据报道，接受 150mCi ^{131} I 治疗的 10 000 例患者，随访 10 年，发现超过 53 例患者出现实体恶性肿瘤[29]。也有报道，与一般人群相比，^{131} I 消融术后患者继发性原发性癌症的风险增加了 30%[30, 31]，如唾液腺癌[29, 32]。接受 ^{131} I 治疗的儿科患者患唾液腺癌的风险也增加（1：588）[33]。唾液腺导管对 ^{131} I 的富集能力使其受到大量辐射，从而增加了唾液腺恶性肿瘤的发病率，通常是黏液表皮样癌，继发于内辐射的致癌作用[32]。低剂量 ^{131} I 的治疗倾向联合 rhTSH 的应用可以降低辐射暴露并降低继发性原发性恶性肿瘤发生的风险。增加 ^{131} I 治疗剂量与唾液腺癌有直接关系[29, 33]。虽然唾液腺恶性肿瘤的发病主要归因于 ^{131} I 引发的辐射损伤，但可能还涉及其他因素，促进甲状腺恶性肿瘤的环境和遗传因素也可能在唾液腺癌的发病中起到一定作用[34]。

（五）面神经

解剖学上，面神经支配面部肌肉组织，其走行穿过唾液腺。面神经麻痹是 ^{131} I 消融术的一种罕见并发症。文献回顾仅发现 2 例面神经损伤的报道[35]。该问题可能与 ^{131} I 放射性导致的唾液腺炎症有关。腺体炎症可能进一步波及面神经并暂时阻碍神经冲动的传递。面神经麻痹可能随着唾液腺炎症反应的减轻而消退[35]。

四、治疗

治疗从预防开始。在出现[131]I造成的唾液腺损伤之前，建议尽早使用柠檬酸糖刺激唾液分泌。唾液流量的增加会减少[131]I通过唾液腺的时间，理论上会减少腺体暴露于[131]I产生的辐射时间。使用胆碱能药物，如毛果芸香碱或西维美林，采用5天经验性治疗方案（[131]I治疗前2天、治疗当天和治疗后2天），也可使通过唾液腺的时间也可以减少。然而，反对意见是柠檬酸糖或药物刺激会增加血流量，导致大量[131]I进入唾液腺。Nakada等建议延迟24h使用柠檬酸糖，可促进肾脏清除作用以降低血清中[131]I，并减少唾液腺[131]I辐射暴露[36]。然而，其结论尚无研究证实。普遍认为rhTSH可以增加肾[131]I清除率，因此在消融前给药，以减少唾液腺的辐射暴露[23]。如果在临床上可行，临时中断抗胆碱能药物的使用也有一定帮助。

据报道，按摩腮腺——最易受到放射性碘损伤的腺体，可以减少[131]I治疗后唾液腺功能障碍发生率（图9-6）[15]。正确按摩可加速含[131]I唾液的排出，而不会增加血液流向腮腺。据报道，维生素E对唾液腺具有辐射防护作用，可清除辐射释放的破坏组织的自由基[28]。氨磷汀也被提议作为自由基清除剂，但其对腮腺的保护作用尚未被证实[30]。

在出现阻塞性症状后，内镜通过开放导管通道可减轻唾液腺疼痛和肿胀[37]。该器械可在物理上缓解由导管收缩引起的管腔阻塞，并可冲洗管腔内异物。对[131]I治疗后出现腮腺阻塞

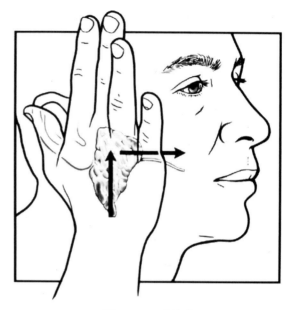

▲ 图 9-6 腮腺按摩法

的患者，建议采取有效的腮腺按摩来维持唾液流动，也可用催涎剂进行唾液腺灌洗，以防止唾液滞留和管腔内异物的形成。应避免任何形式的脱水并控制每日所需液体的摄入量。须谨慎使用抗胆碱能处方药物。

接受较高剂量[131]I治疗的患者通常表现出不同程度的口干。若有残留的腺体实质，可产生少量唾液，可使用胆碱能药物以增加唾液分泌并改善口干症状。由于300mCi或更高剂量的[131]I对唾液腺实质具有非常严重的破坏作用，唾液分泌会降至微乎其微的水平。在这种情况下，胆碱能药物将无效，因为没有可分泌唾液的腺体。此时应采用姑息治疗，人工唾液具有一定治疗价值，可用于滋润和润滑口腔。氟化物治疗如漱口水、牙膏，以及局部用药可用于预防龋齿的发生。

第三篇　甲状旁腺相关急症
Parathyroid

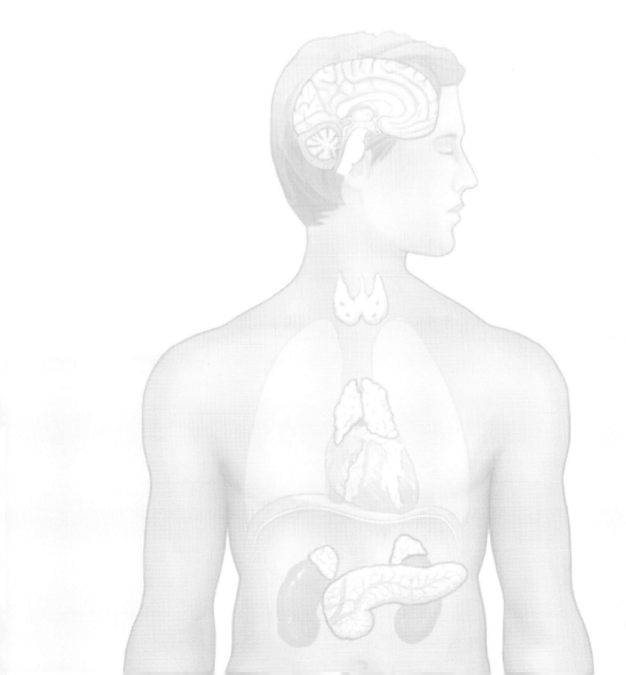

第10章　高钙血症危象
Hypercalcemic Crisis

Tariq Chukir　Azeez Farooki　John P. Bilezikian　著

董醒醒　译

一、概述

钙是人体中含量最丰富的矿物质，在许多细胞过程中发挥重要作用，如酶促反应和神经肌肉功能。它也是骨骼的组成部分之一。事实上，人体大部分的钙都存在于骨骼中，但血液循环中 0.3% 的钙是其他器官功能极其重要的调节剂，如神经系统和心脏。循环中的钙被分为三个部分：40% 与蛋白质结合，主要是白蛋白；约 10% 与离子络合，如枸橼酸盐；50% 是游离的或离子化的，这部分反映了生理活性。血清总钙浓度能准确地反映离子化分数，除非血清白蛋白或 pH 值异常。当血清白蛋白降低时，每降低 1g/dl，测得的钙值需要增加 0.8mg/dl 进行校正。高钙血症的症状部分反映了校正后的血清钙浓度。高钙血症是指血清钙水平高于正常范围（如 8.4～10.2mg/dl）。大多数临床医生将高钙血症分为三个等级：轻度（<12mg/dl）、中度（12～14mg/dl）或重度（>14mg/dl）。一般人群中高钙血症的患病率为 1%～3%[1, 2]。

二、病因学和病理生理学

甲状旁腺激素（parathyroid hormone，PTH）和维生素 D 在钙稳态中发挥重要作用。甲状旁腺激素的分泌受钙离子浓度的调节。钙离子浓度的增加会突然抑制 PTH 的合成和分泌。绝大多数出现高钙血症的患者（约 90%）会合并原发性甲状旁腺功能亢进（primary hyperparathyroidism，PHPT）或恶性肿瘤合并高钙血症（hypercalcemia

of malignancy，HOM）。在这两种情况下，甲状旁腺系统要么识别（HOM），要么不识别（PHPT）血清钙的升高，PTH 要么是高钙血症的原因（PHPT），要么不是高钙血症的原因（HOM）。我们将这两种情况称为甲状旁腺激素依赖性高钙血症（PHPT）或甲状旁腺激素非依赖性高钙血症（HOM）。其余 10% 的高钙血症患者包括众多其他病因。就像两个最常见的高钙血症原因一样，其余的病因要么依赖于 PTH，要么不依赖于 PTH。

（一）甲状旁腺激素依赖性高钙血症

除 PHPT 外，由于 PTH 分泌过多而导致的高钙血症见于以下情况：长期使用噻嗪类利尿药或锂、终末期肾病（三级甲状旁腺功能亢进）、甲状旁腺癌，或者在极少数情况下可以分泌真正 PTH 的肿瘤。

PHPT 占门诊高钙血症病例的 90% 以上。在美国，PHPT 的发病率估计为每 10 000 例女性中有 23 例，每 10 000 例男性中有 8.5 例。PTH 过量可由 4 个甲状旁腺中的一个或多个的良性肿瘤性改变引起。单发甲状旁腺腺瘤是 PHPT 最常见的病因，约占 80% 的病例。其他病因包括多发性腺瘤（约 10%）、4 个腺体均增生（不到 10%）、甲状旁腺癌（不到 1%）。四腺甲状旁腺病是由于甲状旁腺细胞增生所致。它可以是散发的，也可以是遗传性综合征的一部分，如多发性内分泌瘤 1 型（multiple endocrine neoplasia type 1，MEN1）、MEN2A、家族性孤立性甲状旁腺功能亢进和遗传性颌骨肿瘤综合征 [3, 4]。

三发性甲状旁腺功能亢进的特点是终末期肾病合并血清钙和 PTH 升高。肾病患者的磷排泄减少，肾脏无法合成 1,25- 二羟维生素 D，以及低钙血症，是继发性甲状旁腺功能亢进的原因。在这个阶段，特别是当肌酐清除率＜40ml/min 时，PTH 水平会升高，但血清钙正常。这些生化失衡的慢性和渐进性的影响可能导致半自主状态，类似于 PHPT，所有 4 个甲状旁腺增生，并最终出现明显的高钙血症。在这种情况下，当血清钙升高时，诊断术语将从继发性（高 PTH 但无高钙血症）转变为三发性甲状旁腺激素亢进（高 PTH 和高钙血症）[5]。在肾小球滤过率＜20ml/（min·1.73m²）的患者中，预计继发性或三发性甲状旁腺功能亢进的患病率为 80%[6]。三发性甲状旁腺功能亢进患者据报道高达 30%，是由于肾移植候选者和已接受肾移植的患者 [7]。

家族性低尿钙性高钙血症（familial hypo-calciuric hypercalcemia，FHH）是一种临床综合征，其特征是在血清钙升高且 PTH 异常正常或升高的情况下，尿钙排泄量极低。FHH 的遗传学病因是钙敏传感受体（calcium-sensing receptor，CaSR）的突变，对细胞外钙的敏感性降低，导致钙的"设定值"升高。肾脏中突变型 CaSR 的感知不良，导致肾脏过度保护和尿钙排泄显著减少。具有大致相似表型的 3 种变体称为 FHH1、FHH2 和 FHH3。FHH1 遵循常染色体显性遗传模式，具有完全外显率，通常在 30 岁之前发病。FHH1 中已经描述了超过 200 个 CaSR 失活的突变。FHH2 是由于编码 G- 蛋白亚基 α11 的 GNA11 基因的失活突变引起。FHH3 是由于编码适配相关蛋白复合物 2，sigma 1 亚基（AP2σ）的 AP2S1 基因的失活突变引起 [8]。FHH 患者出现终末期器官损伤并不常见。PHPT 和 FHH 的区别通常取决于家族遗

传模式、疾病出现在青年期或成年之前，以及尿钙 / 肌酐清除率是否＜0.01。这里需要注意的是，许多 PHPT 患者，尤其是钙摄入量低的患者，尿钙与肌酐清除率的比率可能＜0.01。可以通过遗传分析进行明确的诊断。识别这种遗传病很重要，因为 FHH 患者不需要接受甲状旁腺手术。该疾病是不能治愈的。

锂离子诱导的高钙血症的特点是患者血清钙水平升高，PTH 异常、正常或升高。其致病机制尚不清楚，但有人认为锂可能会改变 CaSR 的设定点 [9]。噻嗪类相关的高钙血症也类似于 PHPT。在这两种情况下，如果可能，停药可导致这些生化指标的正常化。然而，更常见的情况是，高钙血症和 PTH 水平升高在停止治疗 3~6 个月后仍然存在。在此之后，PHPT 的诊断可以确定。现在一些专家认为，锂和噻嗪类药物的应用可以揭示潜在的 PHPT，而在给药之前，他们的临床表现并不明显。大多数在使用锂或噻嗪类药物时被发现有高钙血症的患者将被证明患有 PHPT。

（二）甲状旁腺激素非依赖性高钙血症

高钙血症背景下的 PTH 的抑制与 HOM、肉芽肿性疾病、乳碱综合征、维生素 D 过多症和活动障碍患者中出现的非甲状旁腺素介导的高钙血症是一致的。

HOM 是晚期癌症的常见并发症，估计发病率为 20%~30%[10]。甲状旁腺素非依赖性的 HOM 通过多种机制介导，包括局灶性溶骨性病变的发展；甲状旁腺激素相关肽（parathyroid hormone-related peptide，PTHrP）的分泌，也称为激素性 HOM；或 1,25- 二羟维生素 D（骨化三醇）生产过剩。PTHrP 介导的 HOM 通常与有限的生存期有关 [11]。

骨化三醇的过量产生是一种公认的淋巴瘤和肉芽肿性疾病的并发症，被认为是由巨噬细胞中 1α- 羟化酶活性增加所致 [12, 13]。最近有报

道称实体肿瘤患者骨化三醇水平升高时出现高钙血症，这与抑制再吸收治疗后血清钙未能正常化有关[14]。与PTH无关的高钙血症也可能是由维生素D毒性引起的，正如在服用过量非处方产品Soladek（多米尼加）的患者中所报告的那样[15]。

三、临床表现、评估和诊断

高钙血症的临床表现根据高钙血症的程度而有所不同，患者的临床表现包括从几乎无症状到有严重的症状。通常，决定高钙血症症状严重程度的是高钙血症出现的速度，而不是血清钙的绝对值。在门诊，最可能的无症状慢性高钙血症的病因是PHPT。有症状的高钙血症的临床表现包括多尿、多饮、脱水、神经精神障碍、感觉改变、QT间期缩短、胃肠道症状、骨质疏松、肾结石和（或）肾功能不全[3]。虽然PHPT通常引起慢性的轻度的（<12mg/dl）高钙血症，但有些患者可能出现严重的症状。有时，在轻度高钙血症的背景下，这些患者可以表现出明显高钙血症的症状。"甲状旁腺危象"是用于指代这些患者的临床术语。值得注意的是，PHPT患者可出现危及生命的高钙血症。鉴于大多数PHPT患者只有轻微的血清钙水平升高这一事实，这一点在急性症状性高钙血症中往往容易被忽略。然而，在既往有轻度高钙血症病史的患者中，出现急性症状性高钙血症最有可能的病因是PHPT。

在确认存在高钙血症后，第一步是测量血清PTH水平。如果血清PTH升高或异常的正常水平，则提示PTH介导的高钙血症。对于没有晚期肾病，且未服用噻嗪类药物或锂的患者，鉴别诊断可以迅速缩小到PHPT、FHH，或者很少发生的产生真正PTH的肿瘤。后一种诊断的可能性非常罕见，以至于在实际诊疗过程中不需要考虑。24h尿钙和肌酐清除率比值的测定通常可以鉴别诊断PHPT和FHH的不确

定性。这种差异在年轻个体中尤其重要，特别是如果有家族病史的话。在这方面，有两点值得重申。FHH是一种罕见的疾病，在30岁之前几乎有100%的外显率。在典型的绝经后女性中，表现为轻度高钙血症和PTH升高，几乎可以肯定正确的诊断是PHPT。PHPT患者中维生素D代谢物的检测通常会提示25-羟维生素D的水平在正常范围的下限。与此同时，1,25-二羟维生素D的水平将处于较高的正常范围或明显升高。在评估PHPT的诊断时，通常不需要测量1,25-二羟维生素D[3]。血清磷通常处于正常低值范围内，与疾病早期相比，它并不经常是明显降低的[3,16]。PHPT的临床评估包括骨矿物质密度、24h尿钙水平和结石风险特征，以及肾脏影像学检查来排除肾钙质沉着症或肾结石。甲状旁腺切除术的指征包括以下任一项：血清钙>12.0mg/dl；腰椎、髋关节或远端1/3桡骨的骨密度T评分≤2.5；肾脏受累（结石、肾钙化、肌酐清除率<60ml/min）；或者年龄在50岁以下[17]。在符合上述任何一个标准并计划进行甲状旁腺切除术的患者中，需要进行甲状旁腺定位检测以确定异常的甲状旁腺组织。定位放射学研究包括锝闪烁成像、锝闪烁成像结合单光子发射层析成像（single photoemission tomography，SPECT）、SPECT结合计算机断层扫描（SPECT combined with computed tomography，SPECT-CT）和四维计算机断层扫描（four-dimensional computed tomography，4D-CT）[18-20]。

HOM是PTH非依赖性高钙血症最常见的原因。虽然HOM发生在癌症患者中，但很少发现在未确诊癌症的患者中表现为有症状的高钙血症。在确定是PTH非依赖性高钙血症（即PTH的水平检测不到）后，下一步是通过测量PTHrP和1,25-二羟维生素D，以及对溶骨性骨病变进行放射学评估来确定HOM的病因[10]。

乳碱综合征是由于摄入大量碳酸钙导致的

PTH 非依赖性高钙血症的另一个原因。在评估高钙血症时应获得完整的药物和补充剂（包括抗酸药）的病史。

（一）症状性高钙血症的病理生理学

导致症状性高钙血症的一系列病理生理事件在几乎所有高钙血症的病因类型中都是相似的。其最主要的机制是活化的破骨细胞，即骨吸收细胞。它在 PHPT、HOM，甚至在维生素 D 过量中都能被激活。活化的破骨细胞会过度进行溶骨过程，将钙释放到血液循环中。肾功能正常且未脱水的患者，钙的调节最初会通过增加尿钙排泄来满足。高钙血症还会损害肾脏的水分保存机制，导致多尿。随之而来的是口渴多饮。随着血清钙进一步升高，多饮不能跟上多尿，并出现厌食。随后出现脱水，有时呕吐会加重脱水。由于肾脏无法满足排泄额外钙的需要，快速恶化的高钙血症紧随其后。中枢神经系统特征随后变得明显，伴有嗜睡和其他精神状态改变的指标。

（二）治疗

高钙血症的程度以及相关的症状决定了治疗的紧迫性。症状既取决于校正后的血清钙本身的水平，也取决于其升高的速度。对于相同的高钙水平值，如果血清钙上升地缓慢，症状往往就不那么严重。

轻度高钙血症的患者，如典型的 PHPT 患者，往往表现为无症状。如果出现症状，往往是非特异性的，并且不需要立即进行治疗。相比之下，大多数中、重度的高钙血症患者出现的急诊症状，需要立即进行相应处理。处理症状性高钙血症的首要措施是解决不可避免地伴随症状性高钙血症的脱水。静脉注射含等渗盐水的液体是首选，因为它有助于促进尿钙的排泄。在最初的几个小时内，可以给予 500ml 的液体，然后以 150~200ml/h 的较温和的速度补液。一旦纠正了低血容量，在某些情况下

可以考虑使用呋塞米来进一步增加尿钙的排泄量[21]。对于肾功能和心功能正常的人来说，呋塞米通常是不必要的，但如果担心患者处理体液负荷的能力不足，襻利尿药可能会有一定的帮助。另一个有用的初始治疗措施是皮下或肌内注射降钙素，每 8~12 小时注射 200U。降钙素可以减少骨的吸收，这是大多数严重高钙血症的主要病理生理特征。虽然降钙素起效迅速，但在 12h 内效果不明显，降低血清钙含量不超过 1~2mg/dl。此外，降钙素的作用是短暂的。严重的高钙血症患者通常需要更有效和更持久的药物[21]。

由于引发严重高钙血症的主要"元凶"是破骨细胞，因此最特异性的治疗方法是使用破骨细胞介导的骨溶解的抑制药。双膦酸盐是在这种情况下使用的经典药物。因为需要静脉或肠外治疗，所以两种选择是帕米膦酸（30mg、60mg 或 90mg）或唑来膦酸（4mg）。两种药物均有效，并且通常遵循相同的起效时间，给药后 24~48h 血清钙下降。在 Major 等的研究中，唑来膦酸在降低血清钙和作用时间方面都有更显著的作用[22]。这两种药物在肾功能不全患者中的使用都需要特别警惕。然而，在急性高钙血症的情况下，并且没有既往的肾脏疾病，此时肾功能不全通常是由于脱水引起的"肾前性"的。因此，这种情况下双膦酸盐的使用并不是绝对的禁忌。然而，在决定使用双膦酸盐时应考虑监测肾功能[23]。

高钙血症的其他诱导机制是 RANK 配体的活化，这是一种强大的骨吸收细胞因子。它常在急性高钙血症的情况下受到活化刺激。因此，RANK 配体抑制药（地诺单抗）是另一种治疗的选择[24, 25]。地诺单抗（皮下注射 60mg 或 120mg；120mg 是 HOM 的批准剂量）优于双膦酸盐在于可用于肾功能不全的患者。和双膦酸盐一样，地诺单抗需要 24~48h 才能发挥作用。

由于双膦酸盐和地诺单抗都不能立刻起效，许多医疗工作者面临这种情况的惯用做法是联合使用降钙素和双膦酸盐或地诺单抗。通过这种方式，人们可以利用降钙素快速但微弱的作用，同时等待帕米膦酸盐、唑来膦酸或地诺单抗延迟但作用更强的抗钙素作用。

如果高钙血症与 1,25- 二羟维生素 D 升高有关（如发生在某些恶性淋巴瘤或肉芽肿疾病中），可考虑使用糖皮质激素或 1α- 羟化酶的其他抑制药（如酮康唑）。多发性骨髓瘤和一些乳腺癌可能对糖皮质激素治疗有反应。在极端情况下，上述方法都无法治疗时，血液透析可用于危及生命的高钙血症患者[26]。

四、总结

高钙血症是一个常见的医学问题，人群中发生率为 1%～3%。临床可分为轻度（<12mg/dl）、中度（12～14mg/dl）和重度（>14mg/dl）。病因可以很简便地分为两种，一种是 PTH 过量引起的高钙血症，另一种是独立于 PTH 抑制性相关的机制。90% 以上的高钙血症是由原发性甲状旁腺功能亢进或恶性肿瘤性高钙血症而引起的。它们都可能发生危及生命的高钙血症。处理严重高钙血症的方法包括静脉补充生理盐水，必要时使用速尿（呋塞米），静脉滴注双膦酸盐或皮下注射地诺单抗。

第 11 章 低钙血症危象：低血钙患者术后急性期和长期的治疗

Hypocalcemic Crisis: Acute Postoperative and Long-Term Management of Hypocalcemia

Stuart Campbell Tara Corrigan John P. Bilezikian Alexander Shifrin 著

刘晓静 译

一、概述

钙是许多酶促反应的必需辅助因子，也是肌肉功能的必需阳离子。低钙血症是甲状腺和甲状旁腺手术后一种常见、可能危及生命的并发症。低钙血症的定义为血清总钙水平低于正常范围（通常为 8.5~10.5mg/dl）。然而，通过总钙值定义低钙血症时，需要假设循环系统中几种形式的钙比例是正常的。在这种情况下，钙的生理活性形式，即离子钙，可以通过测量总钙准确地表示出来。离子钙大约占血浆总钙的 50%；40% 的血浆钙与血浆蛋白结合，主要是白蛋白；10% 的血浆钙与阴离子如碳酸氢根、硫酸根、磷酸根、乳酸根和枸橼酸根络合。白蛋白浓度的降低将会降低总钙浓度而不影响离子钙的浓度，从而与低钙血症的体征或症状有关[1]。在这种情况下，总钙测量值不能准确反映离子化分数，需要使用校正因子。当白蛋白标准值<4g/L 时，每降低 1g/L 则总钙上调 0.8mg/dl。为了避免这种计算，可以直接测量离子钙，但需要特殊的处理和校准的离子钙电极。大多数实验室没有常规设备直接测量离子钙；因此计算校正后的钙离子浓度更常被应用。

镁水平在此讨论中也起着关键作用，因为这种阳离子是 PTH 正常分泌所必需的。当镁水平低时，PTH 分泌受到抑制。此类患者可出现甲状旁腺功能减退的异常生化指标，即低钙血症和无法检测到的 PTH 水平。此外，低镁血症与肾脏和骨骼对 PTH 外周抵抗性有关[2-4]。测量血清镁水平并在镁水平降低时（>1.7mg/dl）补充至正常水平，是治疗低钙血症患者的关键组成部分。

钙水平通常由反馈机制调节，当钙水平低时，PTH 分泌增加，PTH 可以刺激肾脏重新吸收钙，活化维生素 D 以促进肠道对饮食中钙的吸收，并促进骨对钙的吸收。相反，从相对不太重要的生理学角度来看，降钙素由甲状腺 C 细胞分泌，以相应血钙升高地刺激，促进钙的骨沉积并减少胃肠道和肾脏对钙的吸收。更重要的是甲状旁腺轴对高钙血症的反应，PTH 会立即被抑制并且这些生理特性被逆转。

甲状旁腺切除术后短暂的术后低钙血症背后的机制是由于长期甲状旁腺功能亢进导致的钙反馈回路失调，而这种失调可能不会立即恢复。甲状旁腺手术后的低钙血症通常是短暂的。甲状旁腺手术后更长时间的低钙血症可能是由于"骨饥饿综合征"。该综合征描述了既往患有甲状旁腺疾病的患者骨骼钙快速积累的一段时期。与骨饥饿综合征相关的低钙血症持续时间取决于骨骼系统补充足够钙量所需的时间。这可能需要几天或几个月的时间。

Allendorf 等[5]回顾了 17 年来 1112 例双侧颈清扫术患者，指出约 1.8% 的患者出现短暂性低钙血症。来自协作内分泌手术质量改进计划（Collaborative Endocrine Surgery Quality Improvement Program，CESQIP）的最新数据估计，原发性甲状旁腺功能亢进的术后低钙血症在复发性甲状旁腺手术后为 10.5%，但在初次手术后仅为 2.4%[6]。在极端情况下，由于切除所有甲状旁腺组织和（或）阻断其血管供应，术后低钙血症可能是永久性的。据说，接受颈部手术的患者中有 1.6% 发生永久性甲状旁腺功能减退症[7, 8]。

由于甲状腺手术是一种更常见的手术，短暂性或永久性甲状旁腺功能减退症比甲状旁腺手术后更常见。甲状腺切除术后低钙血症的病因是由于所有 4 个甲状旁腺"顿抑"或缺血，或者无意中切除或血供中断，或甲状旁腺自体移植失败。具体到甲状腺手术，23%～38% 的甲状腺全切除术患者会出现短暂的甲状旁腺功能减退，其中 7%～14% 的患者需要长期补钙。据报道，永久性甲状旁腺功能减退症发生率在 0.12%～5.8%[6, 7, 9-11]。甲状腺手术后低钙血症的危险因素包括 Graves 病的手术、淋巴细胞性甲状腺炎（桥本甲状腺炎）、双侧颈部淋巴结清扫术、多次手术和恶性肿瘤手术，以及外科医生的专业知识和经验[1, 6, 9, 12, 13]。外科医生的经验对于手术的成功，以及降低甲状腺切除术或甲状旁腺切除术后甲状旁腺功能减退症的发生率具有很重要的影响。Sosa 等[12] 和 Aspinall 等[13] 研究表明，每年进行 50 多次甲状旁腺切除术和甲状腺切除术的外科医生是大手术量的外科医生。

二、临床表现

低钙血症的典型症状是感觉和运动神经的神经肌肉易激症。低钙血症降低了神经元放电的阈值，导致过度兴奋和肌肉痉挛（手足抽搐）。神经元过度兴奋的症状从相对温和的表现，如感觉异常、麻木、刺痛和肌肉痉挛，到危及生命的抽搐，即心脏支气管痉挛、喉痉挛和心律失常[14]。为了防止发生低钙血症引起危及生命的后遗症，重要的是要识别和治疗低钙血症的较轻微和初始症状，如口周面部刺痛、抽搐、麻木和手脚麻木无力。如果不加以纠正，这些症状会迅速发展为四肢肌肉痉挛，伴有头晕、心动过缓和癫痫发作，还伴有意识模糊、焦虑、易怒和幻觉等认知障碍症状[14]。心血管症状在低钙血症中也很常见，如心动过缓、低血压和心律失常。其他临床表现包括癫痫发作、视乳头水肿和精神障碍[14]。

三、体格检查

术后体格检查可通过观察神经肌肉过度兴奋、心血管异常和精神障碍的表现来发现低钙血症。神经肌肉过度兴奋常表现为 Chvostek 征和 Trousseau 征的经典阳性表现。Chvostek 征是通过手指敲击外耳道前约 2cm 的面神经来完成的，阳性表现为引起同侧面部抽搐。通过将血压袖带略微充气至收缩压以上并持续 2～3min，引发 Trousseau 征，阳性结果是出现腕部痉挛，具体表现为手腕和掌指关节的屈曲以及拇指和手指的内收。Chvostek 征在 10% 的正常血钙患者中也可见，而 Trousseau 征在低钙血症中更具有特异性。心血管的改变可以通过低血压和心电图的变化来观察。QT 间期延长是心电图最典型的征象，但 ST 段也可上移。极少数情况下，低钙血症可导致尖端扭转型室性心动过速，这是一种多形性室性心动过速。精神障碍也可以表现为烦躁和抑郁。极少数情况下，精神疾病与低钙血症有关[14]。

四、诊断

尽管病史和体格检查可提示术后低钙血症，但低钙血症主要通过检测血清钙水平低于正常值来做出诊断。术后血钙<8.5mg/dl 即可诊断为低钙血症；但是，血清钙水平必须得到合理的诠释。血清钙可以结合血液中的蛋白质，主要是白蛋白，但只有血液中的离子钙可影响生理活动。根据白蛋白水平应使用以下公式校正血清钙：校正 Ca= 血清 Ca 水平 + 0.8 ×（正常白蛋白 – 患者的白蛋白）。正常血清白蛋白水平默认为 4mg/dl 的标准单位（40g/L SI 单位）；因此，可以将公式简化为计算器中的默认值：校正 Ca = 血清 Ca + 0.8 ×（4– 血清白蛋白）。离子钙可以直接测量，是血液中最准确的钙活性水平。离子钙应>1.1mmol/L（4.4mg/dl）。低钙血症通常与低镁血症有关，应检测血镁水平并将其补充至>1.7mEq/L 的水平。急性术后甲状旁腺功能减退症的诊断还应包括血清 PTH 的测量。PTH 水平实际上是一个非常重要的诊断要素。如果患者出现术后甲状旁腺功能减退症，PTH 水平会很低。然而，如果患者正在表现为骨饥饿综合征（见上文），其 PTH 水平实际上可能升高，这反映的不是甲状旁腺功能减退，而是对骨骼钙需求的正常生理反应。

五、术后低钙血症的预防

术后低钙血症的预防应从术前对患者的咨询开始。应教导患者能够识别低钙血症的早期体征和症状。此外，应强调医疗依从性和术后补钙的重要性，以防止严重的低钙血症及其潜在的危及生命的症状。医生应指导患者在手术恢复期的第 1 天即开始补钙，甚至在夜间也继续定期补钙。建议患者在出现低钙血症症状时应立即通知他们的手术团队，以便在出现更严重的症状之前调整口服补钙的剂量。甲状旁腺切除术或甲状腺切除术后发生低钙血症的高风险患者应更谨慎地监测，在出院后几天内多次进行实验室检查，以确保补充的钙量适当，以避免剂量不足或过量。

治疗术后低钙血症最有效的方法是预防措施，术前和术后预防性补钙，以及保护甲状旁腺的手术策略。术前应检测维生素 D 水平，这将决定是否应在手术前补充维生素 D。大多数专家建议患有代谢性骨病（如原发性甲状旁腺功能亢进）患者的 25– 羟维生素 D 水平应维持在 30ng/ml 以上[9, 15]。这一建议非常合理，尽管尚未明确表明低维生素 D 水平会导致术后低钙血症[9, 16]。减少术后低钙血症的术前补充策略包括术前调整维生素 D 水平，积极治疗维生素 D 缺乏症，如果 25– 羟维生素 D 水平<20ng/ml，则口服 50 000U 麦角钙化醇，每周 1 次，持续 8 周[17, 18]。在维生素 D 水平为 20～30ng/ml 的情况下，可以较为缓和地每天摄入 1000U 的来自膳食或其他补充来源的麦角钙化醇[17, 18]。

避免术后低钙血症的术中策略包括在甲状旁腺切除术中测量 PTH 水平，在甲状腺切除术中仔细保留甲状旁腺，以及在担心术后甲状旁腺功能减退的情况下进行甲状旁腺自体移植（例如，腺体被意外切除、血管断流或看起来缺乏生机）。甲状腺手术期间的甲状旁腺血供结扎可导致甲状腺切除术后甲状旁腺功能减退。保留甲状旁腺的手术技术用于降低甲状腺切除术后甲状旁腺功能低下的发生率（包括仔细识别甲状旁腺和仔细解剖）。甲状旁腺自体移植术也可用于在血供断流后重建甲状旁腺的功能。甲状旁腺自体移植包括将活的甲状旁腺组织切片植入同侧胸锁乳突肌，或者皮下植入前臂肌肉。新鲜的自体移植物或冷冻保存的甲状旁腺组织可用于植入，冷冻保存组织的成功率约为 70%，新鲜的自体移植组织的成功率约为 90%[19, 20]。甲状旁腺自体移植到同侧胸锁乳突肌的方法如下：将切断血管或意外切除的甲状旁腺放入装有无菌生理盐水的容器中，直到准备好重新植入。然后，用手术刀将腺体切碎成小块。在同侧胸锁乳突肌中创建一个口袋，确保没有血肿发生，因为这会阻碍移植的甲状旁腺的存活。使用不可吸收的尼龙线或可吸收的 Vicryl（Ethicon Inc，NJ）缝合线缝合，以关闭穿过肌肉袋两侧的开口，并创建一个空气节点。将切碎的甲状旁腺碎片放入袋中，结扎空气节点。将一个小的 5mm 钛夹放置在节点上或缝线末端以标记再植入区域，以便在该区域将来进行手术时保留植入物。对于甲状旁腺增生病例，可施行肌肉自体移植或前臂皮下再植。在复发的情况下，移植的甲状旁腺在局部麻醉下可以很容易地从手臂上取出，避免了再次探查先前手术的颈部区域。

六、术后预防性补钙和维生素 D

治疗低钙血症的症状比预防低钙血症要困难得多，也需要更长的时间。因此，美国临床内分泌学家协会和美国内分泌学会最近的声明建议，对所有甲状旁腺切除术后的患者进行常规预防性口服钙（含或不含骨化三醇）治疗，以预防一过性低钙血症[9]。口服补钙似乎是最具成本效益的方法。碳酸钙是首选药物，每天 3 次，每次 500～1000mg。这种方法已被证明可将术后低钙血症的发生率减少约 10%[9]。一种替代方案包括口服碳酸钙和维生素 D（OsCal，葛兰素史克，美国），第一周每 6 小时 500～1000mg，第二周每 8 小时 500～1000mg，第三周每 12 小时 500～1000mg，第四周每 12 小时 500mg。我们通常在手术后 2 周跟踪监测患者的血清钙和 PTH 水平。如果检测值在正常范围内，我们就会提前停止钙的补充。此外，我们会根据术中发现，如在甲状腺切除术中甲状旁腺的活性，或者在甲状旁腺切除术中切除的甲状旁腺数量，来适当修改我们的经验性替代方案。我们还减少了肾功能受损的患者和老年

患者的钙补充剂量。

另一种方案更具有客观性，是基于术后 1h 内即刻的 PTH 水平。如果 PTH 水平＞15pg/ml（可以检测得到但处于正常下限），患者可以出院，出院后预防性口服 500～1000mg 钙，每天 3 次。如果 PTH 水平＜15pg/ml，除补充钙剂外，还应开始服用骨化三醇 0.5～1.0μg/d。如果血清镁水平低于正常值，也应考虑补充镁。骨化三醇可能需要 72h 才能发挥作用[9]。患者可以在医院过夜观察，如果依从性良好、合规且居住在附近，可以将患者送回家，并明确说明有关的症状及何时需要致电医生。

碳酸钙的替代品是枸橼酸钙（每天 2000～6000mg），对于服用质子泵抑制药的患者、患有胃酸缺乏的老年患者和进行胃旁路手术的患者，应分剂量口服[9, 21]。碳酸钙需要酸性环境才能被吸收，而枸橼酸钙则不需要。碳酸钙的优点是它含有约 40% 的钙元素，而枸橼酸钙只有 21% 的钙元素。为了增强吸收，两种钙制剂都应随餐服用。由于左甲状腺素与钙结合进而抑制左甲状腺素的吸收，因此分开服用钙剂与甲状腺激素是很重要的注意事项。左甲状腺素应在钙服用的前 1h 或服用后 3h 服用[21]。在一些对血清钙波动非常敏感的患者中，"每 6 小时"或"每 8 小时"给药方案优于每天 4 次或每天 3 次的处方意见，以避免发生在睡眠中的长时间禁食，可能导致早晨低钙血症[21]。

术后测量血清钙水平可以用来预测哪些患者可以安全出院，以及哪些患者需要在甲状腺切除术后补充钙和维生素 D[22]。如果血清钙水平＜8.5mg/dl，或者离子钙水平＜1.1mmol/L，应考虑替代补充治疗。该方案的缺陷在于监测时间，因为研究未能证明术后即刻钙测量值预测甲状旁腺功能减退症发生的可靠性。术后，血清钙水平的降低可延迟 48～72h，并且只有在患者回家后才会出现。

七、术后急慢性低钙血症的治疗

术后低钙血症的治疗，无论是甲状腺切除术后还是甲状旁腺切除术后，重点都在于补钙。症状和低钙血症的程度决定了补钙的程度和方式。甲状旁腺功能减退症的术后管理指南[9]建议术后测量 PTH 和钙水平，如果钙水平<7mg/dl 或离子钙水平<1.1mmol/L，或者如果有腕足痉挛、口周麻木或 Chvostek 征阳性的症状，则应口服补充钙（每天 1～3g 的钙）。如果补钙后钙水平仍<7mg/dl，则可添加 0.5μg 骨化三醇，每日 2 次。术后甲状旁腺功能减退引起的术后低钙血症的监测和治疗的其他算法包括检测 PTH 和钙水平，以确定钙剂量、骨化三醇剂量，并在出现严重症状时静脉补钙[23]。如果患者仍有症状和低钙血症，则可加大补充的钙量，如每天 6000mg 钙，每天 2μg 骨化三醇或按照 1mg/kg 的剂量静脉注射镁[23]。对于严重的低钙血症、难以口服补充或症状严重的患者，应在 20min 内静脉推注 50ml 5% 葡萄糖加 1～2g 钙作为初始治疗。如果严重低钙血症的症状持续存在，则静脉输注 1000ml 由 11g 葡萄糖酸钙添加到生理盐水或 5% 葡萄糖水中组成的溶液，以 50ml/h 的速率给药并调整以将钙水平维持在正常的低水平[9]。然而，该计算公式是基于体重的（维持钙水平为 15mg/kg）。在静脉补钙期间，连续心电图监测非常重要，因为快速补钙可引起心律失常。然后患者应过渡到口服钙加骨化三醇，以确保钙水平保持正常且症状不会复发。还应检查镁水平，尤其是对补钙无反应的患者。如果血清镁水平<1.7mEq/L，则应在补充钙的同时静脉注射 1～2mg 镁。

在我们的门诊方案中，对于中度的低钙血症的患者，我们给予服用每天 1 次或 2 次的 0.25μg 骨化三醇，对于严重的低钙血症或术后 1h PTH 水平<15pg/ml 的患者，我们给予服用每天 1 次或 2 次的 0.5μg 骨化三醇。我们建议在开始骨化三醇治疗后的 2～3 天内重新检测钙和 PTH 水平，之后每 3 天复查 1 次，以避免服用过量和发生反跳性高钙血症。需要提醒的是，对于肾功能临界或老年患者，联合使用骨化三醇和钙时要非常谨慎。在这两种情况下，高钙血症会很容易发生。

总结

术后短暂性低钙血症是一种相对常见的并发症，在甲状腺全切除术的患者中，其发生率为 23%～38%。永久性甲状旁腺功能减退症不太常见，发生率为 0.12%～5.8%。治疗术后低钙血症的最佳方法是采取预防措施，其中包括患者教育、术后预防性补钙以及采取手术策略保护甲状旁腺。术后急性低钙血症的药物治疗包括大量口服钙和骨化三醇。如果患者对口服治疗无效，则需要开始进行住院的静脉输注钙剂治疗。

八、低钙血症的长期治疗

尽管术后发生低钙血症的患者大多数会恢复，但也有一些患者不会。事实上，永久性甲状旁腺功能减退最常见的原因是颈部手术后，颈部手术后导致的永久性甲状旁腺功能减退占所有永久性甲状旁腺功能减退的 75%[24, 25]。长期甲状旁腺功能减退症被定义为校正后的血清钙和 PTH 浓度降低超过 6 个月[26]。这个时间点很重要，因为一些在甲状旁腺手术后出现甲状旁腺功能减退的患者，会在 6 个月内恢复甲状旁腺功能[27]。甲状旁腺功能减退的其他原因包括甲状旁腺的自身免疫性破坏、遗传病因（例如，DiGeorge 综合征、常染色体显性遗传导致的甲状旁腺功能减退症）或极少数情况下铁、铜或转移性癌症浸润甲状旁腺[28]。

我们已经提到过，但值得重申的是，任何病因的低镁血症都可以表现成甲状旁腺功能减退。考虑这种可能性总是很重要的，因为它是可逆性的[29]。当补充镁时，这些患者的循环PTH水平会快速增加并最终对PTH敏感。尽管镁可以有效地纠正分泌性阻滞，但患者仍将保持低钙血症的状态，直到几天后PTH的外周抵抗性缓解。因此，应对急性低钙血症采取的措施应同样适用于有症状的伴低镁血症的急性低钙血症患者。

到目前为止，长期慢性的低钙血症最常见的原因是甲状旁腺功能减退。确实，其他慢性疾病也可能与长期低钙血症有关，如麦胶性肠病和其他吸收不良综合征（减肥手术）。严重、营养性的维生素 D 缺乏在发达国家几乎闻所未闻，但它也可能与低钙血症有关。

慢性甲状旁腺功能减退症的病理生理学与PTH 对其靶器官、骨骼和肾脏的作用缺失及其间接胃肠道作用有关[30]。没有 PTH，骨骼活性降低，在需要的时候不再作为钙的有用储存库。如果没有 PTH，肾脏就不能重吸收过滤后的钙，因此会出现相对高钙尿。此外，肾小管失去 PTH 的磷酸化作用，从而导致高磷血症。在没有 PTH 的情况下，维生素 D 的活化会受到损害，因为维生素 D 的活化是通过 PTH 对 25-羟维生素 D 转化为 1,25- 二羟维生素 D 的肾羟化酶起作用的。活性维生素 D 的缺乏会导致钙吸收不良。

（一）急性和慢性甲状旁腺功能减退症的治疗目标

有七个治疗目标[31]。

- 预防症状性低钙血症。尽管实际的血清钙水平与症状有关，但还有 2 个重要的因素。即使血清钙没有显著的降低，血清钙下降的速度也可以是一个关键的决定因素。对于甲状旁腺手术后出现低钙血症的患者来说，这一点很重要。对于术前血清钙非常高的患者，即使术后血清钙水平并不是特

别低，术后急剧下降也可能与症状有关。另一个关键因素是患者自身对血清钙水平的敏感性。对于相同的低血钙值，患者的症状可能相似，也可能不同。

- 将血清钙维持在正常的较低范围或略低于正常范围。一般建议血清钙的范围在 8.0～9.0mg/dl。在这些患者中，一般对血清钙水平非常敏感，9.5mg/dl 以上的血钙水平并不总是能很好地耐受，即使该值本身在正常范围内，患者也会主诉出现高钙血症的症状。

- 保持钙 × 磷酸盐的值水平 <55mg^2/dl^2。这个值在文献中根深蒂固，应该被视为最高的可耐受水平。长期升高的钙 × 磷值与肾脏、脉管系统和大脑中异位软组织钙化的风险有关。许多专家建议钙 × 磷值应尽可能保持在接近正常水平（如 35～45mg^2/dl^2）。

- 避免高钙尿。如前所述，PTH 缺乏保钙作用会导致绝对或相对高钙尿。在一定程度上，高钙尿的程度取决于控制血清钙所需的口服钙量。慢性高钙尿与肾结石、肾钙质沉着症和肾功能本身的降低有关[32]。

- 避免高钙血症。不言而喻，要避免明显的高钙血症。但是，如上所述，需要注意的是两个相关的建议，即将血清钙保持在正常的较低范围内，并尽可能减少钙 × 磷值。

- 血清磷酸盐的控制。同样，该建议与控制钙 × 磷值有关，尽管有一些证据表明高磷血症本身可能与软组织异常钙化有关[32]。甲状旁腺功能减退症患者的血清磷酸盐水平不一，处于正常的上限或明显升高。饮食措施通常足以达到这一目标，很少需要磷酸盐结合剂。

- 预防肾、血管和其他软组织钙化。这一目标又与甲状旁腺功能减退的生化表现的控制有关。

（二）传统的治疗

1. 补充钙剂　几乎所有的甲状旁腺功能减退症患者都需要补充钙剂[33]。饮食根本无法提供足够量的钙，但应该强调的是，饮食中的钙比补充的钙更容易获得生物利用。患者每日所需的钙差别很大，少则 500mg（罕见），多则 9g（罕见）。最常见的剂量范围是每天 1～2g，每次剂量不超过 500～600mg。一次不能给予超过这个量的钙是因为钙的吸收效率降低。考虑到通常患者需要大量的钙，碳酸钙是最有吸引力的，因为它含有比枸橼酸钙更高的钙元素百分比（40%），枸橼酸钙只有 21% 的钙元素。碳酸钙的缺点是必须在有胃酸来源的情况下服用[34]。如果患者的胃酸分泌不正常，则以蛋白质为基础的膳食将有助于提供适当的酸性环境。碳酸钙的一个缺点是它可能与胀气和便秘有关。碳酸钙的这些缺点在枸橼酸钙中不那么明显，它不需要胃酸，很少产生胀气和便秘。然而，服用枸橼酸钙将需要更多的药量，因为它所含的钙元素含量仅为碳酸盐形式的 50% 左右。这对于需要大量口服钙的患者，可能是一个显著的缺点[35]。

2. 补充维生素 D　活性维生素 D 是另一种主要疗法。包括两种制剂，分别是活性维生素 D 和 1,25- 二羟维生素 D（骨化三醇），或其活性类似物 1-α 羟基胆钙化醇。这些形式的维生素 D 需要每天多次服用，因为它们的半衰期只有 4～6h。大多数患者平均需要 0.5～1.0μg 骨化三醇或 1.0～2.0μg 1-α 类似物。专家们在是强调维生素 D 的活性摄入，从而减少对钙补充剂的需求，还是强调钙的补充剂，从而减少对活性维生素 D 的需求等问题上，是意见不一的。在我们看来，这更多的是一种实践方式风格的问题，而没有证据支持。

3. 钙化醇（维生素 D₃）或麦角钙化醇（维生素 D₂）　尽管对活性维生素 D 的需求实际上始终是必需的，但支持使用底物维生素 D 的论据则较少。很明显，这些患者不容易将 25- 羟维生素 D 转化为活性维生素 D 形式。这一观点导致一些人根本不使用维生素 D。另外，充足的维生素 D 是由 25- 羟维生素 D[36, 37] 的水平定义，而不是由 1, 25- 二羟维生素 D 的水平定义。此外，由于我们不知道维生素 D 在肝脏代谢的其他产物是否对维生素 D 的其他潜在作用有影响，许多专家将纠正正常水平的 25- 羟维生素 D 作为治疗目标[7]。最近，Streeten 等[38] 提出了另一个论点，即给予维生素 D 可以使这些患者得到更好的控制。为了达到 25- 羟维生素 D 的正常水平，即超过 20ng/ml，几乎所有的患者都需要补充维生素 D，最近的研究更倾向于维生素 D₃ 而不是维生素 D₂[39]。

4. 噻嗪类利尿药　对慢性高尿钙患者的担忧可以使用噻嗪类利尿药。

（三）长期甲状旁腺功能减退症治疗的新方法

1. 甲状旁腺激素　缺乏 PTH 是慢性甲状旁腺功能减退症的根本问题。没有 PTH，正常的钙稳态始终是异常的，尽管药物治疗通常可以应对生化异常以维持合理正常的血清钙水平。直到最近，据说甲状旁腺功能减退症是最后一种经典的内分泌缺乏性疾病，这种缺乏性疾病的激素是无法获得的。在现代，Winer 和她的同事们开始尝试使用 PTH 作为这种疾病的治疗方法。他们和其他人没有使用全长完整的 PTH 分子，而是使用缩短但完全有活性的氨基末端片段，称为特立帕肽［PTH（1-34）］[40-42]。这些研究表明，与传统疗法相比，减少钙和维生素 D 的补充量也可以实现更好的控制。这些研究并没有一致地证明尿钙排泄减少。

最近，完整的重组天然 84 个氨基酸 PTH 分子［rhPTH（1-84）］正在被研究[43-47]。这项被称为 REPLACE 的关键临床试验[44] 表明，在

50～100μg rhPTH（1–84）的滴定范围内，补充钙和活性维生素 D 的需求量下降了 50% 以上，而血清钙水平保持不变。几乎相同比例的患者能够停用活性维生素 D 的补充，并将他们补充钙的需求减少到 500mg 或更少[46]。

由于慢性甲状旁腺功能减退症是一种终生疾病，因此长期使用 rhPTH（1–84）在疗效和安全性方面都特别重要[48, 49]。8 年的纵向数据证实，补充钙的需求减少了 57%，活性维生素 D 减少了 76%[48]。随着时间的推移，但不是在短期内，尿钙减少了 38%，REPLACE 试验的 5 年随访研究也证实了这一观察结果[49]。肾功能是稳定的。

2. 重组天然 84 个氨基酸甲状旁腺素分子的安全性 大剂量 PTH 对大鼠的致癌作用众所周知[50, 51]，但各种剂量的 PTH 对人类受试者的致癌作用还未被观察到。使用特立帕肽的监测现已延长至 17 年以上，但没有发现任何异常[52-54]。事实上，FDA 批准了 rhPTH（1–84）在甲状旁腺功能减退症中的使用没有时间限制。其他安全性指标，如高钙血症和高尿钙的发生率也是乐观的[48]。

3. 重组天然 84 个氨基酸甲状旁腺素分子的使用适应证 rhPTH（1–84）被批准用于常规治疗无法很好控制的甲状旁腺功能减退症患者。考虑到现有依据，有几个协会提供了管理指南[7, 8, 55]。其中的两份报告专门针对 rhPTH（1–84）[7, 55]。许多专家对控制不佳的患者分为至少六种情况。

(1) 血钙控制不佳（<7.5mg/dl 或有低钙血症的临床症状）。

(2) 每日需要口服钙超过 2.5g 或活性维生素 D 超过 1.5μg（或活性维生素 D 类似物超过 3μg/d）。

(3) 高钙尿、肾结石、肾钙质沉着症、肌酐清除率或估计肾小球滤过率降低（<60ml/min），或尿液生化分析显示结石风险增加。

(4) 高磷血症或钙 × 磷值升高>55mg^2/dl^2。

(5) 胃肠道功能障碍伴吸收不良或减肥手术后。

(6) 生活质量下降。

rhPTH（1–84）的起始剂量为 50μg/d，大腿皮下注射。活性维生素 D 或钙应同时减少 50%。活性维生素 D 和钙逐渐减少，最佳目标是停止活性维生素 D 的补充并将补充钙的量减少到 500mg/d 或更低。rhPTH（1–84）根据需要以 25μg 的量增加。如果停止治疗，患者通常需要比 rhPTH（1–84）之前更多的钙和活性维生素 D。现在活化的骨骼是需求量增加的原因[7, 54]。

第四篇　肾上腺相关急症

Adrenal Glands

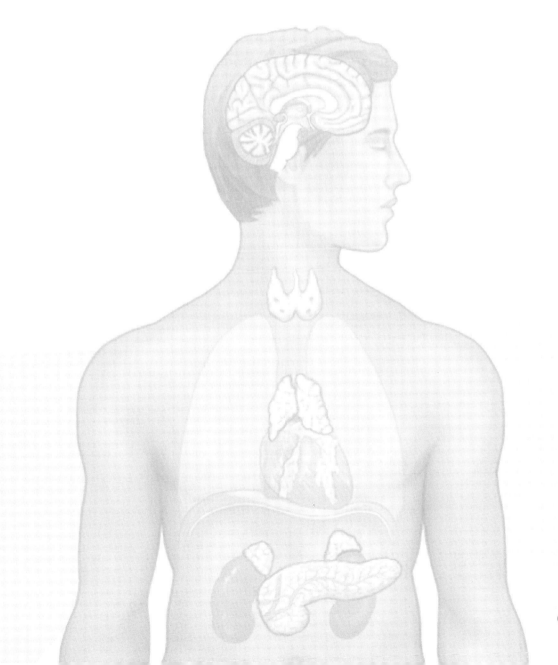

第 12 章 急性肾上腺高血压急症：嗜铬细胞瘤、库欣病、醛固酮增多症

Acute Adrenal Hypertensive Emergencies: Pheochromocytoma, Cushing's, Hyperaldosteronism

Monika Akula   Raquel Kristin S. Ong   Alexander L. Shifrin   William F. Young, Jr.   著

李承欣 译

一、概述

高血压急症是指血压迅速显著升高，收缩压>180mmHg 和（或）舒张压>120mmHg，并伴有神经、心血管、肾脏和其他终末器官损害的证据[1]。由内分泌和代谢疾病引起的高血压急症，而不是更常见的原发性高血压，在高血压急症中占不到 5%，但如果出现，可能是严重发病率和死亡率的原因。及时识别对启动针对性治疗和避免发生危及生命的并发症（如脑卒中和心肌梗死）非常重要。应就高血压（hypertension，HTN）的现病史、家族史、用药史和终末器官损害相关症状进行详细的了解和体检[2]。最常见的可导致高血压急症的内分泌疾病包括以下内容。

- 嗜铬细胞瘤/副神经节瘤综合征（pheochromocytoma/paraganglioma syndrome，PPGL）。
- 原发性醛固酮增多症。
- 库欣综合征（Cushing's syndrome，CS），包括库欣病（Cushing's disease，CD）。

二、嗜铬细胞瘤/副神经节瘤

PPGL 约占高血压病例的 0.1%。嗜铬细胞瘤是起源于肾上腺髓质嗜铬细胞的肾上腺肿瘤（占 PPGL 的 80%～85%），而副神经节瘤是起源于胸、腹或骨盆交感链神经节的肾上腺外肿瘤（占 PPGL 的 15%～20%）。在偶然发现的肾上腺肿瘤中，嗜铬细胞瘤的患病率约为 3%[3,4]。肾上腺髓质肿瘤可能产生肾上腺素与不同数量的去甲肾上腺素和多巴胺，而来自胸部、腹部和骨盆的肾上腺外分泌儿茶酚胺的肿瘤会产生去甲肾上腺素，较少产生多巴胺，但不会产生肾上腺素。这是确定儿茶酚胺来源的重要鉴别诊断因素，因为苯乙醇胺 –N– 甲基转移酶（负责将去甲肾上腺素转化为肾上腺素的酶）主要在肾上腺髓质合成，而不是在肾上腺外嗜铬细胞中合成。肾上腺素主要是增加心输出量和血糖水平，以应对急性应激反应，为个体的"战斗或逃跑"的反应做好准备。同样地，去甲肾上腺素也会增加心输出量，但也会增加血管收缩。导致这些激素产生过量的 PPGL 可引起危及生命的高血压[3,4]。

起源于颅底和颈部的副神经节瘤起源于副交感神经，不产生儿茶酚胺，除非在极少数情况下产生多巴胺及其代谢产物 3– 甲氧基酪胺[4]。它们通常为良性，但在 17% 的病例中，它们可以转化为恶性肿瘤[3]。琥珀酸脱氢酶 B 亚单位（succinate dehydrogenase subunit B，SDHB）致病性变体患者的恶性肿瘤风险高出 30%～40%。SDIIB 致病性变体也与肾上腺外部位、大肿瘤尺寸、肿瘤侵袭、年轻、阳性家族史、多灶性肿瘤和多巴胺能生化表型有关[4]。

（一）临床特征

分泌过量儿茶酚胺的 PPGL 的临床特征是多样性的。头痛、心悸和出汗过多的经典三联征现在是一种不太常见的表现。在早期阶段，有些人可能有轻微的非特异性症状，有些人可能根本没有任何症状。90% 的病例可表现为高血压；50% 在其他方面健康的年轻个体的病例可能表现为阵发性高血压，这可能是儿茶酚胺过量的第一个征象。阵发性高血压随后可表现为心脏血管痉挛引起的阵发性严重急性胸痛，并可能被误诊为心肌梗死或急性主动脉夹层。嗜铬细胞瘤危象是一种罕见的急症，定义为高血压危象或低血压伴高热（＞40℃）、脑病、多器官衰竭、肺水肿和循环衰竭[5]。

嗜铬细胞瘤 / 副神经节瘤的检测适应证如下所示[4, 5]。

- 儿茶酚胺过量的发作性体征和症状。
- 低脂性肾上腺偶发瘤，即使是血压正常的患者。
- 对手术、药物（如 β 肾上腺素能受体拮抗药、皮质类固醇）或麻醉的意外血压反应。
- 无法解释的血压波动。
- 难以控制的血压。
- 家庭成员 PPGL 的遗传风险。
- 与嗜铬细胞瘤相关遗传综合征相关的特征。
- PPGL 治疗的疾病史。

（二）诊断

根据最近的内分泌学会指南，最初的筛查测试是生化测试，使用实验室的电化学液相色谱或质谱方法进行无血浆或尿的肾上腺素片段的测定[3, 4, 6]。与尿肾上腺素片段相比，血浆的肾上腺素片段和多巴胺代谢物 3- 甲氧基酪胺具有更高的敏感性（95%）。如果血浆的肾上腺素片段水平在正常参考范围内，则可排除症状性 PPGL[4, 6]。检测血浆和尿液中肾上腺素片段的特异性分别为 96% 和 89%。当测量血浆中的

肾上腺素时，应使用相同位置的参考标准对患者仰卧位进行至少 20min 的血液检查，以尽量减少假阳性结果[3, 4, 6]。假阳性检测结果比真阳性更常见。假阳性的最常见原因是左旋多巴，三环类抗抑郁药和抗精神病药等药物会假性地提高肾上腺素片段检测的水平[3]。生化假阳性在极度紧张的情况下也很常见，如剧烈疼痛、心肌缺血和低血糖，以及重症监护病房中的患者。因此，在这些情况下，如果临床医生对患者 PPGL 高度怀疑，可以进行腹部和骨盆的 CT 检查[4]。

为了对测试结果进行适当的解释，必须考虑疾病的验前概率和高于正常上限的升高程度[7]。如果水平升高超过正常上限的 2 倍以上，那么患者很可能患有 PPGL（假设已排除药物的干扰）。但是，如果水平低于正常上限的 2 倍，那么很难区分假阳性和真阳性。在这些情况下，临床医生应考虑可能导致假阳性结果的药物和特殊条件。如果临床高度可疑并且血浆去甲肾上腺素升高，可以进行可乐定抑制试验以排除分泌儿茶酚胺的肿瘤[6]。

（三）影像学

在建立 PPGL 的明确生化证据后，下一步是对肿瘤的定位。CT 优于 MRI，因为它在胸部、腹部和骨盆中具有更好的空间分辨率[3, 4]。在颈部或颅底副神经节瘤，妊娠或转移性疾病的情况下，MRI 是首选[4, 5]。非增强 CT 衰减值＜10HU（Hounsfield units）的肾上腺病变可以可靠地排除嗜铬细胞瘤[8]。即使 CT 具有更高的灵敏度（＞90%），它的特异性较低（75%～80%）。CT 仅提供肿瘤的解剖位置，但不能提供有关肿瘤功能的任何信息。嗜铬细胞瘤的大小可以从 1～15cm 不等，诊断时平均为 4～6cm。较小的肿瘤由实性的均质组织组成，而在较大的肿瘤中，通常会看到中央坏死区和肿瘤组织的外围边缘。嗜铬细胞瘤通常呈

球形，边缘光滑，在形态上类似于其他肾上腺肿块。鉴别诊断应包括低脂腺瘤、肾上腺癌和转移瘤[9]。与富脂腺瘤不同，由于细胞质内缺乏脂质，嗜铬细胞瘤的衰减值总是 10HU 或更高。在包括晚期增强扫描在内的靶向肾上腺 CT 方案中，腺瘤表现出快速廓清特征。不幸的是，非增强的 CT 衰减值和廓清特征无法区分肾上腺癌和转移瘤[9]。

对于怀疑有转移性 PPGL 的患者，下一步是功能成像[4, 10]。如果患者年龄超过 40 岁，没有家族史，肾上腺肿瘤大小<3cm，主要分泌肾上腺素，或基因检测阴性，则无须进行功能成像检测[1]。在肾上腺外肿瘤中，无论肿瘤大小或基因检测结果如何，都需要进行功能成像来对肿瘤进行分期，并确定是否存在额外的副神经节瘤。123I 间碘苄基胍（iodine-123-metaiodobenzylguanidine，123I-MIBG）闪烁显像和镓 68（gallium 68，68-Ga）1,4,7,10–四氮杂环十二烷 –1,4,7,10–四乙酸（DOTA）–奥曲酸（DOTATATE）正电子发射断层扫描（positron emission tomography，PET）–CT 可用于识别其他额外的 PPGL 并对已知的 PPGL 进行分期[3, 10]。18F–氟脱氧葡萄糖（18F-fluorodeoxyglucose，18F–FDG）PET-CT 还可用于检测转移性疾病的部位，在已知转移性 PPGL 患者中优于 123I-MIBG 闪烁显像。

（四）基因检测

大约 40% 的 PPGL 是遗传性的或家族性的，并且与 15 个易感基因的致病变异有关[11]。最常见的突变基因是 RET 原癌基因（MEN2）、Von Hippel-Lindau（VHL）、SDHB、SDHC、SDHD 和 1 型神经纤维瘤病（neurofibromatosis type 1，NF1）（表 12–1）。SDHB 致病性变异与侵袭性转移性疾病相关（40%～60%)[11]。

建议对所有 PPGL 的患者进行基因检测，尤其是有阳性家族史、双侧肾上腺肿瘤、副神经节瘤和年龄较小的患者[3, 4]。还建议向家庭成员进行遗传性 PPGL 可能性的咨询服务，并建议对患者的一级亲属进行评估[11]。

（五）术前治疗

术前医学治疗和手术准备对于最大限度地

表 12-1 与 PPGL 相关的常见突变基因

综合征	基因	肿瘤类型
MEN2a 和 MEN2b：多发性内分泌肿瘤	RET	嗜铬细胞瘤；肾上腺素生化表型；与甲状腺髓样癌有关，以及在 MEN2a 中与原发性甲状旁腺功能亢进有关
VHL: Von Hippel Lindau	VHL	嗜铬细胞瘤或副神经节瘤；去甲肾上腺素生化表型；与肾透明细胞癌和中枢神经系统血管母细胞瘤相关
家族性副神经节瘤，1 型	SDHD	副神经节瘤（交感神经、副交感神经）或嗜铬细胞瘤
家族性副神经节瘤，2 型	SDHAF2	副神经节瘤（副交感神经）
家族性副神经节瘤，3 型	SDHC	副神经节瘤（副交感神经，交感神经罕见）
家族性副神经节瘤，4 型	SDHB	副神经节瘤（副交感神经或交感神经）与肾细胞癌或甲状腺癌有关
Carney-Stratakis 综合征	SDHB SDHC SDHD	副神经节瘤（交感神经和副交感神经）；与胃肠道间质瘤有关
1 型神经纤维瘤病	NF1	嗜铬细胞瘤；神经纤维瘤；胶质瘤

降低手术期间儿茶酚胺激增的致命性的风险至关重要。重点旨在控制血容量的扩张、高血压和心动过速，以避免术中血流动力学不稳定。心电图应作为术前评估的一部分；如果对患者心脏功能有任何疑虑，都应进行超声心动图检查。建议至少在手术前 7～14 天开始使用围手术期 α 肾上腺素能受体拮抗药。长期存在儿茶酚胺过量导致器官损害的患者，使用 α 肾上腺素能受体拮抗药的时间应更长[3]。

最常用的 α 肾上腺素能受体拮抗药是苯氧苯甲胺和多沙唑嗪。苯氧苯甲胺是一种非竞争性、非选择性的 α 肾上腺素能受体拮抗药，可与 α_1 和 α_2 肾上腺素能受体结合，半衰期长（24～48h），不易被分泌儿茶酚胺的肿瘤负荷所克服。初始剂量为每天 1 次或 2 次口服 10mg，每 2～3 天可增加 10～20mg。最终剂量通常为每天 1mg/kg，但总剂量可高达 240mg/d。不良反应包括体位不稳、心动过速、头晕、疲劳和男性逆行射精以及严重的鼻塞[12]。苯氧苯甲胺在控制收缩压方面略优于选择性 α_1 肾上腺素能受体拮抗药，可能与停止治疗后 24～48h 术后低血压有关；因此，手术后可能需要升压药支持和静脉输液[13]。

多沙唑嗪、哌唑嗪和特拉唑嗪是选择性 α_1 肾上腺素能受体拮抗药，它们优先与 α_1 肾上腺素能受体结合，引起血管舒张。由于这些药物不与 α_2 肾上腺素能受体结合，因此与苯氧苯甲胺相比，心动过速的发生频率较低。由于它们的半衰期短，最后一剂用药应在手术当天早上给予，因为它们存在术中不能充分控制儿茶酚胺释放的风险。相反地，与苯氧苄明相比，术后低血压的可能性较小。不良反应包括眩晕、头痛、胃肠道症状和体位性低血压。多沙唑嗪的半衰期为 12h，通常每天给药 1～2 次，初始剂量为 1～2mg/d，最大剂量为 16mg/d。哌唑嗪以每 4～6 小时 0.5～1mg 的剂量开始，

平均每天 2～3 次滴定至 2～5mg，最大总量为 20～24mg/d。特拉唑嗪的起始剂量为 1mg/d，平均 2～5mg/d，最大剂量为 20mg/d[13]。

钙通道阻滞药，如尼卡地平、氨氯地平、硝苯地平和维拉帕米，也可用作术前控制血压的附加疗法[3, 12]。钙通道阻滞药可抑制去甲肾上腺素介导的钙跨膜流入平滑肌细胞 / 心肌内，因此可显著有助于控制高血压和心律失常，而不会在血压正常状态下引起低血压。它们可用作血压控制不足的患者的辅助治疗，以防止需要增加 α 肾上腺素能受体拮抗药的剂量。钙通道阻滞药可用于因不良反应而不能耐受 β 肾上腺素能受体拮抗药的患者或间歇性高血压患者的替代治疗。钙通道阻滞药在预防儿茶酚胺诱导的冠状动脉痉挛方面也非常有用[12, 13]。

β 肾上腺素能受体拮抗药可用于抵消由 α 肾上腺素能受体拮抗药引起的心动过速，但绝不能在 α 肾上腺素能受体拮抗药开始前使用，因为无拮抗的 α 肾上腺素能受体作用可能导致严重的血管收缩，随后出现急性心力衰竭、高血压危象和肺水肿。美托洛尔（从 12.5mg 缓释开始，每天 1 次，调整至目标心率为 80 次 / 分）和阿替洛尔（从每天 12.5mg 开始）是心脏选择性 β 肾上腺素能受体拮抗药，不良反应比非选择性的 β 肾上腺素能受体拮抗药少[14]。

目标血压应低于正常值，其控制的具体标准取决于年龄和并发症。例如，对于 20 岁的患者，100mmHg 的收缩压是合理的，而对于 75 岁的慢性肾病患者，130mmHg 的收缩压是合理的目标。体位性低血压不是治疗的目标，而是肾上腺素能受体拮抗药的不良反应。高钠饮食（5000mg/d）可以部分逆转体位性低血压。α 肾上腺素能受体拮抗药存在术后低血压的风险，因此建议高钠饮食（如前所述）和增加液体摄入量以增加血容量，以降低围手术期的发病率和死亡率[5, 14]。

（六）引起高血压急症的 PPGL 的急性治疗

PPGL 引起的高血压急症应在 ICU 内使用半衰期短的静脉注射药物进行治疗。PPGL 引起的高血压急症的首选药物是 α 肾上腺素能受体拮抗药酚妥拉明（半衰期为 19min），可以从 5mg 静脉推注开始，每 10 分钟再推注 1 次将血压降至目标水平[14]。此外，由于其外周和冠状动脉血管舒张特性以及预防冠状动脉痉挛的能力，可以使用静脉内钙通道阻滞药（如静脉内使用尼卡地平）。尼卡地平的初始输注速度为 5mg/h，每 15 分钟增加 2.5mg/h，最大剂量为 30mg/h。氯维地平也是一种可静脉使用的钙通道阻滞药（初始剂量为 1~2mg/h），半衰期较短；然而，它价格昂贵且应用范围较小，但可以实现更严格的血压控制，同时降低过度低血压的风险。最后，静脉注射硝普钠是一种起效快、作用持续时间短的血管扩张药，可以以非常低的速率 [0.3μg/(kg·min)] 开始，每隔几分钟调整 1 次，直到达到目标血压；推荐的最大输注速率为每分钟 10μg/kg[12, 14]。

（七）手术

嗜铬细胞瘤的最佳手术方法是微创腹腔镜肾上腺切除术，除非肿瘤 >6cm 或具有侵袭性，在这种情况下建议开放切除。由于消除了腹膜内夹层，后腹膜后入路肾上腺切除术是最有利和最直接的肾上腺切除术，手术时间最短。腹膜后入路患者满意度更高，恢复更快。这是因为腹膜后入路的疼痛较少，并且避免了到达肾上腺所需的主要腹腔内解剖（如右侧的肝脏解剖，或者左侧的脾脏和结肠解剖），如果通过腹部经腹膜入路进行手术则需要这些解剖。然而，如果根据放射学检测，对患者恶性嗜铬细胞瘤的可能性有任何疑虑，则应通过腹部入路进行手术，从腹腔镜开始，必要时转开放性手术。对于副神经节瘤，通常建议开放切除。由于双侧肿瘤的可能性很高，建议对患有双侧疾病或

遗传性嗜铬细胞瘤（如 MEN2 综合征）的患者进行部分肾上腺切除术（保留皮质）[15, 16]。通过保留健康的肾上腺皮质组织，可以避免终身糖皮质激素和盐皮质激素的替代需求。

术后，应密切监测患者 24~48h 的血流动力学不稳定和低血糖等情况。可能需要静脉输注含有葡萄糖的生理盐水以及血管加压药 / 正性肌力药以扩大容量。肿瘤切除后突然戒断儿茶酚胺也会导致反跳性高胰岛素血症和随之的反跳性低血糖。需要在术后 24h 内频繁监测患者血糖[12]。

（八）病理

所有的 PPGL 都具有恶性潜能。大约 10% 的嗜铬细胞瘤和 20% 的分泌儿茶酚胺的副神经节瘤会发生转移。用于对恶性肿瘤风险进行分级的最常用评分系统是 Thompson 在 2002 年提出的肾上腺嗜铬细胞瘤评分（pheochromocytoma of adrenal gland scales score，PASS）。PASS 评分 ≥4 分，则表明恶性病变。侵犯包膜、侵犯血管、严重的核多形性或核深染记 1 分；侵犯肾上腺周围脂肪组织，局灶性或融合性坏死，高细胞性、大巢（large nests）或弥漫性生长，肿瘤细胞纺锤状，每 10 个高倍视野（high-power field，HPF）有 4 个以上有丝分裂图，非典型有丝分裂特征，以及细胞单一记 2 分[17]。

（九）随访

应在术后 2~6 周测量血浆或 24h 尿液的肾上腺素片段，以确认肿瘤是否已成功切除。如果肾上腺素片段持续升高，建议进一步成像检测。欧洲内分泌学会临床实践指南建议，至少持续 10 年每年随访血浆或尿液肾上腺素水平。然而，许多专家建议进行终身随访[18]。一项 Meta 分析显示，在 5 年的随访期间，复发风险约为 5%[19]。

三、原发性醛固酮增多症

肾上腺球状带细胞可产生醛固酮。醛固酮

在高血压中起重要作用，因为它不仅与肾上皮细胞的盐皮质激素受体结合，促进钠和水的重吸收，以及钾的分泌，而且还可以与心肌细胞、心脏成纤维细胞和血管平滑肌细胞的盐皮质激素受体结合，引起血管收缩和随之的高血压。原发性醛固酮增多症（primary aldosteronism，PA），也称为 Conn 综合征，Jerome Conn 于1954 年首次在 1 例因产生醛固酮的肾上腺腺瘤（aldosterone-producing adrenal adenoma，APA）而患有低钾血症的顽固性高血压患者中进行了描述。PA 是继发性高血压的最常见原因之一[20]。PA 最常见于 60%～65% 的双侧肾上腺增生（bilateral adrenal hyperplasia，BAH）引起，30%～40% 的患者由单侧 APA 引起。极少数情况下，它是由单侧肾上腺增生、肾上腺皮质癌、异位产生醛固酮的腺瘤或家族性醛固酮增多症的遗传性疾病产生的[21]。

（一）临床表现

PA 患者可表现为非特异性症状，如疲劳、肌肉无力、肌肉痉挛、夜尿和头痛。临床上，患者会有高血压，但并不总是低钾血症。PA 很少表现为高血压急症，患病率不确定，因为报告的病例很少[20]。早期诊断 PA 至关重要，因为长期 PA 会导致心脏室间隔和外周脉管系统的纤维化和胶原蛋白生成增加，以及随之伴发的左心室肥大、心血管疾病、心肌梗死和卒中（最常见的死亡原因）。

内分泌学会建议对满足以下标准之一的患者进行 PA 筛查。

- 在 3 天进行的 3 次独立测量中的持续血压高于 150/100mmHg。
- 对 3 种常规抗高血压药物（一种包括利尿药）的耐药性高血压（高于 140/90mmHg）。
- 需要使用 4 种或更多的药物控制的高血压（低于 140/90mmHg）。
- 与低钾血症或肾上腺偶发瘤或睡眠呼吸暂

停相关的高血压。
- 40 岁以前的高血压及早发性高血压或脑卒中家族史。
- 一级亲属有 PA 的高血压。

（二）诊断

PA 的筛查包括对可走动的患者的早晨测量坐姿情况下的血浆醛固酮和肾素水平。血浆醛固酮浓度（plasma aldosterone concentration，PAC）>10ng/dl 且血浆肾素浓度低于每小时1ng/ml 或肾素浓度低于参考范围下限是 PA 阳性病例的检测试验。

然而，该检测缺乏敏感性和特异性。所有病例检测呈阳性的患者都应通过额外的测试以确认 PA 的诊断。可以使用以下四种推荐方法之一来完成确诊性测试：口服钠负荷并测量24h 尿醛固酮排泄量、4h 以上的盐水输注试验（saline infusion test，SIT）、氟氢可的松抑制试验（fludrocortisone suppression test，FST）或卡托普利激发试验（captopril challenge test，CCT）。没有哪种方法是最优的，通常根据患者偏好、成本和当地专业人员的知识选择测试方法。然而，对于无法检测到的肾素水平且 PAC>20ng/dl 的自发性低钾血症患者，不需要进一步的确诊性检测[20, 22]。

口服钠负荷试验，盐摄入量增加至 5g/d，连续 3 天(以 24h 尿钠含量>200mmol 确认为阳性)并给予缓释氯化钾，以维持血钾在正常范围内。在第 3～4 天的早晨收集 24h 尿液测量尿醛固酮。肾素被抑制的患者的醛固酮水平>12μg/24h 即可确诊 PA。SIT 应在坐姿下进行，从上午 8 点钟开始，在 4h 内输注 2L 生理盐水。分别在 0h 和4h 检测肾素、醛固酮、皮质醇和血浆钾的水平。PAC>10ng/dl 即可确诊 PA，水平为 5～10ng/dl表示灰色区域，高度提示 PA[20, 22]。

进行 FST 需要住院 4 天，现在很少进行了[20, 22]。

对于 CCT，患者坐位时口服 25mg 或 50mg 卡托普利。分别在卡托普利给药后 0h 和 2h 检测绘制血浆肾素、醛固酮和皮质醇水平。在 PA 患者中，醛固酮仍然升高，肾素在激发后仍然受到抑制[20, 22]。

（三）影像学

确诊 PA 后，所有的患者均应进行肾上腺 CT 检查以定位肿瘤，作为初始肿瘤亚型的检测。CT 还可以提供有关肾上腺腺瘤的大小和任何恶性肿瘤特征的详细信息，例如边界不规则、延迟廓清、局部浸润等。在双侧肾上腺增生中，CT 可能显示正常外观的肾上腺或结节性变化，而单侧 APA 通常表现为微腺瘤（＜1cm），在 CT 上可能不可见。因此，CT 在近 50% 的病例中可能不准确，可能漏诊 APA 或双侧肾上腺增生风险。如果在 CT 中发现结节，它可能没有功能并且与 PA 的诊断无关。多项研究表明，CT 或 MRI 应与肾上腺静脉采血术（adrenal venous sampling，AVS）结合使用，以准确定位 PA 的来源。因此，在几乎所有的患者中，AVS 是进行手术前的先决条件。尽管对于 40 岁以下确诊 PA 和低钾血症且肾功能正常的患者有例外，但最近的报告建议对所有 PA 患者使用 AVS[23-25]。

（四）肾上腺静脉取样

AVS 应由经验丰富的介入放射科医生完成。它可以同时或顺序进行，给予或不给予促皮质素。促肾上腺皮质激素增加了肾上腺的血液供应，因此肾上腺静脉可以更容易地插入导管。AVS 测试结果通过测量双侧肾上腺静脉中的肾上腺静脉醛固酮与皮质醇（aldosterone to cortisol，A/C）浓度比例和外周静脉中的 A/C 浓度比例来解释。优势侧与非优势侧的 A/C 比称为醛固酮侧化指数（lateralization index，LI）。如果 AVS 在使用促皮质素之后进行，LI＞4 表明单侧来源的醛固酮分泌过多。如果 LI＜2，

则没有偏侧化，这表明双侧肾上腺增生。如果 AVS 是在没有使用促皮质素的情况下进行的，那么一些专家将＞2 的醛固酮 LI 比率用作偏侧化阳性值。当非优势肾上腺 A/C 低于外周静脉 A/C 时，称为对侧抑制，通常见于单侧肾上腺疾病患者。当醛固酮 LI 为 2~4 时，如果存在对侧抑制，患者则可能会从接受单侧肾上腺切除术中受益[20, 22, 26]。

（五）治疗

治疗策略基于多种因素，其中包括患者的选择、合并症、年龄，以及单侧或双侧 PA。对于单侧肾上腺增生或单侧 APA，如果患者愿意接受手术风险，则首选腹腔镜单侧肾上腺切除术。前腹腔镜入路是最常用的方法，尽管一些专业中心也进行腹腔镜后入路，这是最直接的肾上腺入路，手术时间更短，患者恢复更快（参见前面关于 PPGL 手术治疗的部分）[27]。在近 50% 的患者中，高血压在单侧肾上腺切除术后得到治愈，并且 100% 的患者的高血压得到改善[20, 22]。

对于 BAH 或手术效果不佳的患者，建议使用盐皮质激素受体（mineralocorticoid receptor，MR）抑制药进行药物治疗[20, 21]。螺内酯和依普利酮是两种可用的 MR 抑制药。螺内酯的起始剂量应为每天 12.5~25mg；需要逐渐增加药量以找到最低的有效剂量。依普利酮的起始剂量应为 25mg，每天 2 次。MR 抑制药的剂量应滴定至 4.5mmol/L 的目标血清钾浓度，无须补钾。随着 MR 抑制药剂量的每次变化，应在 7~10 天后检查血清钾和肌酐。如果 MR 抑制药用于慢性肾病患者，则应谨慎使用，IV 期或更严重的肾病患者应避免使用，因为存在危及生命的高钾血症的风险[20, 26, 28]。MR 抑制药单独使用时可能会出现血容量过高的情况而被迫停用，并且在大约 50% 的患者中，第二种药物，如低剂量噻嗪类利尿药、钙通道阻滞药、血管紧张

素转换酶抑制药和血管紧张素受体拮抗药，已被用作次要治疗 PA 的药物[20, 26, 28]。

（六）原发性醛固酮增多症引起的高血压急症的急性医疗管理

高血压急症的治疗选择取决于所涉及的终末器官的损伤程度。ICU 中的密切监测是必要的，并且连续输注可滴定的短效静脉内降压药用于降低血压，以限制进一步的终末器官的损伤。静脉注射尼卡地平（5～30mg/h）是一种钙通道阻滞药，可预防血管痉挛，适用于高血压脑病和出血性卒中。拉贝洛尔（20～80mg，每 10 分钟 1 次静脉推注或以 0.5～2mg/min 的速率连续输注）或硝普钠（每分钟 0.25～10μg/kg）也是优选的药物。在急性心肌梗死的情况下，硝酸甘油（5～100μg/min）、拉贝洛尔（每 10 分钟 20～80mg 静脉推注或连续输注 0.5～2mg/min）或硝普钠（每分钟 0.25～10μg/kg）可用于增加冠状动脉灌注和减少后负荷。将舒张压降至 60mmHg 以下可能会降低冠状动脉和肾脏灌注，分别致使心肌缺血和急性肾损伤恶化的风险。对于急性左心衰竭，使用硝酸甘油（5～100μg/min）、硝普钠（每分钟 0.25～10μg/kg）或依那普利拉（每 6 小时 1.25～5mg）来减少后负荷。在急性心力衰竭中，应避免使用 β 肾上腺素能受体拮抗药[14, 21]。

四、库欣综合征

库欣综合征是高血压急症的另一种罕见的内分泌病因。它是皮质醇增多症的结果，最常见的原因是糖皮质激素的医源性或外源性给药。内源性产生的病例很少见，估计发病率为每年每百万人 2～3 例[29]。内源性皮质醇增多症最常见的原因是垂体中存在产生促肾上腺皮质激素（adreno cortico tropic hormone，ACTH）的肿瘤（库欣病），占 70%～85%[29, 30]。在约

占 15% 的病例中，内源性库欣综合征是由异位 ACTH 产生引起的，在 15% 的病例中是由不依赖于 ACTH 的肾上腺病理改变引起的。

（一）临床表现

患者的临床特征因个体而异，可能包括向心性肥胖、满月脸、锁骨上脂肪分布、皮肤宽紫红色条纹、近端肌肉无力、骨质疏松症、葡萄糖耐受不良、高血压、血脂异常、肥胖、皮下出血倾向、精神障碍、闭经、多毛症和性欲下降。75%～80% 的库欣综合征病例中普遍存在高血压[30]。目前提出的高血压机制包括脱氧皮质酮产生的增加，对儿茶酚胺和血管紧张素 II 的敏感性增加，心输出量的增加，肝内血管紧张素原产生的增加以及皮质醇的盐皮质激素作用。库欣综合征中的高血压与皮质醇增多症的持续时间显著相关，因此早期识别很重要[30]。心血管疾病、感染和静脉血栓形成是库欣综合征中最常见的死亡原因[29]。库欣综合征极少出现高血压急症，可能与急性肺水肿和高血压脑病相关，仅有少数的病例报道[31]。

（二）诊断

对于有与皮质醇增多症一致的体征和症状的患者，应考虑筛查库欣综合征。此外，所有偶然发现的肾上腺肿块的患者都应进行糖皮质激素自主分泌筛查。内分泌学会推荐四种测试方法之一作为初始筛查测试：1mg 过夜地塞米松抑制测试（dexamethasone suppression test，DST）、24h 尿游离皮质醇（urine free cortisol，UFC；两次测量）、深夜唾液皮质醇（late-night salivary cortisol，LNSC；两次测量），以及常规的 2 天低剂量 DST（每 6 小时 0.5mg 地塞米松 ×8）。过夜 DST 需要在晚上 11—12 点钟服用 1mg 地塞米松，次日上午 8 点钟测量皮质醇水平。LNSC 可以在家中使用指定的实验室棉花唾液收集管 / 皮质醇唾液采集管（Salivette，多家制造商）进行，让患者在两天晚上 11 点钟收集

唾液样本。1mg DST 后上午 8 点钟的血清皮质醇 >1.8μg/dl，LNSC>145ng/dl 或 24h UFC 水平高于正常值上限被认为是阳性病例检测结果。如果上述测试结果之一为阳性，请考虑进行 1~2 次其他测试方法，并重复这一异常的测试。假阳性检测结果可见于怀孕、抑郁、酒精依赖、糖尿病控制不佳、身体压力、剧烈运动等。如果两次检测结果呈阳性，则建议进一步检测以确定库欣综合征的原因[29]。第一步是检查血清 ACTH。抑制的 ACTH 水平（<10pg/ml）则表明由原发性肾上腺病变引起的 ACTH 非依赖性库欣综合征。在这种情况下，进行腹部 CT 或 MRI 以识别单侧或双侧肾上腺病变，并帮助区分良性和恶性肿瘤。ACTH 非依赖性库欣综合征是由 60% 的单侧分泌皮质醇的肾上腺腺瘤和 40% 的肾上腺皮质癌（adrenocortical carcinoma，ACC）引起的，很少由原发性色素性结节性肾上腺疾病（primary pigmented nodular adrenal disease，PPNAD）和双侧大结节性肾上腺增生（bilateral macronodular adrenal hyperplasia，BMAH）引起。在 CT 影像上，分泌皮质醇的肾上腺腺瘤通常呈圆形至椭圆形，边界光滑，并且通常表现为脂质不足（>10HU）。CT 中 ACC 的特征包括大尺寸（平均直径 9cm）、边界不规则，瘤内坏死灶，出血和钙化（30% 的病例）和脂质不足（>20HU）。在 9%~19% 的病例中，ACC 可能侵犯肾静脉或下腔静脉[32]。在增强 CT 上，绝对对比剂廓清量>60% 和相对对比剂廓清量>40% 则表明肾上腺腺瘤，并且具有高敏感性和特异性。PPNAD 表现为正常或轻微增大的肾上腺，具有多个<6mm 的小结节，而 BMAH 表现为体积明显增大和多结节的肾上腺[33]。

皮质醇增多症患者的 ACTH 水平异常或升高超过 20pg/ml 与 ACTH 依赖性库欣综合征指标一致。10~20pg/ml 的血清 ACTH 水平被认为是不确定的，可能来自周期性或轻度库欣综

合征，或者由于实验室错误或嗜异性抗体而被错误检测。

硫酸脱氢表雄酮（dehydroepiandrosterone sulfate，DHEA-S）是一种受 ACTH 调节的肾上腺雄激素。因此，血清 DHEA-S 浓度在库欣病中是正常或升高的，而在 ACTH 非依赖性的良性病因中是降低的。测量 DHEA-S 水平对于伴有肾上腺偶发瘤[34]或 ACTH 水平不确定的亚临床皮质醇增多症（subclinical hypercortisolism，SH）患者特别有用。SH 是一种皮质醇增多症，但缺乏典型的症状和体征。在一项研究中，发现 SH 患者的 DHEA-S 显著低于年龄匹配的对照组，低 DHEA-S 水平（<40μg/dl）可用作 SH 的诊断标志物[35]。

一旦确诊 ACTH 依赖性库欣综合征，临床医生必须确定 ACTH 分泌的来源。垂体依赖性库欣综合征通常发生于女性，起病缓慢，症状、体征和皮质醇增加程度都相对较轻（如 24h UFC<500μg），而异位 ACTH 依赖性库欣综合征在男性和女性中发生率相同，并且通常起病更快，具有更严重的体征、症状以及皮质醇过量的程度（如 24h UFC>1000μg）。垂体定向 MRI 扫描是区分垂体依赖性库欣综合征和异位 ACTH 的第一步。当在缓慢发作和轻中度症状的库欣综合征女性患者中检测到明显的垂体腺瘤时，可能不需要进一步的定位检测，而如果在严重症状的库欣综合征患者中检测到小的垂体腺瘤，则可能提示是无功能性垂体瘤，需要额外的检测[36,37]。双侧岩下窦取样（bilateral inferior petrosal sinus sampling，BIPSS）是区分垂体依赖性库欣综合征和异位 ACTH 综合征的金标准检测方法，其敏感性和特异性均>95%。根据 BIPSS 结果，如果在促肾上腺皮质激素释放激素（corticotrophin-releasing hormone，CRH）给药前中央到外周 ACTH 梯度为 2.0 甚至更高，或者在 CRH 给药后为 3.0 甚至更高，则可确诊为库欣病[36,37]。

胸部、腹部和骨盆的 CT 或 MRI 是影像学中确定异位促肾上腺皮质激素分泌（ectopic ACTH secretion，EAS）来源的第一步。CT 或 MRI 在大约 50% 的病例中不能发现任何分泌来源，下一步是使用奥曲肽扫描或 ^{68}Ga-DOTATATE PET-CT 进行功能成像[36, 38]。近期的一项研究提示，应用 ^{68}Ga-DOTATATE PET-CT 技术在 22 例患者中确定了 18 例患者的 EAS 来源，表现出积极的结果[32, 36]。

（三）治疗

1. 手术治疗　垂体手术是库欣病的推荐首选治疗，总体缓解率为 80%[29, 36]，而肾上腺定向手术是所有原发性肾上腺型库欣综合征的首选治疗方法。如果高度怀疑肾上腺皮质癌，可采用腹腔镜前入路手术方式，因为此方法更容易转为开放手术。外科医生应准备好进行更广泛的手术切除，以防肿瘤侵犯周围器官，如下腔静脉（inferior vena cava，IVC）或肝脏（右侧），以及脾脏、胰腺、胃或结肠（左侧）。对于明显产生皮质醇的肾上腺皮质癌，应在手术前通过影像学检查评估下腔静脉血栓延伸至右心房的可能性。如果存在这种情况，需要心脏外科医生共同参与，应了解心房血栓切除可能需要心脏搭桥术。单侧肾上腺切除术是分泌皮质醇的肾上腺腺瘤患者的首选治疗方法。垂体依赖性疾病患者接受垂体手术但未治愈，或异位分泌 ACTH 肿瘤难以定位或无法切除的异位 ACTH 综合征患者可能需要双侧腹腔镜肾上腺切除术。在这些情况下，终身补充糖皮质激素和盐皮质激素是必不可少的。对于垂体依赖的患者和单侧肾上腺依赖的患者，术后糖皮质激素的替代治疗是必不可少的，直至下丘脑-垂体-肾上腺轴恢复（通常为 6~12 个月）。

2. 放射治疗　当库欣病患者垂体手术不能治愈时，且如果库欣综合征程度较轻，可考虑放射治疗。放射治疗采用最佳的立体定向方法

进行。在放射治疗出现效果之前，需要进行药物治疗。垂体放射治疗的不良反应是不同程度的垂体功能减退[36]。

3. 药物治疗　药物治疗是手术无法治愈或手术效果不佳的患者的二线治疗选择。可用的药物治疗包括类固醇生成抑制药（如酮康唑、美替拉酮、米托坦和依托咪酯）、生长抑素受体激动药、多巴胺激动药和糖皮质激素受体抑制药（如米非司酮）。在某些情况下，需要以低剂量进行联合治疗以实现对皮质醇的控制。接受药物治疗的患者有肾上腺功能不全的风险，应告知其肾上腺危象的风险和紧急使用糖皮质激素的情况[36]。表 12-2 显示了不同的药物其作用机制、剂量以及对皮质醇和血压的影响[39]。

（四）皮质醇增多症引起的高血压急症的急性医疗管理

急性肺水肿或高血压脑病虽然非常罕见，但却是库欣综合征患者高血压急症更常见的表现。在这些情况下，有必要在 ICU 进行治疗，以防止进一步的终末器官损伤。用于急性肺水肿和高血压性脑病的静脉内高血压药物包括：尼卡地平（5~30mg/h），可减轻血管痉挛；拉贝洛尔（每 10min 静脉推注 20~80mg 或连续输注 0.5~2mg/min）和硝普钠（每分钟 0.25~10μg/kg）。硝酸甘油（5~100μg/min）、硝普钠（每分钟 0.25~10μg/kg）或依那普利拉（每 6 小时 1.25~5mg）可用于减少后负荷[13]。

已有研究报道持续输注依托咪酯可控制严重的库欣综合征。依托咪酯是一种类似于酮康唑的咪唑衍生物，通常用作插管的诱导剂，通过抑制 11β-羟化酶和抑制侧切酶快速减少类固醇的生成。在一项研究中，依托咪酯以每小时 0.02~0.04mg/kg 的速度开始（以每小时 0.01~0.02mg/kg 的增量滴定），每 6 小时测量 1 次血清皮质醇，以达到 10~20μg/dl，并可作为术前的准备[40, 41]。

表 12-2 内源性皮质醇增多症的常用药物

药　物	作用机制	用法剂量	激素控制	血压控制
卡麦角林	多巴胺激动药	口服，0.5～7mg/ 周	25%～40%	降低
帕瑞肽	生长抑素类似物，5- 羟色胺再提取抑制药	皮下注射，0.3～1.8mg/d，2 次 / 天	20%～62%	降低
美替拉酮	11β- 羟化酶抑制药	口服，0.5～6g/d，3～4 次 / 天	45%～100%	适中
酮康唑	11β- 羟化酶与 17α- 羟化酶抑制药	口服，200～1200mg/d，2～3 次 / 天	约 50%	降低
奥西洛司他	11β- 羟化酶与醛固酮合酶抑制药	口服，4～60mg/d，2 次 / 天	约 90%	适中
米托坦	抑制类固醇合成，抗肾上腺素药	口服，2～5g/d，2～3 次 / 天	约 70%	降低
米非司酮	糖皮质激素受体抑制药	口服，300～1200mg/d，1 次 / 天	NA	降低

第13章 嗜铬细胞瘤：围手术期和术中管理

Pheochromocytoma: Perioperative and Intraoperative Management

Maureen McCartney Anderson　Tara Corrigan　Alexander Shifrin　著

吴高松　译

一、发病率、临床表现及诊断

嗜铬细胞瘤为起源于肾上腺髓质的嗜铬细胞的肿瘤，嗜铬细胞的主要功能为生产儿茶酚胺类物质，其中包括去甲肾上腺素、肾上腺素和多巴胺[1]。嗜铬细胞瘤在高血压人群中的发病率为 0.1%～0.6%[2]。据报道，在影像学上偶然发现肾上腺肿块的患者中，约有 5% 为嗜铬细胞瘤[1]。嗜铬细胞瘤可以呈散发性或遗传性，至少 1/3 的患者有遗传性生殖系突变[1]。

对于偶然发现肾上腺结节或高血压的患者，确诊嗜铬细胞瘤的存在并治疗需要很谨慎。儿茶酚胺的过量分泌可导致显著的心血管发病率和死亡率[1]。高血压危象的定义是收缩压＞180mmHg，舒张压＞120mmHg，伴有或不伴有终末器官衰竭，可通过手术、运动、各种药物（如 β 肾上腺素能受体拮抗药、皮质类固醇和静脉对比剂）等操作诱发[3, 4]。儿茶酚胺过量的反复发作可导致心肌细胞坏死和炎症，从而导致心肌病[4]。除了导致心血管疾病外，至少 10%～15% 的嗜铬细胞瘤是恶性的[1]。恶性是指嗜铬细胞转移至其通常不会出现的组织器官处[1]。

嗜铬细胞瘤的典型临床表现包括高血压患者出现头痛、心悸或出汗，但有些患者表现为血压正常，伴发疲劳、恶心、潮红或直立性低血压等少见的症状[5]。患者也可能因为高血压危象而出现终末器官衰竭的症状，其中包括心肌梗死、心律失常或卒中[5]。如前所述，多达

1/3 的嗜铬细胞瘤是遗传性的，因此对具有以下疾病的患者进行筛查非常重要，其中包括 A/B 型 MEN、Von Hippel-Lindau 病和 1 型 NF[4]。

嗜铬细胞瘤的诊断可以通过生化检测（血浆和尿液）以及影像解剖学来确定。2014 年发表的内分泌学会嗜铬细胞瘤和副神经节瘤临床实践指南建议，测量血浆或尿液中的游离甲氧基肾上腺素。这一建议得到了欧洲内分泌学协会临床实践指南的支持，并认为应在测量血浆和尿中甲肾上腺素的同时加测嗜铬粒蛋白 A[6]。

对怀疑患有嗜铬细胞瘤的患者，应首先检测血浆游离甲氧基肾上腺素或尿分离甲氧基肾上腺素[1]。血浆甲氧基肾上腺素诊断具有最高的敏感性（99%）和特异性（89%）[4]。如果甲氧基肾上腺素或去甲肾上腺素的水平大于或等于参考上线的 3 倍，则应高度怀疑嗜铬细胞瘤[2]。当该值轻度升高但未达到嗜铬细胞瘤的诊断标准时，应评估是否可以停止干扰药物（如左旋多巴、对乙酰氨基酚、某些 β 肾上腺素能受体拮抗药或抗抑郁药）的使用而谨慎地重复检测。检测前患者应保持仰卧至少 30min[2]。

基本的解剖成像方式包括 CT 和 MRI。根据内分泌学会指南 2.2 版本推荐建议，CT 代替 MRI 作为首选的成像方法，因为其对腹部、骨盆和胸部的空间分辨率[1]。增强 CT 定位对嗜铬细胞瘤的敏感性在 88%～100% 之间[1]。超过 85% 的嗜铬细胞瘤在 CT 平扫上引起平均衰

减超过 10HU [1]。在 MRI 上，2/3 的嗜铬细胞瘤在 T$_2$ 加权图像上显示信号强度增强。功能成像如 ^{123}I-MIBG 和 ^{18}F-FDG PET-CT 已被推荐用于转移性疾病的患者[1]。内分泌学会指南建议 ^{18}F-FDG PET-CT 作为已知转移性疾病的首选成像方式[1]。文献报道 ^{18}F-FDG PET 对转移性疾病的敏感度为 74%～100%[1]。

一旦生化和影像学检查确诊为嗜铬细胞瘤，应首选手术切除。对于大多数嗜铬细胞瘤患者，建议行微创肾上腺切除术[1]。对于 <6cm 的肿物，腹腔镜（侧腹/腹腔）或后腹膜镜入路是治疗的金标准[7]。肾上腺 >6cm 的较大肿物或侵袭性肿瘤应选择开放切除，以保证肿瘤完整切除，防止肿瘤包膜破裂，并防止局部复发[1]。与开放式肾上腺切除术相比，腹腔镜手术失血少、疼痛少，住院天数少且手术并发症少[1]。

二、围手术期管理

（一）儿茶酚胺及肾上腺素

儿茶酚胺（包括肾上腺素和去甲肾上腺素）的过量激增，会对人体各器官系统的肾上腺素受体产生不同的影响。肾上腺素和去甲肾上腺素都会刺激 α 肾上腺素能受体，使血管收缩，从而导致阵发性或持续性高血压。位于心血管系统的 β$_1$ 肾上腺素能受体受到肾上腺素和去甲肾上腺素的刺激，引起心率加快和心肌收缩力增强，也会导致高血压。肾上腺素刺激位于肺细支气管和骨骼肌动脉的 β$_2$ 肾上腺素能受体引起血管舒张。此外，肾上腺素刺激糖原分解和糖异生，导致高血糖。了解儿茶酚胺过量的影响可以帮助临床医生在术前对嗜铬细胞瘤患者进行适当的 α 肾上腺素能受体拮抗治疗，也可以帮助临床医生预测儿茶酚胺激素撤退后可能出现的术后并发症。

内分泌学会指南建议所有功能性嗜铬细胞瘤的患者，术前都应进行阻断治疗以避免围手术期并发症的发生[1]。从麻醉诱导到肿瘤切除的围手术期并发症可导致严重的血流动力学不稳定，使心输出量减少，最终导致器官缺血[7]。术前有效的拮抗 α 肾上腺素能受体可使围手术期的并发症减少到 3% 以下[5]。α 肾上腺素能受体拮抗药是首选药物，其次是钙通道阻滞药和 β 受体拮抗药[1]。术前 7～14 天开始用药，以控制高血压和心率[1]。在我们的实践中，我们倾向于将拮抗 α 肾上腺素能受体的时间提前到术前 3～4 周，以确保血压控制充分且稳定。治疗目标是患者坐时血压低于 130/80mmHg，收缩压高于 90mmHg，坐时心率为 60～70 次/分，站时心率为 70～80 次/分[1,2]。虽然对有慢性高血压的老年患者来说这是理想的控制目标，但对年轻和健康的患者我们试图将血压控制在 110/60mmHg 至 120/70mmHg 之间。除了前面提到的降压药物，应提前至少 3～5 天开始每日 5000mg 高钠饮食以及增加液体摄入量，以抵消儿茶酚胺引起的血管收缩[1,8]。

（二）α 肾上腺素受体拮抗药

苯氧苯甲胺是一种非竞争性、非选择性的 α 肾上腺素能受体拮抗药，对 α$_1$ 和 α$_2$ 肾上腺素能受体均有效[9]。它可阻断外分泌腺和平滑肌中的节后突触[10]。苯氧苯甲胺的起效时间约为 2h，4～6h 达到峰值，其半衰期为 24h[10]。推荐的起始剂量为每日 2 次口服 10mg，每 2～3 天加量 10～20mg，至血压达到目标，最高每天 1mg/kg[1,9]。常见的不良反应包括反射性心动过速、体位性低血压、嗜睡、疲劳、瞳孔缩小和鼻塞[10]。有报道称，由于其半衰期较长，在术中肿瘤切除的操作过程中血流动力学可得到更好的控制，但比 α$_1$ 选择性 α 肾上腺素能受体拮抗药更容易发生术后低血压。值得注意的是，在给医疗保险承保范围有限的患者并药时，要考虑苯氧苄胺比选择性 α$_1$ 肾上腺素能受体拮抗药贵得多，每粒胶囊超过 100 美元，而选择性 α$_1$ 肾上腺素能受体拮抗药只需 0.50 美分至 1 美元。

选择性 α_1 肾上腺素能受体拮抗药包括哌唑嗪、多沙唑嗪和特拉唑嗪。它们竞争性地抑制突触后 α_1 肾上腺素能受体，使静脉和小动脉舒张，从而降低总外周阻力和血压[10]。由于选择性 α_1 肾上腺素能受体拮抗药的半衰期比苯氧苄胺短，因此其术后低血压发生率较低[8]。选择性 α_1 肾上腺素能受体拮抗药的最长半衰期是多沙唑嗪，起始剂量为 1～2mg/d，每日 1 次，逐渐加量至血药浓度达到预期效果，最大剂量为 16mg/d[1, 2, 10]。其作用达到高峰的时间为 2～3h，可能会出现直立性低血压的不良反应，因此建议患者在晚上睡觉前服用[3, 10]。哌唑嗪的剂量为 1mg，每天 2～3 次，最大剂量为 15mg/d，分 2～3 次给药；特拉唑嗪的剂量为 1～5mg/d，最大剂量为 20mg/d[2, 3, 10]。选择性 α_1 肾上腺素能受体拮抗药常见的不良反应包括直立性低血压、中枢神经系统抑制、嗜睡、头晕、疲劳和虚弱。与苯氧苯甲胺相比，选择性受体拮抗药更少出现反射性心动过速[8]。这是由于选择性 α_1 肾上腺素能受体拮抗药引起血管舒张的 α_1 肾上腺素能受体，而相比于苯氧苯甲胺与 α_2 肾上腺素能受体结合程度较低，因此更少引起反射性心动过速[9]。此外，选择性 α_1 肾上腺素能受体拮抗药更便宜，使其成为嗜铬细胞瘤患者更有吸引力的选择。

钙通道阻滞药可作为 α 肾上腺素能受体拮抗药的辅助药物，适用于血压控制未达到目标、无法耐受 α 肾上腺素能受体拮抗药的不良反应或间歇性高血压患者[3, 9, 11]。钙通道阻滞药通过抑制去甲肾上腺素介导的钙转运到血管平滑肌细胞中的过程来发挥作用，从而控制高血压和快速心律失常，并降低引起直立性低血压的可能性[3, 7, 9]。这类药物还可预防儿茶酚胺引起的血管痉挛，这对出现冠状动脉血管痉挛或心肌炎的部分嗜铬细胞瘤患者是有用的[3, 7]。经常用于补充治疗的钙通道阻滞药包括硝苯地平、氨氯地平、尼卡地平和维拉帕米。常见的不良反应有头痛、外周水肿、恶心、便秘、疲劳、潮红和心动过速[2]。氨氯地平的起始剂量为 2.5～5mg/d，每周调整剂量至预期效果，最大剂量为 10mg/d[2]。尼卡地平的起始剂量为每日 3 次口服 20mg，每 3 天调整剂量至预期效果，最大剂量为每日 120mg[1-3, 9]。硝苯地平缓释剂的起始剂量为 30mg/d，每 7 天滴定 1 次以达到预期效果，最大剂量为 90mg/d[1-3, 9]。维拉帕米缓释剂起始剂量为 180mg/d，最大剂量为 540mg/d[12]。

在嗜铬细胞瘤患者的术前准备中，β 肾上腺素能受体拮抗药可作为 α 肾上腺素能受体拮抗药的辅助用药。β 肾上腺素能受体拮抗药只能在患者已经接受 α 肾上腺素能受体拮抗药治疗后使用。2014 年发表的内分泌学会指南指出，β 肾上腺素能受体拮抗药应在 α 肾上腺素能受体拮抗药使用至少 3～4 天后才可使用[1]。由于 α 肾上腺素能受体的非对抗刺激，通过失去 β 肾上腺素能受体拮抗药的血管舒张作用，加剧了肾上腺素诱导的血管收缩，因此在 α 肾上腺素能受体拮抗前加药可能导致高血压危象[1, 3]。尚未证实选择性 β_1 肾上腺素能受体拮抗药优于非选择性 β 肾上腺素能受体拮抗药[1]。β 肾上腺素能受体拮抗药有助于控制 α 肾上腺素能受体拮抗药常见的反射性心动过速，并有助于达到目标血压[1]。β 肾上腺素能受体拮抗药的不良反应包括心动过缓、疲劳、头晕、精神错乱和哮喘加重[2]。用于嗜铬细胞瘤患者辅助治疗的 β 肾上腺素能受体拮抗药包括阿替洛尔、美托洛尔和普萘洛尔。阿替洛尔的起始剂量为 25mg/d，每周滴定调整一次至最大剂量为 100mg/d[1, 9]。普萘洛尔的起始剂量为每日 3 次口服 20mg，为达到目标心率可调整为每日最高 120mg，分 3 次服用[1, 9]。美托洛尔的起始剂量为 50mg，每天 2 次口服，每周滴定调整一次至最大剂量为 400mg/d，分 2 次服用[2]。不推荐用于嗜铬细胞瘤的治疗的 β 肾上腺素能受体拮抗药包括拉贝洛尔和卡维地洛。拉贝洛尔同时具有拮抗 α 肾上腺素能受体和 β 肾上腺素能受体的作用，其拮抗 α 肾上腺素能受体和 β 肾上腺素能受体的固定比值为 1∶7，可能导致反常性高血压或高血压危象[1, 9]。为了达到预期的降压效果，建议 α 肾上腺素能受体与 β 肾上腺素能受体的比值至少为 4∶1[9]。卡维地洛的作用与拉贝洛尔相似[9]。

对于难治性高血压患者，较少被用作 α 肾上腺素能受体拮抗的辅助药物是甲酪氨酸。它可能对儿茶酚胺明显过量的患者有益[8, 9]。术中血流动力学不稳定的预测因素包括较大的肿块和较高的术前肾上腺素／儿茶酚胺水平[2]。甲酪氨酸通过抑制参与儿茶酚胺的合成的酪氨酸羟化酶而控制儿茶酚胺的产生，从而消耗肾上腺内儿茶酚胺的储存[8]。治疗 3 天后减少存储量的效果达到最佳[9]。但儿茶酚胺的储存未能完全消耗，因此建议在应用甲酪氨酸的同时继续使用 α 肾上腺素能受体拮抗药[8]。建议在手术前 1～3 周左右开始治疗，开始剂量为每 8～12h 口服 250mg，每 3 天滴定调整一次剂量 250～500mg/d，总剂量不超过 1.5～2g/d[3, 9]。甲酪氨酸使用的局限性是由于其市场供应较少、成本和不良反应[9]。甲酪氨酸可穿过血脑屏障，导致外周和中枢的儿茶酚胺合成减少，进而导致镇静、抑郁、焦虑、腹泻、震颤和锥体外系体征的不良反应[3, 8, 9]。

仅用 α 肾上腺素能受体拮抗药治疗只能使 60% 的患者恢复血容量[3]。嗜铬细胞瘤患者有明显的血容量减少，需要术前进行液体复苏。这将有助于减少肿瘤切除术后难治性术后低血压的发生[8]。在手术前 3 天左右，指导患者开始高钠饮食（＞5000mg/d），并摄入足够的液体以扩张血容量[9]。有多种合并症的患者可能需要在手术前 1 天住院，静脉注射等渗液[1, 2]以帮助扩张血容量。对于肾功能不全或心力衰竭的患者，积极的扩张血容量可能是禁忌证。

三、麻醉术前评估及优化

对于心肌病或难治性高血压患者，实现最优化的治疗过程可能需要 5～15 天或更长时间[12, 13]。在进行麻醉之前，应满足以下目标，以确保患者实现最优化的术前准备[13]。

- 动脉血压的控制。
- 逆转慢性循环容量不足。
- 心率及心律失常控制。
- 心肌功能评估及改善。
- 电解质及葡萄糖的纠正。

（一）动脉血压控制

术前和术中严重的高血压可导致卒中、心律失常、心肌缺血、左心衰竭，以及肿瘤切除后的难治性低血压。术前 α 肾上腺素能受体拮抗药是提供术前血压控制的标准治疗。成功的 α 肾上腺素能受体拮抗药的治疗可以通过短暂直立状态下血压恢复正常来反映[7]。使用 Roizen 标准评估受体拮抗药应用的充分性[14]。

- 血压低于 160/80mmHg。
- 直立性低血压不低于 80/60mmHg。
- 5min 内不超过一次室性期前收缩。
- 术前 1 周心电图无新的 ST-T 改变。

尽管上述标准 1982 年就已提出，但在如今的实践中依旧可靠[7]。

（二）容量丢失

慢性高血压患者由于 α_1 肾上腺素能受体引起的血管收缩而导致血容量减少。如前所述，这种血管收缩可以通过应用 α 肾上腺素能受体拮抗药得到改善；然而，这可能导致患者在术前阶段和肿瘤切除期间出现严重的直立性低血压[14]。内分泌学会指南建议嗜铬细胞瘤患者需要增加液体和盐的摄入量。通常采用在手术前几天每天口服 2～3L 液体和 5～10g 盐来实现。容量扩张的效果可通过滴定连续的红细胞比容来监测[1]。对于充分扩容的患者，红细胞比容可下降 5%～10%[12]。

（三）心率及心律失常控制

快速性心律失常可能是肿瘤分泌肾上腺素或多巴胺的结果，也可能是 α 肾上腺素能受体拮抗药治疗肿瘤的继发结果。选择性 β₁ 肾上腺素能受体拮抗药是首选的治疗方式，但必须在完全 α 肾上腺素能受体拮抗后开始用药。这样做，可以避免 β₂ 肾上腺素能受体介导的血管扩张抑制后发生的非对抗性的 α 肾上腺素能介导的血管收缩。如果在完全或合适地拮抗 α 肾上腺素能受体之前使用选择性 β₁ 肾上腺素能受体拮抗药，则可能会发生高血压危象，β 肾上腺素能受体拮抗药的负性肌力作用也将进一步损害心肌功能[13]。

（四）心肌功能评估

嗜铬细胞瘤患者需要评估儿茶酚胺过量对终末器官的影响。最常受累的终末器官是心脏，可表现为扩张型和（或）儿茶酚胺型心肌病，并伴有不同程度的心力衰竭[7, 12]。所有即将接受嗜铬细胞瘤切除术的患者都需要进行完整的心血管评估。常用方法为 12 导联超声心动图，它可以提示左心室负荷、肥厚、束支阻滞和缺血的存在和严重程度。术前超声心动图有助于评估收缩和瓣膜功能，以及判断舒张期功能障碍的程度[7]。左心室肥厚与血压控制的严重程度和持续时间相关。儿茶酚胺诱发的心肌病可引起心源性和非心源性肺水肿[7]。一旦儿茶酚胺水平恢复正常，嗜铬细胞瘤相关的受损的心脏功能可能得到改善[13]。

（五）电解质及葡萄糖纠正

电解质的评估可以分辨是否存在儿茶酚胺引起的肾脏损害。高钙血症可继发于嗜铬细胞瘤，并且常与甲状旁腺腺瘤相关。高血糖可由糖原分解增加、胰岛素释放受损、脂肪分解和胰高血糖素释放增加而引起。再加上外周胰岛素抵抗，需要标准的口服降血糖药物和（或）胰岛素的治疗[13]。

四、麻醉及手术室准备

在患者进入手术室之前，应准备好降压药和血管活性药物。常用的降压药物有硝普钠、硝酸甘油、艾司洛尔、加压素、肾上腺素和去甲肾上腺素。常用的血管活性药物包括硫酸镁、拉贝洛尔和尼卡地平[14]。在儿茶酚胺型心肌病患者中，包括肾上腺素和多巴胺在内的正性肌力药物可能是必要的[7]。应同时准备胶体、晶体、血液和血液制品等形式的液体。准备静脉泵并开放静脉通道以便快速用药[7]。传统的全身麻醉需要气管内导管（endotracheal tube，ETT）并且需要遵循美国麻醉师协会推荐的麻醉监测的基本标准。对于嗜铬细胞瘤的患者，需要利用动脉导管进行有创血压监测。

患者的体位可能因手术入路而异。总的来说，选择麻醉药的首要目标是在麻醉诱导、腹膜充气、手术刺激和肿瘤处理过程中发生儿茶酚胺激增的情况下，仍能保持血流动力学的稳定[7]。达成这一目标需要术前详细的麻醉计划以及与外科团队的充分沟通。

五、麻醉诱导与监测

麻醉诱导前使用苯二氮䓬类药物缓解焦虑，有助于保持患者平静。因为忧虑和焦虑会导致儿茶酚胺激增。对住院患者以及进入手术室前可应用的苯二氮䓬类药物为静脉注射咪达唑仑。然而，一些患者可能需要在前一天晚上使用劳拉西泮或地西泮来帮助缓解焦虑[7, 14]。

实施麻醉的关键步骤在于直接可视喉镜（direct visual laryngoscopy，DVL）和气管插管，在这一过程中连续的脉搏监测和必要的快速药物干预是十分必要的，因此推荐诱导前使用动脉导管[7]。麻醉诱导的目标是限制 DVL 和 ETT 插入时的血流动力学的增加[7, 14]。麻醉诱导药通常包括丙泊酚和依托咪酯。首选丙泊酚，因为它能舒张血管，减弱喉镜检查和插管的反应，而推荐依托咪酯，因为其心血管稳定性的作用[14]。应避免使用氯胺酮，因为其具有拟交感神经作用。同时应避免使用所有导致组胺释放的药物。通常使用非去极化阻滞药如罗库溴铵、维库溴铵或顺阿曲库溴铵来进行神经肌肉阻滞。应避免使用去极化神经肌肉阻滞药琥珀酰胆碱，因为研究表明，给药时产生的肌肉痉挛可能会导致儿茶酚胺激增。文献报道琥珀酰胆碱导致的腹膜室肌肉痉挛会机械地压迫肿瘤，导致儿茶酚胺激增。同时琥珀胆碱还能刺激自主神经节，导致心律失常[7, 14]。

中心静脉通道是指导液体治疗，以及提供进入中心静脉腔室给予血管舒张药和血管收缩药的一个考虑因素。中心静脉通路并不是强制性的，在不开放中心静脉通道的情况下也可进行手术切除，但是针对并发症严重的患者应考虑实施[12]。如果不使用中心静脉导管，应建立两个大口径的外周静脉通道。

六、麻醉维持

麻醉维持可用吸入药或全静脉麻醉药来维持。七氟醚因其心脏稳定性和不易导致心律失常而成为首选。异氟醚可以降低外周血管阻力和血压，因此也可以使用。应避免使用氟烷和地氟烷，因其分别会引起继发性心律失常和交感神经刺激。全静脉麻醉维持通常选择丙泊酚、瑞芬太尼或右美托咪定。丙泊酚是一种短效药物，通过增加抑制性 γ- 氨基丁酸（γ-aminobutyric，GABA）突触和抑制谷氨酸发挥作用。与短效阿片类药物瑞芬太尼联合使用，通过结合大脑、脊髓和周围神经中的 μ 受体起作用。药物的协同作用可降低嗜铬细胞瘤切除时的血流动力学反应[14]。

术中经食管超声可实时监测血容量，可早期发现能提示心肌缺血的心肌壁的异常运动，

并可以无创性估计心输出量和每搏量的变化来诊断液体不足[12]。体液的管理和平衡是至关重要的，因为在肿瘤切除后，缺水状态会导致严重的低血压，而体液过多则会导致已经受损的心脏出现肺水肿和充血性心力衰竭[12]。

高血糖是儿茶酚胺过量的常见表现，胰岛素治疗应纳入患者群体的一项常规治疗[7]。

七、术中高血压及低血压的麻醉管理

在嗜铬细胞瘤的手术中可预期的主要并发症是血流动力学不稳定，表现为在肿瘤切除前的高血压和肿瘤分离后的低血压[12]。然而，在处理肿瘤之前，仍有多种因素可以引起高血压，如患者体位、麻醉诱导、气腹和手术切口。在这种情况下，儿茶酚胺的释放来自于神经末梢的过度储存，通常更短暂，对治疗有反应[7]。在进行肿瘤操作之前以及操作期间，应与外科医生进行充分的沟通。血流动力学不稳定的危险因素包括肿瘤体积大、基线平均动脉压超过100mmHg 和血浆去甲肾上腺素浓度过高[14]。

肿瘤操作可导致血浆去甲肾上腺素和肾上腺素水平显著升高。高血压的治疗应使用短效的血管扩张药（表 13-1）。去甲肾上腺素的分泌会导致严重的高血压，并伴有心动过缓或心动过速，其中心动过缓更为常见。肾上腺素的分泌会导致严重的心动过速（阵发性室上性心动过速和室性心律失常）和高血压，但程度较轻[14]。随着麻醉的加深，血流动力学可能迅速发生改变，需要及时给予硝普钠和（或）硝酸甘油。硝普钠以 0.5~1.5µg/(kg·min) 的速率静脉滴注可以迅速扩张动脉[13]。这两种药物都具有起效迅速，易于滴定调整以实现血流动力学稳定和减少前负荷的特点[7]。艾司洛尔（0.5~1mg/kg 静脉滴注或输注）是一种短效 β 肾上腺素能受体拮抗药，可作为血管舒张的辅助药物，以对抗术中高血压和心动过速[12]。拉贝洛尔（5~10mg 静脉注射）也可用于控制上

表 13-1 嗜铬细胞瘤切除术中常用药物

药　物	类　别	剂　量	注意事项
非诺多泮	选择性多巴胺受体部分激动药	0.2mg/(kg·min)	心动过速、低钾血症；有心脑血管事件病史慎用
硝普钠	血管舒张药 / 一氧化氮释放药	0.5~1.5μg/(kg·min) 至 4μg/(kg·min)	持续使用导致氰化物中毒及剂量增大；反射性心动过速及严重低血压
硝酸甘油	硝酸	5~25μg/min	反射性心动过速，快速耐受；高铁血红蛋白血症；脑血管舒张
尼卡地平	钙离子通道阻滞药	心动过缓时 3~5mg/h；危象时 1~2mg/h	低血压、心力衰竭
酚妥拉明	α 肾上腺素能受体拮抗药	1~5mg	不良反应最少
艾司洛尔	选择性 β_1 肾上腺素能受体拮抗药	0.5~1mg/kg 静脉输注或 50μg/(kg·min) 静脉滴注	对有传导障碍及严重心力衰竭的患者谨慎使用。可导致心动过缓及体位性低血压。可能增强钙离子通道阻滞药的作用。哮喘患者尽量避免使用非选择性 β 肾上腺素能受体拮抗药
美托洛尔	选择性 β_1 肾上腺素能受体拮抗药	2.5~5mg	
拉贝洛尔	非选择性 β 肾上腺素能受体拮抗药；β 肾上腺素能受体与 α 肾上腺素能受体拮抗比值为 7∶1	5~10mg	
硫酸镁	抗心律失常药；电解质	初始 1~3g 静脉输注，随后 1~4mg/h 维持	可增强神经肌肉阻滞；心脏传导阻滞及肾功能不全患者慎用

述风险[14]。对于耐药的患者，可以使用尼卡地平和（或）非诺多泮。尼卡地平，一种二氢吡啶钙通道阻滞药，是一种有效的动脉血管扩张药，可采用静脉输注或静脉滴注的给药方式。尼卡地平的半衰期为 40~60min，可导致持续性低血压[13]。非诺多泮［0.2mg/(kg·min)］可以在扩张外周血管的同时增加肾血流量[14]。硫酸镁可以作为一种有效的动脉血管舒张药，通过直接抑制儿茶酚胺的受体来抑制其释放。其给药方式一般为 1~3g 静脉滴注，同时它也是一种强效钙抑制药。儿茶酚胺过量往往会导致高血糖，如出现相关症状则应考虑胰岛素输注治疗[1]。

在肾上腺被切除后，由于血管扩张药的残留作用、出血 / 循环量减少、儿茶酚胺戒断和肾上腺素受体下调等因素，可发生严重的低血压[14]。在肿瘤结扎之前用 2~4L 的晶体进行容积置换可作为初始治疗[7]。如果无效，患者可能需要加用正性肌力药物，如肾上腺素、去甲肾上腺素、去氧肾上腺素、多巴胺和血管加压素[14]。去甲肾上腺素可用于增加周围血管收缩来治疗难治性低血压[13]。血管加压素作用于 V_1 受体可引起全身血管收缩和肺血管舒张。其作用于肾远曲小管和集合管中的 V_2 受体可增加水的重吸收（表 13-2）[13]。

八、术后管理

肾上腺切除术后最常见的并发症包括低血压、高血压和反跳性低血糖[1]。建议患者在 ICU 或密切监测病房进行 24~48h 的血压、心率和血糖的监测[1, 9]。对于行双侧肾上腺切除术、双侧保留皮质肾上腺切除术或仅存一个肾

表 13-2　肾上腺切除后即刻常用药物

药　物	类　别	剂　量	注意事项
肾上腺素	α、β肾上腺素能受体激动药	1～20μg/min	正性肌力作用及正性变时作用
去甲肾上腺素	α、β肾上腺素能受体激动药	1～30μg/min	减少器官的血流量；可影响四肢的灌注
多巴胺	α、β肾上腺素能受体激动药	5～20μg/(kg·min)	剂量相关性受体激动药；增加心输出量；可能会引起心动过速。在＜5μg/(kg·min)时可作为多巴胺激动药
抗利尿激素	V$_1$、V$_2$受体激动药；合成抗利尿激素（精氨酸加压素）	静脉输注 0.4～20 个单位；静脉滴注 1～3mU/(kg·min)	可能导致心肌梗死和（或）液体潴留
去氧肾上腺素	α肾上腺素能受体激动药	静脉输注 40～200μg；静脉滴注 10～100μg/min	增加前后负荷；反射性心动过缓

上腺患者行单侧保留皮质肾上腺切除术，应采取糖皮质激素/盐皮质激素替代治疗以避免肾上腺功能不全[1]。

肿瘤切除后术后低血压的发病率为20%～70%[9]。术后低血压定义为血压低于90/60mmHg或任何程度的低血压伴有缺血和（或）终末器官衰竭[15]。术后低血压的原因包括术前α肾上腺素能受体拮抗药半衰期长，循环血浆容量减少，儿茶酚胺释放量突然下降，肾上腺素受体下调以及失血[15]。治疗包括积极的静脉输入等渗液体复苏，并辅助或不辅助血管加压素的应用。重要的是在术后即刻，逐渐滴定调整术前应用的降压药物，以避免进一步低血压。在进行足量的液体复苏后仍存在顽固性低血压，可以静脉输入去甲肾上腺素、肾上腺素和血管加压素的血管压力活性药。去甲肾上腺素（Levophed，辉瑞公司）被认为是充分液体复苏后的首选药物。它是一种α、β肾上腺素能受体激动药，对α$_1$肾上腺素能受体有较高的亲和力[15]。起始剂量为8～12μg/min，静脉滴注，调整剂量使平均动脉压＞65mmHg[15]。肾上腺素通过刺激α、β肾上腺素能受体通过血管收缩增加平均动脉压，

并增加心输出量[15]。起始剂量为0.05～2μg/(kg·min)，滴定增加剂量为0.05～0.2μg/(kg·min)以达到目标血压。血管加压素对肾上腺素受体没有作用。它作用于肾脏的血管加压素受体以重新吸收水分，以及作用于动脉平滑肌以增加全身血管阻力以恢复血压和体液平衡[15]。起始剂量为静脉注射0.03U/min，滴定调整剂量可至0.04U/min。

术后高血压可能是由于肿瘤未完整切除，肿瘤转移，过度静脉输液，过度使用血管加压药物，或潜在的原发性高血压[15]。高血压危象（180/120mmHg）应采用静脉注射降压药物治疗。酚妥拉明是一种竞争性α$_1$、α$_2$肾上腺素能受体拮抗药，推荐用于嗜铬细胞瘤术后高血压危象。推荐剂量为5mg静脉推注[15]。它的主要不良反应是反射性心动过速，通常与短效β$_1$肾上腺素能受体拮抗药艾司洛尔联合使用，艾司洛尔静脉给药的起始剂量为50μg/(kg·min)，每次滴定调整剂量为50μg/(kg·min)，最大剂量为200μg/(kg·min)[15]。钙通道阻滞药也是肿瘤切除术后高血压危象的推荐药物，它们通过抑制血管平滑肌中去甲肾上腺素介导的钙内流来促进动脉血管舒张[12]。最常用的钙通道阻滞

药是尼卡地平，起始剂量为 5mg/h，静脉滴注，每 5~15min 滴定调整剂量 2.5mg/h，最高剂量为 15mg/h[15]。其他推荐用于治疗嗜铬细胞瘤切除术后高血压危象的药物有氯维地平、拉贝洛尔、硝酸甘油、硫酸镁和肼屈嗪[15]。

在手术切除的嗜铬细胞瘤病例中，术后低血糖发生率为 10%~15%[4]。术前高血糖由儿茶酚胺刺激的糖酵解，外周胰岛素抵抗增加，胰腺分泌胰岛素受到抑制等因素引起[15]。伴随儿茶酚胺产生的突然中断，患者将出现反弹性高胰岛素血症，从而导致低血糖。在我们的机构中，在最初的 24h 内定期监测血糖水平，在最初的 4h 内每小时监测 1 次，然后每 4h 监测 1 次至 24h。低血糖症的急诊治疗可以使用 50% 的葡萄糖或胰高血糖素，并静脉输入 5% 的葡萄糖维持，目标血糖为 100mg/dl[15]。

九、术后随访

内分泌学会建议术后手术随访，以确保肿瘤已被完整切除，如术后 2~4 周测量血浆肾上腺素水平。术后检查的目的是为了证明肿瘤完全切除；如果血浆肾上腺素水平升高，则高度怀疑疾病持续存在[6]。随后应进行断层成像，以确认是否存在残留或转移性病灶[6]。

内分泌学会指南建议患者终身进行每年 1 次的生化检测，以评估是否出现复发或转移[1]，因为有 5% 的病例在随访 5 年内复发[2]，而欧洲内分泌学会建议对所有接受过嗜铬细胞瘤切除的患者进行至少 10 年的随访，以监测局部复发和转移或出现新肿瘤[6]。高危患者，如年轻患者和具有遗传突变的患者，应进行终身随访[6]。

十、结论

嗜铬细胞瘤的治疗在术前，围手术期和术后，3 个阶段都需要团队配合和患者积极地参与。随着 α 肾上腺素能受体拮抗药治疗的应用，医生和患者之间开放的沟通对于剂量的滴定调整和不良反应的监测，以及达到预期的血压和心率目标是至关重要的。术前适当的 α 肾上腺素能受体拮抗药的治疗将降低与手术切除相关的心血管发病率和死亡率。临床小组应做好准备，预判和处理常见的术后并发症，其中包括术后即刻发生的低血压、高血压低血糖。需要长期随访以评估疾病的转移或复发。

第 14 章　急性肾上腺皮质功能不全
Acute Adrenal Insufficiency

Ramya Punati　Raquel Kristin S. Ong　Stefan Bornstein　著

徐　润　译

一、概述

肾上腺危象是肾上腺功能不全（adrenal insufficiency，AI）最严重的表现；它可能是 AI 的首发表现，也可能发生在已经接受糖皮质激素治疗的患者身上。肾上腺危象是一种危及生命、高死亡率的医疗急症，除非及时发现并立即进行治疗。在本章中，我们将讨论急性 AI 的定义、流行病学、临床特征、病因和疾病的管理。术语"肾上腺危象"和"急性 AI"将互换使用以指代同一临床疾病。

（一）疾病定义和病理生理学

当循环血液中的肾上腺类固醇激素不足以满足生理需求时，就会发生肾上腺危象。这可能是由于肾上腺本身功能障碍或破坏导致的皮质醇合成急剧下降，或者由于负责向肾上腺发出信号以产生皮质醇的 ACTH 的垂体分泌受损所致。如果身体在生理需求增加期间（如在大手术、受伤、创伤或感染期间）不能适当地增加内源性皮质醇的产生，这种情况也会发生。因此，肾上腺危象可导致绝对或相对低血压相关的临床状态发生急剧恶化；注射糖皮质激素后，低血压和相关症状得以迅速改善（1～2h 内）[1]。

（二）流行病学

肾上腺危象的发病率估计为每年每 100 例患者中有 5～10 例，是导致 AI 患者发病率和死亡率增加的主要原因[2]。据报道，每年有 6%～8% 的 AI 患者出现肾上腺危象。还有报道

称约 40% 的慢性 AI 患者一生中至少经历过一次肾上腺危象，约 20% 的慢性 AI 患者一生中经历过不止一次肾上腺危象[3]。肾上腺危象在原发性 AI 患者中比继发性 AI 患者更常见。女性约占因肾上腺危象而入院的患者的 60%，这也反映了由于自身免疫性疾病的易感性增加，女性中 AI 的患病率增加[4, 5]。一项前瞻性研究报道称，每年每 100 例患者中有 0.5 例死于肾上腺危象[5]。

表 14-1 列出了 AI 最常见的病因[1, 6, 7]。在美国和其他第一世界国家，原发性 AI 最常见的病因是自身免疫性肾上腺炎（Addison 病）。这种疾病可以作为孤立性 Addison 病（在 40% 的病例中）或作为自身免疫性多腺体综合征的一部分（在 60% 的病例中）发生。在世界其他地区，感染［结核病、艾滋病病毒、巨细胞病毒（cytomegalovirus，CMV）、全身性真菌感染］仍然是最常见的病因。原发性 AI 的不太常见的病因包括肿瘤的肾上腺转移、浸润性疾病、出血、先天性肾上腺增生、双侧肾上腺切除术以及阻碍糖皮质激素产生和作用的药物。值得注意的是，转移性和浸润性疾病很少引起 AI，因为 AI 的发生需要对两个肾上腺的广泛损害。

继发性 AI 比原发性 AI[8] 更常见，由任何导致 ACTH 缺乏的疾病引起。这最常见的原因是垂体病变，如肿瘤、手术、创伤、药物和辐射诱发的垂体损伤。继发性 AI 也可能由长期使用糖皮质激素、阿片类药物或其他药物（如免疫检查点抑制药）而引起。众所周知，通过任

何途径（口服、吸入、局部或注射）以超生理剂量（泼尼松每天 5mg 或更高，或者是其等效物）持续使用外源性糖皮质激素超过 4 周，都可抑制下丘脑 – 垂体 – 肾上腺轴。

表 14-1　肾上腺皮质功能不全常见的重要病因

类　型	常见病因
AI 的常见病因 自身免疫性	• 肾上腺炎 /Addison 病（40%） • 免疫性多腺综合征（60%） 　– 类型 1（慢性皮肤念珠菌病 + 甲状旁腺功能减退症） 　– 类型 2（自身免疫性甲状腺疾病 +1 型糖尿病）
感染	• 结核 • 全身性真菌感染 • 艾滋病
转移	• 肺 • 乳房 • 结肠 • 黑色素瘤 • 淋巴瘤
肾上腺出血	• 败血症 • 抗凝血药 • 抗心磷脂 / 狼疮抗凝综合征
渗透压	• 血色素沉着症 • 原发性淀粉样变性
双侧肾上腺切除术	• 库欣综合征 • 双侧嗜铬细胞瘤
先天性肾上腺皮质增生	• AI 最常见的病因（80%）
药物诱发	• 肾上腺酶抑制药 　– 米托坦 　– 酮康唑 　– 美替拉酮 　– 依托咪酯
其他	• 肾上腺酮肾病 • 肾上腺脑白质营养不良

（续表）

类　型	常见病因
AI 的次要病因 垂体病变和损伤	• 占位性病变 　– 大腺瘤 　– 颅咽管瘤 　– 脑膜瘤
垂体病变和损伤	– 转移 • 手术 • 辐射 • 渗透压 　– 血色素沉着症 　– 结节病 　– 朗格汉斯细胞组织细胞增多症 • 淋巴细胞性垂体炎 • 药物性垂体炎（CTLA-4 抑制药） • 卒中 • 创伤 • 空蝶鞍综合征
HPA 轴抑制	• 使用糖皮质激素或其他特定类固醇（如醋酸甲地孕酮）、阿片类药物

二、临床表现

（一）识别急性肾上腺功能不全

急性 AI 的主要临床表现是绝对或相对低血压，如果不治疗，最终会导致休克[2, 5, 9]。除了低血压的定义特征外，肾上腺危象患者常伴有发热和急性腹痛。患者还可能表现出较轻微的皮质醇减少症状，如疲劳、恶心、厌食、肌痛、关节痛和体位性头晕。表 14-2[1, 6] 将肾上腺危象的临床特征与慢性 AI 的临床特征进行了比较和对比。如果缺少低血压或血流动力学损害的临床证据，在确诊为 AI 的患者中出现表格中其他症状应被视为与肾上腺危象不同，但可能是肾上腺危象的前兆[10]。对降压药物治疗无反应性的低血压是提示急性 AI 可能存在的重要线索，也是糖皮质激素试验性治疗的指征。在肠外给予糖皮质激素后，这些症状迅速消退也是肾上腺危象的一个关键特征。如果考虑基于肾上腺危象引起的症状和低血压在给予足够的糖皮质激素 1～2h 内没有改善，应考虑其他诊断或合并疾病的诊断，如败血症。

由于患者表现为低血压和发热，肾上腺危象最初会被临床医生怀疑为感染。确实应该将发热的患者首先考虑为感染，直到证明并非如此。感染通常是肾上腺危象的诱发事件[3-5, 11]。细菌感染是老年患者肾上腺危象的常见诱因[11]。胃肠炎是一种经常被提及的诱因，由于快速脱水和无法耐受口服药物和液体，可导致特别严重的临床表现[3, 9, 12]。此外，腹痛、压痛和发热的症状组合可能类似于"急腹症"，对此类患者进行腹部探查可能是灾难性的结果。

如表 14-2 所示，急性 AI 患者可被检测到多种生化指标的异常，但无法将肾上腺危象与慢性 AI 区分开来。低钠血症是最常见的生化异常，发生在 70%～80% 的病例中。低钠血症在任何病因的 AI 患者中都可以看到，这是由于

皮质醇缺乏导致的加压素分泌增加，尽管它在原发性 AI 中更常见，因为盐皮质激素缺乏通过钠尿增加和容量耗竭而加重了这一症状[1, 13]。原发性 AI 患者可因盐皮质激素缺乏而出现高钾血症。由于糖皮质激素缺乏导致糖异生受损，任何病因的 AI 都可能出现低血糖症。低血糖在肾上腺危象患儿中较成人更为常见[10]。在孤立性 ACTH 缺乏症引起的继发性 AI 中也更为常见[14, 15]。在少数肾上腺危象病例中，患者可能有额外的高钙血症实验室异常（认为是由于低血容量、急性肾损伤、肾钙排泄减少而引起）[16]和正细胞性贫血（皮质醇是血液祖细胞成熟所必需的，恶性贫血可能与自身免疫性多腺体综合征并存）[17]。

（二）原发性肾上腺皮质功能不全

急性 AI 患者表现的某些特征因病因而异，可作为 AI 病因的线索（表 14-3）。如前所述，低钠血症特别是高钾血症提示原发性 AI 的可能。出现危象的慢性原发性 AI 患者可能会出现色素沉着过度，这是由于与促黑素细胞激素

表 14-2 慢性肾上腺皮质功能不全和肾上腺危象的临床特征

	慢性 AI	急性 AI（肾上腺危象）
症状	• 疲劳、厌食、体重减轻、肌痛、关节痛 • 头晕 • 恶心、呕吐、腹泻 • 嗜盐的渴（仅在原发性 AI 中）	• 严重虚弱 • 急性腹痛 • 恶心、呕吐 • 晕厥 • 意识混乱
体征	• 直立性低血压 • 发热 • 皮肤褶皱和颊黏膜色素沉着过度（仅限原发性 AI）	• 低血压症 • 发热 • 腹部压痛 • 意识减退，谵妄
实验室结果	• 低钠血症 • 高钾血症（仅限原发性 AI） • 低血糖 • 高钙血症	• 低钠血症 • 高钾血症（仅限原发性 AI） • 低血糖 • 高钙血症

表 14-3　提示肾上腺皮质功能不全特定病因的临床特征

	临床特征	潜在病因
病史	个人或家族自身免疫性疾病史	Addison 病（自身免疫性肾上腺炎） • 经典原发性 AI
	嗜盐	原发性 AI
	近期诱导全身麻醉或快速插管	由于依托咪酯引起的原发性 AI
	关于抗凝治疗	双侧肾上腺出血
	凝血功能障碍	双侧肾上腺出血
	腹部或背部创伤	双侧肾上腺出血
	产后出血	希恩综合征
	急性头痛	垂体卒中
	免疫检查点抑制药治疗，特别是 CTLA-4 抑制药或联合治疗	垂体炎
体征	色素沉着	慢性原发性 AI
	白癜风	Addison 病（自身免疫性肾上腺炎）– 经典原发性 AI
	瘀点皮疹	球菌性脑膜炎
	颈项强直、谵妄、腹部压痛	双侧肾上腺出血
	外周视野缺失	垂体卒中
实验室结果	高钾血症	原发性 AI
	低血糖	继发性 AI（更常见）＞原发性 AI

（melanocyte-stimulating hormone，MSH）共同分泌的 ACTH 长期过度分泌所致。这种色素沉着过度在 41%～74% 的病例中可见，并且在手掌折痕和颊黏膜中最为明显，如图 14-1 和图 14-2 所示 [6, 13, 18, 19]。

急性 AI 的一个重要病因是双侧肾上腺出血和梗死。与慢性原发性 AI 患者相比，这些患者没有由于变化的时间度而导致色素沉着过度（缺乏 ACTH 和共同分泌的 MSH 的长期升高）。大多数双侧肾上腺出血的患者有腹部、腰部、背部或下腹痛 [20]。这些患者可以迅速恶化为休克，而不会出现低血压。肾上腺出血的危险因素包括血栓栓塞性疾病、抗凝治疗、潜在的凝血病（如抗磷脂抗体综合征或 DIC）、钝性外伤和术后状态 [20]。当具有此类危险因素的患者出现发热、低血压或腹痛等变化时，临床医生应及时怀疑出血引起的肾上腺危象。非增强 CT 扫描可以确认诊断，急性肾上腺出血表现为双侧增大的高密度肾上腺，如图 14-3 所示 [20-22]。

各种感染也与肾上腺急性出血性坏死有关，即 Waterhouse-Friderichsen 综合征（WFS），儿童比成人更常见。这通常可能由细菌感染引起，并且在缺乏疫苗时代的脑膜炎球菌血症的背景下进行典型的描述。然而 WFS 也因其他细菌病原体感染的败血症而被报道，如流感嗜血杆菌、铜绿假单胞菌、大肠埃希菌、肺炎支原体、肺炎链球菌和金黄色葡萄球菌 [23-26]。据报道，包括巨细胞病毒、细小病毒 B19、水痘带状疱疹和 Epstein-Barr 病毒在内的病毒感染也可导致 WFS [27]。除了典型的感染体征以外，WFS 患者的身体表现包括点状皮疹、暴发性紫癜和脑膜

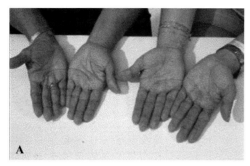

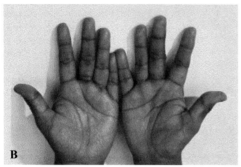

▲ 图 14-1　色素沉着过度（此图彩色版本见书末）

A 和 B. Addison 病患者手掌皱褶色素沉着过度［引自 Nieman LK, Chanco Turner ML. Addison's disease. *Clin Dermatol*. 2006;24(4):276–280.］

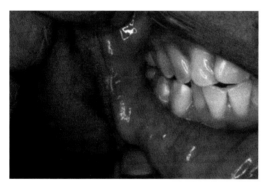

▲ 图 14-2　Addison 病患者颊黏膜色素沉着过度（此图彩色版本见书末）

引自 Nieman LK, Chanco Turner ML. Addison's disease. *Clin Dermatol*. 2006;24(4):276–280.

炎的神经系统改变。

最后，有些药物可以诱发肾上腺危象。药物诱导的原发性 AI 的机制包括抑制参与皮质醇生物合成的酶活性（例如，酮康唑、美替拉酮和依托咪酯）和增加糖皮质激素代谢（例如，卡马西平、利福平和苯妥英）。此外，在未确诊 AI 的甲状腺功能减退患者中开始甲状腺素替代

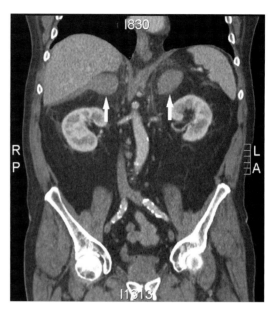

▲ 图 14-3　胸部、腹部和骨盆 CT 扫描

箭突出显示双侧肾上腺肿块致密的双侧肾上腺肿块，导致肾上腺危象（引自 McGowanSmyth S. Bilateral adrenal haemorrhage leading to adrenal crisis. *BMJ Case Reports*. 2014;2014.）

治疗（甲状腺激素）可能会诱发急性 AI，因为甲状腺激素可能会增加皮质醇的清除率[14, 28, 29]。考虑这一点尤其重要，因为 AI 患者通常伴有甲状腺功能减退，无论是作为 2 型自身免疫性多腺综合征（原发性自身免疫性 AI 和甲状腺功能减退）的一部分，还是由于垂体疾病（继发性 / 中枢性 AI 和甲状腺功能减退）。

（三）继发性肾上腺功能不全

急性 AI 在继发性 AI 患者中出现的频率稍低，可能是因为这些患者的皮质醇分泌部分得到保留，且盐皮质激素分泌保留。尽管如此，当垂体功能急性丧失导致急性皮质醇减少症时，仍可能会发生肾上腺危象，如垂体卒中（突然出血，通常发生在垂体大腺瘤）、产后出血后垂体梗死（Sheehan 综合征）、垂体手术或头部外伤。大多数垂体卒中的患者有头痛和视野缺损的临床表现[30]。其他垂体内分泌轴也可能受损。

越来越多用于治疗黑色素瘤和其他癌症的免疫检查点抑制药可引起急性 AI，这可能是

由于垂体炎引起继发性 AI，也可能是由于肾上腺炎引起原发性 AI。在一项大型 Meta 分析中，发现接受免疫检查点抑制药治疗的患者的垂体炎发生率为 6.4%，联合用药治疗为 3.4%，CTLA-4 抑制药为 3.4%，PD-1 抑制药为 0.4%，PD-L1 抑制药＜0.1%[31]。另一项研究发现，在免疫检查点抑制药治疗导致的垂体炎患者中，继发性 AI 是最常见的垂体前叶缺陷，出现在 83% 的病例中[32]。原发性 AI 较少见，在接受联合治疗的患者中发生率为 4.2%，在接受任何类型免疫检查点抑制药治疗的患者中发生率为 0.7%[31]。

当糖皮质激素治疗突然停止时，慢性外源性糖皮质激素使用的患者可能会出现急性继发性 AI，无论是由于患者依从性不良还是临床医生的错误。此类患者可能有库欣综合征的体征，如皮肤宽紫纹、颈背和锁骨上脂肪垫、近端肌肉萎缩、皮肤变薄、瘀斑和向心性肥胖。然而，澳大利亚的一项研究发现，糖皮质激素诱导的 AI 患者很少出现肾上腺危象[33]。

在阿片类药物普遍使用的现代，长期慢性阿片类药物的使用是继发性 AI 越来越常见的病因。在接受长期阿片类药物治疗的患者中，阿片类药物诱导的 AI 的估计患病率为 9%～29%[34]。在一些病例报告中已经描述了阿片类药物诱导的 AI 患者，临床上表现为显著的肾上腺危象[35, 36]。

三、诊断

对于临床怀疑有肾上腺危象且血流动力学不稳定的患者，应在生化确诊前立即开始治疗。因此，根据患者的病史和临床表现高度怀疑诊断这种情况至关重要。当怀疑有急性 AI 时，应抽血进行血清皮质醇和电解质的检测，最好是在给予第一剂糖皮质激素治疗之前。一些专家还建议抽取并保存 ACTH、肾素和醛固酮检测所需的血液样本，以便在可能诊断为 AI 时进行处理[6]。

在急性压力期或疾病期间（无论一天中的什么时间），血清皮质醇＜5μg/dl 则强烈提示 AI 的诊断。相反地，血清皮质醇浓度＞20μg/dl 则可排除诊断。在血清皮质醇水平不能确诊（5～20μg/dl）的情况下，应继续糖皮质激素治疗直至患者康复，并且可以稍后进行进一步的测试（包括 ACTH 刺激测试等）以明确诊断。在怀疑由 AI 引起的急性血流动力学失代偿期间，ACTH 刺激试验没有任何作用。

如果皮质醇浓度低，则提示 AI 的诊断，那么临床医生应该使用额外的实验室测试来确定缺陷的水平。ACTH 浓度升高提示原发性 AI，在这些情况下，可以预期醛固酮降低伴肾素升高。ACTH 浓度低或异常提示继发性 AI；在这些情况下，醛固酮和肾素是正常的。进一步的检查，如肾上腺影像学检查（使用 CT）或垂体影像学检查（使用 MRI），可以根据临床指征而进行，以确定 AI 的具体病因。

在解释危重患者皮质醇浓度时需要注意的一点是，患者可能存在结合蛋白（皮质醇结合球蛋白、白蛋白）的异常，从而影响血清总皮质醇水平（常规测量），但不影响游离皮质醇（具有生物活性）。有人建议检测唾液或血清中的游离皮质醇的浓度，但由于缺乏可用性、费用高、缺少有效性和建立的解释标准，因此没有常规进行或推荐[37]。临床医生应该测量总皮质醇和白蛋白，而不是检测游离皮质醇浓度，并考虑可能改变患者结合蛋白水平的情况，如肝硬化、肾病综合征和雌激素的使用（如口服避孕药）。此外，由于怀孕等生理情况下皮质醇结合球蛋白的增加，可能会导致总皮质醇水平升高。

除了怀疑和诊断急性 AI 外，临床医生还应对诱发因素进行全面的评估，这通常包括咨询患者使用的药物、检测是否感染，并进行影像学检查。

四、急性肾上腺皮质功能不全的治疗

在完成诊断检测时，不应延迟对可能患有肾上腺危象的患者的治疗。及时治疗包括立即静脉给予氢化可的松 100mg；如果没有静脉通路，可以进行肌内注射。同时，有必要在第 1 个小时内给予 1L 等渗盐水进行积极的液体复苏，加或不加 5% 或 10% 葡萄糖（取决于是否存在低血糖）。然后，氢化可的松在 24h 内间断给药，24h 内连续输注 200mg 或在 24h 内每 6 小时静脉内给予 50mg。根据患者的血流动力学的稳定性、容量状态和尿量继续静脉注射等渗盐水[6, 38]。

如果没有氢化可的松，可以使用泼尼松龙。地塞米松是最不适合使用的类固醇药物，尤其是在原发性 AI 引起的肾上腺危象中，因为它没有盐皮质激素活性，而 40mg 氢化可的松相当于 100μg 氟氢可的松[6]。

应每小时监测 1 次血气和血糖，直到酸中毒和低血糖指标恢复，然后每 2～4 小时监测 1 次。每 4 小时监测 1 次电解质。由于存在脑桥中央髓鞘溶解的风险，建议注意不要在最初 24h 内纠正超过 10～12mEq/L 的低钠血症水平。皮质醇替代治疗可以诱导水利尿，在继发性 AI 的情况下也可以抑制抗利尿激素。与等渗液体置换相结合，这些变化可导致低钠血症和渗透性脱髓鞘综合征的过度纠正[39]。高钾血症通常通过补充液体、电解质和类固醇而恢复正常。应进行心脏监测以评估任何由高钾血症引起的心电图变化［T 波峰化、QRS 波群增宽和（或）P 波变平］。

识别和治疗导致肾上腺危象的疾病或损伤也很重要。

在第 2 天，如果患者临床情况有所改善，可将氢化可的松降至每 24 小时 100mg（即每 6 小时 25mg）。随着患者病情的持续好转，可以从注射糖皮质激素转为口服糖皮质激素。

五、肾上腺皮质功能不全的慢性管理和肾上腺危象的预防

最佳的糖皮质激素维持方案是氢化可的松 15～25mg/d 或醋酸可的松 20～35mg/d。这些药量应该分为每天 2 次或每天 3 次的剂量，早上最高剂量和下午最低剂量（不迟于睡前 4～6h）[6]，以模拟内源性糖皮质激素的波动性昼夜释放特点，在早上达到其最高峰。氢化可的松和泼尼松龙是活性糖皮质激素，而泼尼松和醋酸可的松是前体，在发挥其活性之前需要通过肝脏中的 11β- 羟类固醇脱氢酶 1 型激活。

原发性 AI 患者需要盐皮质激素替代治疗，以维持水、电解质和血压的稳态。盐皮质激素替代品以氟氢可的松形式给予，成人初始剂量为 50～100μg[6]。建议患者不要限制饮食中的盐分。

对患者进行教育，如生病或计划进行医疗活动 / 手术时增加替代治疗的剂量（"压力剂量"），必要时使用氢化可的松，并及时寻求医疗援助，是预防肾上腺危象的最佳方法[6, 38, 40]。有必要由内分泌科医生进行后续护理治疗，以定期重新评估糖皮质激素替代不足的症状（AI 的症状）或糖皮质激素补充过多的迹象（库欣综合征的特征）。内分泌科医生应监测过度糖皮质激素治疗对代谢的不利影响，如体重增加、高血糖、血脂异常和骨密度降低。应通过测量体位性生命体征、血清钾和血浆肾素活性来评估盐皮质激素替代治疗的充分性。此外，内分泌科医生应建议患者佩戴医疗警示标识，并在每次就诊时重新对患者进行教育（包括了解如何识别肾上腺危象）何时及如何在疾病期间增加糖皮质激素剂量，如何自行给予肠外糖皮质激素，以及何时寻求紧急医疗护理[6, 13]。

第五篇 胰腺内分泌急症和胰腺神经内分泌肿瘤

Endocrine Pancreas and Pancreatic Neuroendocrine Tumors

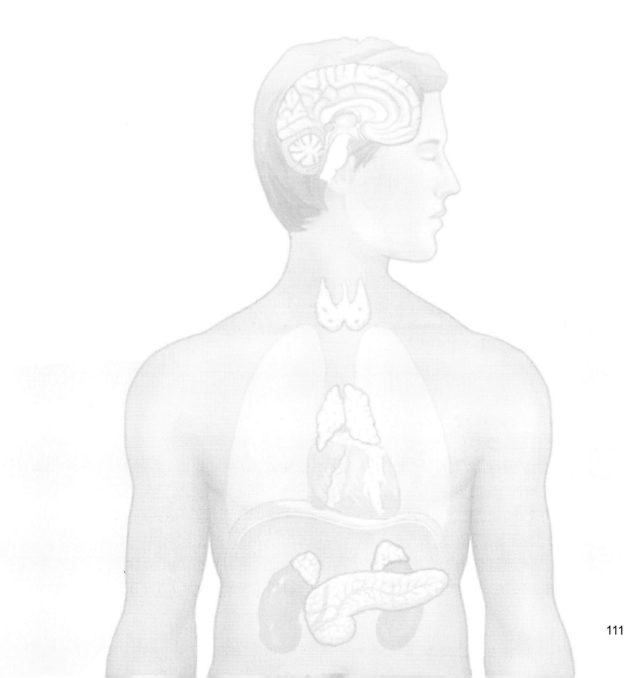

第15章 糖尿病急症：酮症酸中毒、高渗性高血糖状态和低血糖

Diabetic Emergencies: Ketoacidosis, Hyperglycemic Hyperosmolar State, and Hypoglycemia

Heidi Guzman David Wing-Hang Lam 著

徐浪宇 译

一、糖尿病酮症酸中毒

（一）概述

DKA 是糖尿病的一种急性代谢并发症，其特征是胰岛素绝对或相对缺乏所导致的高血糖、高酮血症和代谢性酸中毒。DKA 是一种内分泌急症，需要立即治疗并密切监测其代谢紊乱。它最常见于 1 型糖尿病确诊的患者，也可见于疾病急性期的 2 型糖尿病患者。在某些情况下，尤其是在发展中国家，DKA 可能是糖尿病的首发临床表现。

（二）疾病定义

DKA 的诊断标准包括血糖水平＞250mg/dl，血清酮升高，pH＜7.3 伴阴离子间隙代谢性酸中毒，血清碳酸氢盐＜18mEq/L，阴离子间隙＞12[1]。

正常血糖的糖尿病酮症酸中毒 正常血糖的 DKA（euglycemic DKA，euDKA）的特征是具有 DKA 的临床症状，如阴离子间隙代谢性酸中毒和高酮血症，但患者血清葡萄糖水平＜200mg/dl。

（三）流行病学

DKA 仍然是糖尿病患者发病和死亡的重要原因。在美国，DKA 住院率一直在上升，2009—2014 年，每 1000 例糖尿病患者的住院率从 19.5 例增加到 30.2 例。所有年龄组和性别的患病率均呈上升趋势，其中 45 岁以下人群的患病率最高[2]。DKA 住院率上升的原因尚不明确。这可能与儿童和青少年 1 型和 2 型糖尿病的发病率上升相关，这表明更多的患者在诊断时表现为 DKA。也可能与医师提高了对患者 DKA 轻症的认识和识别，从而提高了 DKA 的诊断率有关[3]。在这期间，DKA 的住院病死率从 1.1% 下降到 0.4%，其中老年人和伴有危重并发症的患者的病死率最高[2]。入院时出现休克或昏迷的患者预后较差，死亡的主要原因是感染、低钾血症和循环衰竭。DKA 仍然是儿童和青少年 1 型糖尿病最常见的死因[1]。

DKA 在 1 型糖尿病的患者中更为常见，但也可能发生于 2 型糖尿病的患者。控制不佳且存在并发症的 2 型糖尿病患者和有酮症病史的 2 型糖尿病患者的发病风险较高。少数族裔，特别是非洲裔或西班牙裔的美国患者，具有较高的酮症倾向的 2 型糖尿病患病率，并且通常具有显著的糖尿病家族史，并且相关的自身免疫标志物阴性[4]。DKA 也常作为糖尿病的初始表现，但不同国家的发病率差异很大，从 13%～80% 不等，其中发展中国家的发病率最高[5]。

EuDKA 在 1973 年的一个病例系列中首次被提出，当时 211 例 DKA 患者中有 37 例被发

现有轻度的高血糖伴代谢性酸中毒。病例系列中描述的大多数 1 型糖尿病患者与近期碳水化合物摄入减少，呕吐或减少胰岛素剂量有关[6]。虽然以前很少见，但也有越来越多的钠 – 葡萄糖协同转运蛋白 2（sodium-glucose cotransporter 2，SGLT-2）抑制药使用相关的 euDKA。据报道，在使用 SGLT-2 抑制药的 1 型糖尿病患者中，DKA 的发生率为 9.4%，而在使用 SGLT-2 抑制药的 2 型糖尿病患者中为 0.2%[7, 8]。综上所述，euDKA 更可能发生在 1 型糖尿病患者身上，但也可能发生在 2 型糖尿病患者身上。

（四）病理生理学

DKA 是由胰岛素缺乏状态导致的，这种状态会激活促进脂肪分解、糖原分解和糖异生的反调节激素的活化，临床表现为高血糖、酮症和代谢性酸中毒并伴有严重的体液消耗。

1. 胰岛素缺乏和反向调节激素　DKA 是由绝对或相对胰岛素缺乏状态引起的。患者在各种情况下都可能存在胰岛素缺乏，其中包括新发糖尿病、不依从胰岛素的治疗方案、胰岛素泵故障、药物或禁用药物使用的相互作用，或者在急性期需要增加循环胰岛素水平的生理状态。胰岛素缺乏导致在细胞水平上感知到空腹或低血糖状态，从而激活胰岛素反向调节激素，其中包括胰高血糖素、皮质醇、生长激素和儿茶酚胺。反向调节激素激活能量产生的替代机制来增加血糖水平，从而抑制胰岛素的作用。胰高血糖素在促进糖原分解、糖异生和脂肪分解中起关键作用。皮质醇、儿茶酚胺和生长激素还通过激活脂肪组织中对激素敏感的脂肪酶来刺激脂肪分解，从而促进游离脂肪酸和甘油的释放。甘油随后作为糖异生途径中的重要底物在肝脏中循环，进一步促进血糖升高，导致高血糖。

2. 糖尿病酮症酸中毒的游离脂肪酸　脂肪分解释放的游离脂肪酸被运送到肝脏，在那里它们成为酮酸的前体并进一步抑制胰岛素的产生。在胰高血糖素刺激下，丙二酰辅酶 A（coenzyme A，CoA）在肝脏中上调，促进游离脂肪酸转运到线粒体。一旦进入线粒体，游离脂肪酸就会被限制进入 Krebs 循环，因为关键底物丙酮酸从糖酵解中转移到感知禁食状态下的细胞中进行糖异生过程。Krebs 循环障碍引起线粒体基质中游离脂肪酸的积累，然后分解代谢转化为乙酰辅酶 A 和 β– 羟基丁酸酮酸和乙酰乙酸，可用作能源物质。酮的产生导致酮症，并且被降低的肝酮清除率进一步维持。在生理水平，酮体是酸性的，但身体能够产生细胞外和细胞内缓冲液以中和酸度。然而，在 DKA 患者体内，身体无法满足酮过量引起的酸碱缓冲需求，导致阴离子间隙代谢酸中毒。丙酮酸进一步转化为乳酸也会加重细胞的代谢性酸中毒。

3. 脱水　反向调节激素可促进糖原分解和葡萄糖合成，导致高血糖。当血液中的葡萄糖水平达到约 225mg/dl 的浓度时，葡萄糖将开始渗透到肾小管中，从而产生渗透梯度并产生利尿作用。如果患者不能充分维持其液体摄入量，利尿作用可能非常显著并导致容量不足和脱水。酮也有助于利尿。由于酮浓度在血液中积累，它可聚集在尿液中，与钠结合形成可以排泄的缓冲液。钠梯度的产生进一步促进利尿，导致脱水加重。高血糖诱导的渗透性利尿也促进了其他电解质的损失，其中包括钾、钙、磷和镁。体液损失也会导致肾脏中肾小球滤过率降低，从而导致糖尿减少，加重高血糖。

4. 正常血糖糖尿病酮症酸中毒的病理生理学　euDKA 的病理生理学尚不明确；潜在的原因可能很简单，即在出现症状之前给予了胰岛素治疗，从而掩盖了高血糖水平，但也可能是因为严重限制了碳水化合物的摄入、过量饮酒、慢性肝病或肝硬化、糖原贮积症、胰腺炎或妊娠[9]。

euDKA可能发生的一种机制是通过禁食或饥饿使肝葡萄糖生成减少。通过可能是由于碳水化合物热量摄入减少、急性疾病、怀孕或物质滥用引起的禁食或感觉饥饿，身体会耗尽糖原。在DKA发生时，这会导致较轻微的高血糖症。另一种可能的机制是由于患者过量使用反向调节激素或SGLT-2抑制药引起的尿糖排泄增加，导致血清葡萄糖减少[10]。

在美国，SGLT-2抑制药于2013年获得FDA批准用于治疗2型糖尿病，其作用是促进近端肾小管对葡萄糖的重吸收，从而导致血糖降低和尿糖升高。如果患者在使用SGLT-2抑制药时发生DKA，则SGLT-2抑制药提供一种不依赖胰岛素的机制，通过尿糖排泄降低葡萄糖水平，最终导致euDKA。

euDKA与使用SGLT-2抑制药物的相关性促使FDA对相关风险发出药物安全警告[11]。

（五）临床表现

1. 临床症状 DKA是一种快速发展的疾病，症状通常在24h内出现。DKA患者最常出现高血糖症状，包括多尿和烦渴。EuDKA可能更难诊断，因为血糖仅轻度升高，这可能导致延误治疗和引发并发症。患者还可能有疲劳、体重减轻、恶心、呕吐和腹痛的感觉。DKA的严重表现还可能包括精神状态变化，从感觉改变到嗜睡和昏迷等。体格检查时，患者可能出现脱水、黏膜干燥、皮肤充盈不良、心动过速和低血压等体征。体格检查还可能发现由于血清丙酮水平升高和作为代谢性酸中毒的补偿机制的快速而浅的Kussmaul呼吸并伴果味。DKA的诱发因素的体征也可能表现明显。

2. 实验室检查 一旦临床怀疑DKA，必须通过实验室检测来确认诊断。这包括测量血清葡萄糖水平、代谢物水平、pH和血清酮。

应立即进行即时指尖穿刺以确认血糖水平是否>250mg/dl。需要注意的是，在euDKA

的情况下，血糖值将<200mg/dl，但实验室检查显示阴离子间隙代谢性酸中毒和血清酮仍然存在。

为了评估代谢性酸中毒，需要测量动脉血pH，以及计算阴离子间隙的代谢检测。如果不能获得动脉血，静脉血气可用于评估pH，其对DKA的诊断具有97.8%的敏感性和100%的特异性[12]。阴离子间隙是通过测量阳离子（指校正的血清钠）和阴离子（指血清氯化物和碳酸氢盐的总和）的差异来计算的。

对于酮体的分析，美国糖尿病协会建议进行血清酮体检测，而不是尿液分析酮体检测，以进行更准确的诊断。酮尿分析仅测量丙酮和乙酰乙酸，而不包括β-羟基丁酸，后者在DKA患者的酮酸中以20：1的比例主要存在。血清β-羟基丁酸检测的敏感性为98%，特异性为79%，而酮尿分析灵敏度为98%，特异性为35%[13]。

除诊断性检测外，实验室检查还应包括电解质中钾的测量；镁，可能很低，需要补充；磷酸盐，可能是正常的或在最初出现时升高。患者还应进行全血细胞计数、尿液分析、心电图和糖化血红蛋白（hemoglobin A1c，HbA1c）的测量。根据患者的临床表现，也可能需要对诱因进行特殊的检测。

（六）鉴别诊断

许多疾病状态共同表现出组成DKA的单独部分：高血糖、阴离子间隙代谢性酸中毒和酮症。高血糖可以是多种疾病的标志，其中包括不受控制的1型糖尿病或2型糖尿病、生理压力、感染，以及在严重的情况下的高渗性高血糖状态（hyperosmolar hyperglycemic state，HHS）。HHS表现为明显的高血糖，通常血糖>600mg/dl。然而，与DKA不同的是，HHS患者很少发生酸中毒，血气pH>7.3，血清碳酸氢盐>15mmol/L，没有或仅有轻度酮症，血清渗透压升高至 320mOsm/L 以上。

阴离子间隙代谢性酸中毒也可能出现在以下几种疾病情况，其中包括酒精中毒、尿毒症、横纹肌溶解症，以及水杨酸盐、三聚乙醛、甲醇或乙二醇摄入引起的毒性反应。乳酸性酸中毒也会导致阴离子间隙代谢性酸中毒，并有其自身的差异，如感染、胰腺炎、缺血和癫痫发作。

酮症也可在饥饿状态下发生。当身体的葡萄糖耗尽时，肝脏将开始产生酮体，以便为大脑产生 ATP。有慢性酒精中毒史的患者也可能出现酒精性酮症酸中毒。乙醇可以代谢成酮，但它也可以抑制糖异生并导致细胞对饥饿状态的感知。

鉴于这些多样性的鉴别疾病均可能具有与 DKA 相似的实验室检查结果，因此将实验室检查与临床病史和体格检查相结合以准确诊断 DKA 非常重要。

（七）糖尿病酮症酸中毒的诱因

DKA 最常发生在已知有糖尿病病史且胰岛素急剧耗尽或停止使用胰岛素的患者中。在这种情况下，重要的是寻找导致胰岛素不依从性的障碍或原因。除了药物依从性差之外，考虑其他可以激活反向调节激素如皮质醇、儿茶酚胺和胰高血糖素增加的诱发因素和压力源也很重要，这些因素和压力源可促发 DKA。

疾病的压力应激可能是主要的诱因，尤其是继发于感染、心肌梗死和卒中的情况下。与呕吐相关的疾病也是 DKA 的常见诱因，它会促进脱水，并可能导致患者为了避免低血糖而停止或减少他们正在使用的胰岛素量。

药物也可以导致 DKA。皮质类固醇、大剂量噻嗪类利尿药、非典型抗精神病药和二氮嗪均与 DKA 的发生相关。SGLT-2 抑制药的使用也与 euDKA 的发生有关。使用非法药物和酒精也会通过干扰药物的依从性而增加患 DKA

的风险。DKA 更隐匿的诱因包括库欣综合征、肢端肥大症、胰高血糖素瘤、由病毒或肿瘤引起的胰腺破坏，以及怀孕。

（八）治疗

DKA 的治疗目标是恢复体液、电解质和激素的稳态，同时将并发症的风险降至最低。治疗期间需要密切监测以评估高血糖的反应性和治疗效果，并纠正生化指标异常。由于需要接受密切的监测，DKA 患者最好在 ICU 或急诊观察病房。

1. 补充液体　DKA 中高血糖引起的渗透性利尿可导致血容量不足和脱水。液体复苏将纠正血管内容量不足，同时增强肾灌注并促进进一步的葡萄糖利尿。此外，补液有助于通过恢复血管内容量和进一步降低血液中的葡萄糖水平，来减少反向调节激素的反应[14]。

DKA 患者的估计缺水量为 5～7L 或 100 ml/kg，这代表体重减轻 10%～15%。补液的最初目标是扩大血管内容量并恢复血流动力学。在没有心力衰竭、肺水肿或终末期肾病的情况下，前 2h 以 500～1000ml/h 或 15～20ml/(kg·h) 的速率输注等渗盐水（0.9% 氯化钠）。如果患者因严重脱水而出现低血压和低血容量性休克，可能需要 3L 或 4L 等渗盐水来恢复血压。为了评估是否成功进行补液，应监测患者的血流动力学，以了解血压、心率、尿量、生化指标和体格检查的改善情况。

在纠正血管内液体耗竭后，补液的进一步目标是在 12～24h 内补充估计损失液体量的 1/2。如果纠正后的血清钠仍然很低，可以继续输注生理盐水，但一般降低输注速率至 250～500ml/h。如果纠正后的血清钠水平正常或偏高，表明剩余的游离水不足，则可以将输注液体改为半生理盐水浓度并降低至 250～500ml/h 的速率。一旦血糖水平降至 250mg/dl 或更低，补液应含有 5%～10% 的葡萄糖以防止低血糖，并且仍需要胰岛素治疗以减少酮体和纠正酸中毒。

2. 补充电解质

(1) 钾：就诊时，DKA 患者通常表现为血钾异常。最常见的情况是，尽管全身钾量绝对耗竭，患者仍会出现相对高钾血症。这种现象是由于胰岛素的正常作用时将钾从血清转入细胞内。DKA 患者胰岛素缺乏则导致钾重新分配到血清中。此外，由于氢钾交换，DKA 中的代谢性酸中毒进一步导致钾向细胞外转移。由于在治疗期间给予胰岛素治疗和补液，血清钾水平开始下降。胰岛素将促进钾向细胞内转移，而补液会导致血清钾稀释，从而增加低钾血症的风险。必须密切监测、预防和治疗低钾血症。为防止低钾血症的发生，钾水平 <5.2mEq/L 后应补充钾。通常，每升静脉输液给予 20～30mEq 钾，目标血钾浓度为 4～5mEq/L；然而，肾功能障碍的患者可能需要较低的剂量。

在极少数情况下，DKA 患者可能出现低钾血症。渗透性利尿可能导致大量尿钾的丢失。如果血清钾水平 <3.3mEq/L，应在初始的液体复苏时补钾，并应延迟胰岛素治疗以避免发生心律失常。一旦钾水平 >3.3mEq/L，就可以进行胰岛素治疗。

(2) 磷酸盐：与钾一样，DKA 患者体内的磷酸盐通常会消耗殆尽。然而，大多数患者在初次就诊时磷酸盐水平正常或升高。早期的高磷血症可能继发于在血管内容量不足和急性肾功能不全的情况下的浓缩水平[15]。血清磷酸盐水平会随着胰岛素和液体治疗而降低。研究未显示磷酸盐替代疗法对 DKA 的治疗有任何益处，但对于血清磷酸盐水平 <1mg/dl 的严重低磷血症患者需要补充磷酸盐[16]。如果发生严重低磷血症，则需要添加 20～30mEq 磷酸钾到液体中以预防心律失常和呼吸系统的损害等并发症。

(3) 碳酸氢盐：碳酸氢盐的治疗通常仅用于 DKA 患者中血清 pH<7 的患者。该治疗目前存在争议，因为没有证据表明碳酸氢盐治疗可改善 DKA 的预后。碳酸氢盐治疗的支持者认为碳酸氢盐有益于患有严重酸中毒的患者，从而降低心脏和重要器官功能障碍的风险。碳酸氢盐治疗的反对者认为碳酸氢盐的使用会增加 pH 值变化、体液潴留和小脑水肿的风险，从而使病情恶化[17]。

3. 胰岛素 胰岛素通过增加细胞对外周葡萄糖的摄取和减少肝糖异生来纠正高血糖症。胰岛素疗法还直接抑制酮酸的产生并减少游离脂肪酸的释放。目前，针对 DKA 治疗的单一胰岛素治疗方案尚未达成共识；然而，所有的方案都具有相同的胰岛素治疗目标——纠正高血糖水平和恢复酸碱平衡。

长期以来，静脉内胰岛素治疗因其起效快、半衰期短而受到 DKA 治疗的青睐，使医生能够根据葡萄糖对胰岛素的动态反应而调整剂量。然而，使用皮下注射胰岛素治疗方案的兴趣和使用越来越多，这些方案具有降低所需要护理强度的优势，并可能避免对相对较轻的 DKA 患者进入 ICU 的需要。

如果有指征，只有在开始液体复苏和纠正低钾血症后才应开始使用胰岛素治疗，以避免细胞液和钾转移而引起的病情恶化。开始胰岛素治疗时，除了每 2～4 小时监测 1 次血清电解质、葡萄糖、镁、磷、血尿素氮、肌酐和静脉 pH 外，重要的是每小时密切监测血糖水平。

大多数静脉注射胰岛素使用的剂量和输注速率是基于体重来确定的［0.1～0.15U/(kg·h)］，并根据每小时葡萄糖的变化进行调整，目标是每小时降低 50～75mg/dl 和最终血糖 <200～250mg/dl。一些治疗方案还建议可以在开始胰岛素滴注之前使用静脉推注胰岛素。

（九）糖尿病酮症酸中毒的解决方法

当血糖水平 <200mg/dl、血清碳酸氢盐水平 >18mEq/L、静脉 pH>7.3、阴离子间隙 <

12mEq/L 时，酮症酸中毒就会消失。一旦达到这些目标，患者就可以从静脉注射胰岛素治疗过渡到皮下胰岛素治疗。在过渡期间应有一段重叠时间是非常重要的，以避免医源性导致胰岛素缺乏状态和患者再次发生 DKA 的可能性。为避免这种情况，应给予基础胰岛素剂量，并在给药后 2h 停止静脉注射胰岛素。

已知有糖尿病病史的患者通常可以在家中服用基础剂量的胰岛素。新诊断为糖尿病的患者可以开始使用基于体重计算的胰岛素计量，或者可以根据 DKA 消退期间所需的总胰岛素量来估计胰岛素剂量。

（十）糖尿病酮症酸中毒的并发症

1. 低钾血症和低血糖症　DKA 治疗中最常见的并发症包括低血糖和低钾血症。如果静脉内没有输注足够含葡萄糖的液体，胰岛素输注的高频率可能会导致低血糖。尽管没有通用的胰岛素给药方案，但通过监测每小时血糖来预防、识别和治疗低血糖症是至关重要的。监测尤为重要，因为一些 DKA 患者由于肾上腺素反应迟钝，可能不会出现传统的低血糖症状。低钾血症也是胰岛素治疗和补液引起的常见并发症。胰岛素给药可以促使细胞外钾进入细胞内，补液则进一步稀释血清钾的浓度。血钾水平应每 2 小时监测 1 次，并在血钾水平＜5.2mEq/L 时给予补充。

2. 脑水肿　DKA 患者中也可能出现更罕见但严重的并发症，其中最令人担忧的是脑水肿。脑水肿的死亡率高达 21%～90%[18, 19]。脑水肿是由高血糖引起的渗透压梯度升高而引起的，这导致水从细胞内空间转移到细胞外空间，并引起细胞体积收缩。脑水肿在儿童和青少年中更为常见，通常表现为头痛、呕吐和精神状态下降，随后出现癫痫、心动过缓和呼吸停止。脑水肿的危险因素包括年龄较小、出现重度酸中毒伴低碳酸氢盐水平和快速补液导致的低钠

血症。脑水肿患者需要转移到 ICU 并接受静脉内甘露醇的治疗。

3. 其他并发症　DKA 治疗中的其他并发症包括慢性肾脏病或心力衰竭的患者因血容量不足引起的肺水肿。不太常见的是，患者也可能出现横纹肌溶解症。DKA 中横纹肌溶解症的确切病因尚不清楚，但推测与高渗性和低磷血症相关。如果不及时治疗，DKA 还可导致缺血性卒中、脑静脉血栓形成和脑低灌注引起的出血性卒中。

（十一）预防糖尿病酮症酸中毒

DKA 的住院率呈上升趋势，预防首发和复发至关重要。许多因 DKA 入院的患者被确诊为新发糖尿病，最常见的是 1 型糖尿病和少数族裔的酮症倾向糖尿病。患 1 型糖尿病风险最高的人群包括父母或兄弟姐妹患有 1 型糖尿病的儿童和青少年，以及患有其他自身免疫性疾病的患者。医务人员应接受有关这些风险因素的适当教育和认知，并在日常诊疗中筛查高危患者。如果患者的糖尿病筛查呈阴性，医务人员除了对患者及其家属进行糖尿病体征和症状宣传教育外，还应继续密切监测其高危患者。研究表明，早期识别糖尿病和 DKA 症状的教育预防计划可以显著减少因 DKA 入院的儿童患者数量[20]。

此外还必须预防 DKA 的复发入院，以降低与糖尿病相关的发病率和死亡率，因为复发住院与死亡风险增加有关。1 型糖尿病患者再次复发入院的可能性更大，但 2 型糖尿病患者也可占复发行 DKA 病例的 35%[21]。重要的是，所有因 DKA 入院的患者都应就其预防进行咨询。这包括共同讨论高血糖的体征和症状，使用家庭酮监测系统早期识别 DKA，以及与患者和家庭成员一起回顾疾病期的治疗。在急性起病期间，患者需要与医务人员建立早期的联系。还应告知患者和家属持续使用胰岛素、监测血

糖、补水，以及在急性起病期间提供纠正高血糖剂量的速效胰岛素的重要性。

预防复发性 DKA 还需要评估可能引发既往 DKA 住院的诱发因素。这些包括评估可能引起胰岛素不依从性的原因，如健康认知差、经济困难、药物滥用和心理压力等。

可以通过强化患者教育和糖尿病治疗医务人员的门诊随访来预防胰岛素不依从性。还应在出院时为患者提供必要的糖尿病药物和用品。

二、高渗性高血糖状态

（一）概述

HHS 是糖尿病的一种代谢并发症，尽管有许多相似之处，但它代表了与 DKA 不同的高血糖紧急情况。HHS 的特征是严重的高血糖、高渗透压和脱水，但没有明显的酮症酸中毒，更常见于 2 型糖尿病患者。

（二）疾病定义

HHS 的诊断标准包括高血糖水平，血糖＞600mg/dl，血清渗透压＞320mOsm/kg，没有明显的酮症酸中毒[22]。

（三）病理生理学

HHS 的病理生理学与 DKA 相似，但还是有一些特殊性。这两种情况的根本原因都是胰岛素缺乏。然而，在 HHS 中，胰岛素缺乏只是相对的，因为胰腺可以继续产生胰岛素但无法满足克服外周组织胰岛素抵抗所需的需求。在胰岛素相对缺乏的情况下，外周细胞进入感知到"饥饿"的状态下，导致反向调节激素胰高血糖素、皮质醇、生长激素和儿茶酚胺的释放。反向调节激素可促进糖原分解和糖异生，导致高血糖恶化。高血糖然后导致血清渗透压的直接和间接增加。血清渗透压根据公式 2 ×（血清钠）+（血清葡萄糖）/18+ 血尿素氮（blood urea nitrogen，BUN）来计算；因此，随着血清葡萄糖水平的升高，血清渗透压会直接增加。

此外，高血糖引发渗透性利尿，导致游离水、葡萄糖和电解质通过尿液流失，导致血清渗透压浓度间接升高和脱水进一步恶化[23]。

两种过程相结合，高血糖和脱水导致混合性低钠血症。高血糖导致高渗性低钠血症，可以通过将血清每 100mg/dl 葡萄糖的钠降低1.6mEq/L，直到钠升高到 100mg/dl 以上进行纠正。此外，渗透性利尿同时产生的脱水导致低血容量性低钠血症，必须通过静脉补液来纠正。

与 DKA 相比，HHS 的病理生理学的一个关键区别是很少或不产生酮。在 HHS 中，胰腺继续产生胰岛素，产生的胰岛素量足以抑制脂肪分解。在没有脂肪分解的情况下，没有脂肪酸氧化，因此没有酮体的产生和导致的酮酸血症。

（四）临床表现

1. 临床症状　HHS 的临床表现通常类似于 DKA 患者出现的体征和症状。HHS 患者可能出现多尿、烦渴、严重脱水、体重减轻、视力模糊和精神状态改变。然而，一个显著的区别性特征是出现症状的时间。DKA 患者通常会出现更急性的症状，而 HHS 患者的症状可能会发展数天至数周。应仔细询问患者病史以评估任何诱发因素，如感染、心血管损害、饮食不当、药物变化以及对糖尿病处方的总体依从性。

体格检查时，患者可能出现脱水、黏膜干燥、皮肤弹性减少、心动过速和低血压。与 DKA 不同，HHS 患者通常不会出现胃肠道不适。但也可能出现神经系统症状，例如情绪淡漠、木僵、谵妄、癫痫发作和局灶性神经功能缺损，例如短暂性偏瘫。

2. 实验室检查　血清葡萄糖通常＞600mg/dl，在某些情况下甚至＞1000mg/dl。在生化检查中，大多数患者会出现低钠血症，血钾水平正常或升高。患者通常会出现血尿素氮和肌酐升高，反映肾前性氮质血症。血清渗透压也将升高到 320mOsm/kg 以上。与 DKA 相比，HHS 不会出现明显的酮症酸中毒，酮体通常正常至轻度升高，pH＞7.3，并且没有阴离子间隙。

（五）治疗

HHS 是一种内分泌急症，需要及时识别和治疗。所有患者都必须迅速恢复稳定，并应密切评估精神状态。出现严重嗜睡或昏迷的患者应评估其呼吸系统损害，必要时插管以保护气道。患者应入住 ICU 进行密切监测和护理，并对任何诱发原因进行调查和治疗。

1. 液体补充　一旦患者病情稳定，应根据需要进行积极的静脉补液和电解质补充治疗。优选等渗液以恢复血管内容量的消耗并减少反向调节激素的作用和高血糖水平。通常建议在最初的 1～2h 内，以 15～2ml/kg 的等渗液体推注，然后以 250～500ml/h 滴注，直到葡萄糖水平达到 300mg/dl [24]。

2. 电解质补充　与 DKA 类似，患者可能因尿液丢失而耗尽钾的储存，并且在开始胰岛素滴注之前血钾水平必须＞3.3mEq。一旦血钾水平降至＜5.5mEq/L，也应补充钾。

3. 胰岛素　在最初的 1～2h 液体复苏后，可以根据各个医院的首选方案开始静脉注射胰岛素治疗。目前并没有关于首选胰岛素用量治疗方案的明确共识指南。一旦血清葡萄糖水平达到 300mg/dl，应静脉使用 0.45% 氯化钠溶液＋5% 葡萄糖替代等渗液，并持续至患者精神状态恢复且血清渗透压正常或＜310mOsm/kg，并维持血糖在 250～300mg/dl。

在 HHS 治疗过程中，目标是将血糖水平保持在 250～300mg/dl，以最大限度地降低脑水肿的风险。在动物研究中，血浆和脑渗透压的快速校正会导致脑水肿。虽然这在人类中尚未发现，但理论上对渗透压过度纠正导致脑水肿的风险的担心取代了 HHS 治疗期间血糖正常所带来的好处 [22, 24]。

三、低血糖

（一）疾病定义

低血糖症被定义为低于正常范围的低血糖浓度，与自主神经和神经性低血糖症状相关。由于患者可能表现出不同程度的低血糖症状，美国糖尿病协会和内分泌学会联合工作组得出结论，没有特定的血糖阈值可用于定义低血糖症 [25]。在糖尿病患者中，由于同一工作组的低血糖伤害风险增加，建议将警报值设为＜70mg/dl 以提示患者注意。尽管任何程度的低血糖发作都可能由于其对认知的影响而危及患者的生命，但严重的低血糖（定义为需要外部帮助以给予碳水化合物或胰高血糖素的低血糖事件）可被视为内分泌急症。

（二）临床表现

与低血糖相关的症状可按其根本原因分为肾上腺素能系统激活的症状或低血糖神经症状。

肾上腺素能系统激活的症状包括心悸和心动过速、出汗、震颤、饥饿、恶心和焦虑。

低血糖神经症状包括虚弱、嗜睡、精神状态改变、头晕、癫痫发作和昏迷／意识丧失。

（三）鉴别诊断

对于糖尿病患者和非糖尿病患者的低血糖的鉴别诊断完全不同。在糖尿病患者中，治疗糖尿病的药物总是导致严重低血糖的原因。在没有糖尿病的患者中，鉴别诊断范围很广，包括意外或有意服用降糖药、饮酒、肝衰竭、肾衰竭、肾上腺功能不全、胰岛素瘤、成神经细胞瘤、减肥手术相关的低血糖和胰岛素自身免疫。对于获得已知病史有限的患者，在初始的评估中应考虑更广泛的鉴别诊断。

（四）评估

评估患者的第一步是完善详细的病史，以

确定他们是否有糖尿病病史，如果是，还需要包括药物在内的详细病史。详细的病史可能有助于缩小鉴别诊断的范围，并集中对患者的诊断和评估。然而，在某些情况下，可能无法获得患者的病史，可能需要进行更广泛的鉴别诊断和检查。

1. 病史　对严重低血糖患者的病史应首先关注可能导致低血糖的近期事件和活动，例如食物摄入量、体力活动、酒精摄入量和近期疾病的变化。应仔细审查患者抗高血糖药物、最近添加的药物和任何剂量调整的详细清单。胰岛素和促胰岛素分泌素（如磺脲类和氯茴苯酸）可引起高胰岛素血症，从而导致低血糖。其他类别的药物包括二甲双胍、噻唑烷二酮类、SGLT-2 抑制药、胰高血糖素样肽 −1（glucagon-like peptide-1，GLP-1）受体激动药、二肽基肽酶 −4（dipeptidyl peptidase-4，DPP-4）抑制药和 α− 葡萄糖苷酶抑制药不会导致高胰岛素血症状态；然而，如果这些药物与胰岛素或促胰岛素分泌素联合使用，它们会增加低血糖发生的风险。最后，应评估可能增加低血糖风险的其他风险因素，如年龄较大、糖尿病病程较长、慢性肾病和营养不良。

2. 实验室检查　在大多数严重低血糖的情况下，毛细血管即时血糖读数是确定诊断的第一个可用数据。根据患者的已知病史和就诊情况，可能不需要通过测量血糖来确认低血糖，并且不应延迟治疗。但是，如果对低血糖的诊断尚有疑问，则应进行血浆或血清葡萄糖的测量。由于红细胞和白细胞中存在糖酵解酶，因此将氟化钠添加到血液样本中非常重要，或必须快速分离样本以防止糖酵解和测量的葡萄糖的误差。

在病史有限或无法获得病史的情况下，其他实验室检查可能有助于诊断严重低血糖的病因，其中包括胰岛素、胰岛素原、C− 肽、β− 羟基丁酸、皮质醇，以及磺脲类和氯茴苯酸筛选。

（五）治疗

对于需要外部帮助的严重低血糖患者，主要的治疗方法是给予葡萄糖。给药方式主要取决于患者的精神状态和血管通路情况。在住院环境中，对于能够安全经口摄入的患者，可以使用快速吸收的碳水化合物（如葡萄糖片或凝胶）进行治疗。对于不能口服治疗的患者，可以静脉注射葡萄糖。典型剂量是静脉注射 50% 葡萄糖溶液，每份 25g。没有静脉通路的患者可以肌内注射 1mg 胰高血糖素。

在初始治疗低血糖后，有必要在治疗后监测血糖水平。血糖监测应在低血糖治疗后立即进行，且还必须制订进一步监测的计划。关于监测持续的时间和频率应结合低血糖的严重程度、患者的精神状态和沟通能力、使用了哪些降糖药物及其作用持续时间，以及血糖水平的趋势。

对于复发性低血糖的后续治疗，可以使用相同的治疗选择：口服快速吸收的碳水化合物、静脉内葡萄糖或胰高血糖素。在某些情况下，可能需要持续静脉输注 5% 或 10% 的葡萄糖以维持血糖正常。如果使用连续输液，则必须注意患者的血容量和呼吸状态，如果补充了大量液体，还应监测电解质。

特别注意事项　低血糖的治疗和监测计划取决于患者服用的药物。如果患者服用了阿卡波糖（一种 α− 葡萄糖苷酶抑制药），由于抑制肠道中的 α− 葡萄糖苷酶，因此必须使用葡萄糖而不是蔗糖（如食糖和糖果）口服治疗低血糖症。接受胰岛素治疗的患者可能需要延长监测和治疗时间，具体取决于最近使用胰岛素的时间和所用胰岛素的作用持续时间。此外，可影响药物代谢的患者特异性因素，如肾功能受损和肝功能障碍，可能会延长低血糖监测和治疗的持续时间。这尤其适用于接受胰岛素或促胰岛素分泌素治疗的患者。

（六）预防

糖尿病患者低血糖的预防主要围绕三个主题：糖尿病药物的管理、患者教育和患者通过血糖监测进行糖尿病的自我管理。

发生低血糖后，应仔细评估糖尿病药物的治疗方案。被认为是主要导致低血糖的药物应调整或去除，并开具适当的替代品。随后与患者交流时应回顾复发性低血糖和患者的自我血糖监测的相关情况。

应该对患者进行有关糖尿病药物治疗和低血糖潜在风险的教育。在教育之后，应告知患者在减少进食或禁食、增加身体活动和饮酒的情况下，他们应该保留或减少哪些药物的剂量。应与患者一起检查低血糖症状并开具适当的低血糖治疗方法，如葡萄糖片和胰高血糖素。

应向服用可能增加低血糖风险的药物的患者提供和教授自我监测的血糖测试方法。如果患者发现低血糖的体征或症状，应指导他们自我检测血糖。但是，在紧急情况下，应在进行检测前进行治疗。此外，根据患者的用药方案，可能会建议在进行体力活动和驾驶车辆之前测试他们的血糖水平。对于一些患者，能够提醒患者或护理人员低血糖和即将发生的低血糖的连续血糖监测仪也可能有效预防低血糖。

四、结论

DKA、HHS 和严重的低血糖症都是危及生命的糖尿病严重并发症，需要及时诊断、治疗和密切监测。高血糖急症、DKA 和 HHS 的诊断是基于存在高血糖水平、酸碱状态的评估以及是否存在酮症。DKA 和 HHS 的治疗包括液体复苏、胰岛素和密切监测电解质以及治疗任何潜在的诱发因素。低血糖症的诊断通常基于即时血糖检测；然而，它可能经常需要通过实验室检查来确认和评估。尽管低血糖的治疗很简单，但必须注意确定其原因和任何诱发事件，以防止复发。在所有糖尿病紧急情况中，患者教育在每种情况的早期诊断和预防中都发挥着重要作用。

第 16 章　成人胰腺神经内分泌急症（胃泌素瘤、胰岛素瘤、胰高血糖素瘤、血管活性肠肽分泌肿瘤、生长抑素瘤和胰多肽分泌肿瘤 / 无功能性肿瘤）

Pancreatic Neuroendocrine Emergencies in the Adult (Gastrinoma, Insulinoma, Glucagonoma, VIPoma, Somatostatinoma, and PPoma/ Nonfunctional Tumors)

Vince Gemma　Jason D. Prescott　著

徐浪宇　译

一、概述

胰腺的神经内分泌成分包括高度特异质和受到严密调控的细胞，负责合成和分泌特定的肽类激素。这些细胞一起位于被称为朗格汉斯岛的分隔、封闭和高度血管化的簇中，这些簇分布在整个胰腺实质中。成人胰腺中约有 300 万个胰岛。特定胰岛细胞产生的肽激素包括胃泌素（G 细胞）、胰岛素（B 细胞）、胰高血糖素（A 细胞）、血管活性肠肽（vasoactive intestinal peptide，VIP；副交感神经细胞）、生长抑素（δ 细胞）和胰多肽（pancreatic polypeptide，PP；γ/F 细胞），所有这些激素都直接分泌到相关的胰岛血液供应中。在正常情况下，每种胰腺神经内分泌激素的合成和分泌都受错综复杂的反馈机制的严密调控，以维持正常的生理功能。然而，这些激素的过量产生（通常由相应胰腺神经内分泌细胞发展为肿瘤导致）可能导致危及生命的急症。一般来说，胰腺神经内分泌激素分泌过多的危及生命的急症并非特定于潜在的高分泌肿瘤。因此，急症的治疗很少涉及相关肿瘤的直接诊断或治疗，而是侧重于稳定急重症患者的病情。

二、胃泌素瘤

与大多数其他胰岛细胞不同，在正常情况下 G 细胞不仅只位于胰腺内，也位于胃窦和十二指肠。G 细胞是副交感神经（迷走神经）内分泌细胞，主要作用是在消化过程中刺激胃壁细胞释放盐酸，它们通过胃泌素分泌介导。胃泌素是由一种 6～71 个氨基酸组成的肽链(取决于翻译后裂解的程度)，由 G 细胞合成和分泌，在正常情况下 G 细胞受到多种因素严格调控：G 细胞分泌胃泌素以响应迷走神经刺激、胃胀、血钙水平升高以及胃中氨基酸累积。胃泌素的分泌通常受到增加的胃酸度，以及生长抑素、胃肠抑制肽、VIP、降钙素、胰高血糖素和促胰液素的抑制作用的影响。

高胃泌素血症可能是由于对其他正常 G 细胞的不适当刺激或抑制作用的丧失，或者较少见的原因是肿瘤性 G 细胞增殖（胃泌素瘤）。大约 25% 的胃泌素瘤由胰腺 G 细胞发展而来，胰腺胃泌素瘤的发病率为每年每百万人有 0.1～0.4 例。非胰腺性胃泌素瘤可能起源于十二指肠、胃、肝、胆管、卵巢、心脏或肺，大多数胃泌素瘤是散发的（约占 80%），大多数非散发性疾病与 MEN1 有关。胃泌素

瘤在男性患者中发生率不成比例，最常见于
20—50 岁男性[1]。

胃泌素瘤的临床表现统称为 Zollinger-Ellison
综合征（Zollinger-Ellison syndrome，ZES），是
高胃泌素血症所导致的。在可能导致胃泌素分
泌过多的病因中，胃泌素瘤和恶性贫血可产生
最高水平的血液胃泌素，并相应地导致最严重
的潜在并发症。一般来说，这些与消化性溃疡
病（发生在超过 90% 的 ZES 病例中）和（或）
吸收不良相关的并发症，如腹部、食管或胸部
疼痛（患病率为 75%）、腹泻（患病率为 73%）
和恶心。潜在的相关体征包括胃肠道出血（患
病率为 25%）、体重减轻或营养不良（患病率
为 17%）、脂肪泻、胃肠道梗阻、胃肠道穿孔
和厌食或食物不耐受。

（一）急症：临床表现、治疗和预后

在大多数情况下，胃泌素瘤相关体征或
症状是逐渐发展的，其特征是症状越来越严
重和难治性消化性溃疡。胃泌素瘤很少在急性
情况下被诊断出来，急性并发症通常是未被识
别或被忽视的进展性疾病导致，其中包括危及
生命的胃肠道出血、胃肠道穿孔和胃肠道梗阻
（表 16-1）。重要的是，这些危及生命的急性并
发症的治疗不是针对胃泌素瘤本身的，而是侧
重于通过复苏、支持和手术或操作等手段使急
症患者的病情稳定。这种情况通常发生在急诊
科，并且总是涉及静脉液体复苏、基础生化（血
液）检测和影像诊断技术，最常见的是 CT。如
果还没意识到胃泌素瘤的潜在诊断，通常在紧
急处理完成后再进一步确诊。

1. 出血　胃肠道出血，在这种情况下主要
来自十二指肠和（或）胃溃疡，是消化性溃疡
疾病最常见的紧急并发症，占病例的 73%。急
性表现的特点是明显失血以及失血性休克的临
床表现或体征。生化检查显示明显的贫血和潜
在的血小板减少。如果相关的终末器官缺血时

间短，可能会偶发低钾、低氯性碱中毒。这一
特征提示潜在的高胃泌素血症，这将有助于指
导后续的治疗。

休克的处理在高胃泌素血症诱导的胃肠道
出血中并无特殊性。所有出现休克的患者都应
即行抢救复苏，以防止多器官衰竭进一步恶化
导致威胁生命。此种抢救方式已在重症监护和
创伤文献中进行了全面的描述，其中包括气道
稳定、通气支持、复苏和输血，实时生命体征
监测[2]。在成功复苏后，还必须确定潜在出血
源。这需要借助影像学检查，其中可能包括动
脉 CT 造影、上下消化道内镜检查、血管造影，
也可行标记红细胞闪烁显像和胶囊内镜检查。
对于出血性消化性溃疡，这些影像学检查有助
于寻找消化道出血点。此外，当存在 ZES 时，
CT 可能会偶然的发现一个或多个腹部软组织肿
块（胃泌素瘤）。

当怀疑上消化道出血或通过非内镜成像
确定时，总是需要进行内镜检查。内镜识别出
血性溃疡的敏感性和特异性超过了其他所有影
像学检查，分别接近 98% 和 100%。此外，在
内镜探查活动性溃疡出血时，还可即时行内镜
干预包括热凝、夹闭、应用止血药或注射肾上
腺素，从而使上消化道内镜兼具诊断性和治疗
性。ZES 最常见的特征是单发性溃疡，通常
直径＜1cm，局限于十二指肠球部（占病例的
75%）。尽管如此，仍需要进行彻底的上消化道
内镜评估，因为可能存在多个溃疡并且可能位
于上消化道的其他部分，如胃、十二指肠的其
他区域和（或）近端空肠。

在急诊复苏后，如上所述的内镜干预是消
化性溃疡出血的一线治疗方式，90% 以上的病
例可控制出血。在紧急情况下，发现溃疡灶通
常也提示需要静脉内使用质子泵抑制药进行治
疗，如果可能的话，应行基本的抗凝治疗。如
果内镜干预未能控制溃疡出血，无论是在初发
还是在复发的情况下，都需要行手术或血管内

介入治疗。相对而言，这些二线治疗通常同样有效。经动脉栓塞的导管血管造影比手术侵入性更小，初次出血控制的成功率为52%～98%。手术干预包括开腹手术，手术以检查溃疡面和堵塞出血的血管为主，或在患者病情稳定的情况下切除溃疡并进行适当的胃肠道重建。在每种手术干预下，还应进行迷走神经阻断术和幽门形成术[3]。

2. 穿孔 消化道穿孔是 ZES 的第二种危及生命的并发症（表 16-1）。与胃肠道出血一样，这种情况下的穿孔是晚期溃疡病的结果。这些溃疡最终将侵蚀整个胃／肠壁，最终使胃肠道内容物（包括胃肠道菌群）溢到腹腔内。因此，急性表现是腹膜刺激征和潜在的感染性休克。患者常诉突发的剧烈腹痛，体格检查结果通常与腹膜炎一致，其中包括反跳痛、局限性上腹压痛和腹肌紧张。血液生化检查可能显示白细胞增多。

穿孔的首要治疗是复苏，尤其是存在血流动力学不稳定的情况下。影像学检查可确诊胃肠道穿孔。直立腹部 X 线片可能显示膈下游离气体。腹部 CT 通常是首选检查方式，其可以显示穿孔附近的气体和腔外液体。如果使用口服对比剂，可能会看到对比剂渗入相邻的腹膜内。胃／十二指肠穿孔的诊断提示需要及时静脉给予广谱抗生素和质子泵抑制药，以及持续的液体复苏。一般而言，需行急诊手术来解决穿孔并清理相关的腹膜感染灶，但对于小而封闭性的穿孔且不适合手术的老年患者而言，非手术治疗（经皮引流）也是一种治疗选择。

尽管现在腹腔镜手术被大范围使用，但手术方式仍常选择开腹手术。穿孔性胃溃疡的手术选择包括全胃切除术（如果不能排除潜在的胃恶性肿瘤并且患者病情稳定，没有明显的腹膜污染），以及胃楔形切除术或网膜（Graham）修补术，这些术式都需要进行迷走神经切断术和幽门形成术。穿孔的十二指肠溃疡可以通过

修补来治疗，特别是在血流动力学不稳定的患者中，通常不需要更复杂的手术切除，而只采取幽门形成术（穿孔合并）和迷走神经切断术治疗。但如果血流动力学稳定的患者存在大穿孔，则可能需要进行更复杂的手术治疗[4]。

3. 幽门梗阻 与累及远端胃或十二指肠的进行性消化性溃疡病相关的炎症和水肿，可能导致幽门梗阻（表 16-1）。幽门梗阻的体征和症状包括顽固性非胆汁性呕吐、上腹痛、腹胀和脱水。在长期呕吐和高胃泌素血症介导的慢性盐酸分泌的情况下，血液生化检测可能会发现低氯、低钾性碱中毒。诊断性平片影像学检查可显示胃扩张（如果胃没有通过鼻胃管抽吸或过度呕吐而减压），使用口服对比剂进行 CT 检查将发现胃十二指肠交界处造影狭窄或缺损，肠水肿累及胃幽门。

最初的治疗侧重于液体复苏、静脉给予质子泵抑制药和监测电解质，并纠正电解质异常。如果发现腹胀或影像学显示胃幽门梗阻，应放置鼻胃管进行胃减压。复苏后，应进行上消化道内镜检查以确定梗阻原因。对于潜在的消化性溃疡病，通常尝试内镜球囊扩张。这需要将内镜推过梗阻之外，其有较低的穿孔风险，具体取决于所用球囊的大小。然而，ZES 情况下的幽门梗阻复发率高，因此初次成功的球囊扩张被认为是这种紧急情况下的临时治疗措施。因此，通常需要手术治疗来根本性缓解梗阻并治疗潜在的溃疡病。手术方式包括开腹或腹腔镜远端胃切除术和胃窦切除术伴迷走神经切断术，或旁路引流伴迷走神经切断术。

（二）预后

胃泌素瘤急性并发症的处理预后取决于具体表现（上消化道出血、消化道穿孔或幽门梗阻），以及患者合并症的危急程度。在急性情况下，消化性溃疡出血的死亡率可能高达18%，消化性溃疡穿孔的死亡率可能高达20%，而与

表 16-1　胃泌素瘤（高胃泌素血症）的表现、诊断和治疗

急症表现	关键阳性指征	一般治疗原则
上消化道大出血	• 生命体征：休克 • 体检：与严重血容量不足相关的认知障碍 • 血液生化：贫血 • 影像学检查：上消化出血，出血性溃疡	• +/- 插管、静脉液体复苏、输血 • 静脉给予质子泵抑制药治疗 • 介入治疗：热凝、夹闭、止血药或注射肾上腺素 • 若持续出血则行动脉栓塞或手术
上消化道穿孔	• 生命体征：休克或早期休克 • 体检：上腹痛、腹膜炎、恶心 • 血液生化：白细胞升高 • 影像学检查：腹部胀气、活动性腹水、口腔对比剂外渗	• 休克气管插管，静脉液体复苏 • 静脉给予经验性抗生素和质子泵抑制药治疗 • 腹腔抽液或抽气和手术修复溃疡
幽门梗阻	• 生命体征：心动过速、低血压 • 体检：顽固性呕吐 • 血液生化：低氯血症、低钾血症，代谢性碱中毒 • 影像学检查：胃扩张、胃幽门处造影狭窄或缺损、胃幽门处肠水肿	• 静脉复苏、鼻胃减压、血清电解质校正 • 静脉给予质子泵抑制药治疗 • 球囊扩张

良性消化性溃疡相关的幽门梗阻的死亡率非常低。无论如何，对这些患者进行成功的抢救后，关于胃泌素瘤诊断的进一步检查至关重要，因为尚未确诊病因将增加急性并发症的复发率，并且如果存在恶性胃泌素瘤，可能会导致疾病恶化。诊断依据为血清胃泌素水平显著升高（＞1000pg/ml），或者在胃泌素不明显的高病例中，促胰腺分泌素刺激试验阳性也可诊断[5]。

三、胰岛素瘤

产生胰岛素的胰岛细胞占胰腺内分泌细胞的 60%～85%。胰岛素通过驱动骨骼肌、肝脏和脂肪组织中的葡萄糖摄取，并通过抑制糖原分解和糖异生而在葡萄糖稳态中发挥作用。正常情况下，胰岛素的合成和分泌受到严格的调节，从而维持血糖正常。过量的胰岛素 / 高胰岛素血症会引起低血糖，导致终末器官能量衰竭，最严重的表现是不可逆的脑损伤和死亡。

胰岛素瘤是最常见的功能性胰腺神经内分泌肿瘤，发病率为每年每 100 万人有 4 例。这些肿瘤分泌过多的胰岛素，患者常在两餐之间产生低血糖症状。大约 90% 的胰岛素瘤的最大直径＜2cm，肿瘤可能位于胰腺内的任何部位。胰岛素瘤通常（90%）是良性的，并且通常是局限性的。鉴于大多数胰岛素瘤很小，相关的压迫症状很少见。

（一）急症：临床表现、治疗和预后

胰岛素瘤的紧急 / 危及生命的表现是严重低血糖的结果，如果不及时治疗，可能导致不可逆的脑损伤或死亡（表 16-2）。非糖尿病性低血糖患者出现交感肾上腺激活症状，如震颤、出汗和心悸，应引起对胰岛素瘤诊断的关注。然而，无论潜在的病因诊断如何，治疗的关键是迅速处理低血糖。

1. 未区分病因的低血糖　严重的低血糖会导致患者精神错乱，其中包括行为改变、疲劳、精神错乱和癫痫发作，或者意识丧失和昏迷，这应立即采取对于任何反应不佳或反应迟钝的患者的抢救。这包括评估气道（如果有指征则行插管）、呼吸和循环。生命体征的评估可

表 16-2 胰岛素瘤（高胰岛素血症）的表现、诊断和治疗

急症表现	关键阳性指针	一般治疗原则
严重低血糖	• 生命体征：心动过速、低血压 • 体检：精神状态改变、癫痫发作、昏迷 • 影像学检查：无特异性	• 静脉输入 50% 的葡萄糖溶液，提供 12.5～25g 葡萄糖 • 皮下或肌内注射 1mg 胰高血糖素 • 每 5～10 分钟监测 1 次血糖水平 • 连续输注 5% 葡萄糖溶液以维持血糖＞70mg/dl • 对于已知的潜在胰岛素瘤：二氮嗪或奥曲肽

能揭示中枢和自主神经系统紊乱的迹象，其中包括心动过速 / 心律失常、高血压 / 低血压和呼吸急促。紧急的生化检查将显示严重的低血糖，血浆葡萄糖水平通常＜55mg/dl。在这种情况下，应立即开始静脉补充血糖，最常见的是使用 50% 的葡萄糖溶液，以提供 12.5～25g 的糖。一般来说，这可以快速改善患者的临床症状。胰高血糖素以 1mg 剂量给药，如果无法立即进行静脉注射，可通过皮下或肌内注射。应每 5～10 分钟进行 1 次连续血糖监测，直至血浆葡萄糖水平超过 70mg/dl。在这种情况下，血糖可能会短暂的恢复正常，但是由于潜在的高胰岛素的水平，因此，应在初始血糖稳定后持续输注 5% 的葡萄糖。

2. 已知胰岛素瘤的难治性低血糖 已知诊断为胰岛素瘤的患者可能会出现复发性、难治性严重的低血糖。除了上述的抢救措施外，这种情况下的治疗还侧重于优化患者血糖的稳态。在这种情况下，最常见的最初治疗是加用二氮嗪，它可以抑制胰岛素的分泌。辅助药物包括奥曲肽或其他生长抑素类似物，但必须谨慎使用，因为这些药物也可以抑制胰高血糖素的分泌，可能会导致低血糖的恶化。

（二）预后

胰岛素瘤介导的急性低血糖的预后取决于出现的严重程度、时间和治疗反应速度。在紧急情况下，及时治疗严重低血糖有良好的预后，不会产生长期后遗症。对于全身性长期低血糖

性脑病（不是胰岛素瘤特有）的患者预后较差，60% 的患者罹患永久性残疾或死亡。在急诊抢救后，所有患者都必须进行低血糖检查，其中包括评估胰岛素瘤和神经母细胞瘤。内源性高胰岛素血症伴低血糖可诊断为胰岛素瘤。可切除性胰岛素瘤的长期预后非常好，而对不可切除的恶性疾病的保守治疗可能具有挑战性。然而，一般而言，在转移性或局部侵袭性疾病的情况下积极地进行减瘤手术可以提高患者的长期生存率[6]。

四、胰高血糖素瘤

A 细胞约占胰岛体积的 20%，负责胰高血糖素的合成和分泌。胰高血糖素是一种由 29 个氨基酸组成的肽类激素，通过增加血糖浓度来调节能量的稳态，主要是通过刺激肝糖原分解和糖异生而起作用。与所有的胰腺神经内分泌激素一样，胰高血糖素的合成和分泌通常受复杂的反馈机制调节，低血糖是胰高血糖素分泌的最重要驱动因素。

胰高血糖素瘤是源自 A 细胞的罕见的功能性神经内分泌肿瘤。美国的年发病率为每 100 000 人有 0.01～0.1 例，大多数胰高血糖素瘤的首诊年龄为 50 岁或 60 岁。患者不具有性别差异，大多数病例的特征是孤立性肿瘤（＞80%），通常发生在胰腺远端。与其他胰腺神经内分泌肿瘤一样，家族性或综合征型胰高血糖素瘤经常与 MEN1 综合征相关，约占病例的 20%。高达 80% 的胰高血糖素瘤在初步诊断时

已发生转移。

以胰高血糖素瘤为特征的一系列体征和症状统称为胰高血糖素瘤 /4D 综合征，是高胰高血糖素血症的典型症状。典型的症状包括体重减轻（患病率 90%）、皮疹或黏膜炎症（坏死性迁移性红斑，患病率高达 90%）、糖尿病（患病率约 40%）、腹泻（患病率 30%）、神经精神障碍（抑郁症、精神病、焦虑、妄想、共济失调或反射亢进，患病率超过 50%）和深静脉血栓形成（deep venous thrombosis，DVT）或肺栓塞（pulmonary embolism，PE；患病率 50%）。4D 是指皮炎、抑郁症、深静脉血栓形成和糖尿病。在这些体征和症状中，胰高血糖素介导的高血糖是引起相关糖尿病的原因，但高胰高血糖素血症产生该综合征其余特征的机制尚不清楚。

（一）急症：表现、治疗和预后

胰高血糖素瘤相关的体征和症状往往是逐渐发展的，并且此类肿瘤很少在急诊情况下被诊断出来。尽管如此，未被识别或被忽视的胰高血糖素瘤最终可能会导致危及生命的急性并发症。最重要的紧急表现是急性肺栓塞，它是大多数胰高血糖素瘤综合征相关的致死原因（表 16-3）。已报道有罕见的胰高血糖素瘤相关扩张型心肌病的病例，以及非常罕见的相关糖尿病酮症酸中毒的病例。此外，在卵圆孔未闭的情况下，卒中是诊断为胰高血糖素瘤患者的栓塞性疾病的理论症状依据，尽管尚未正式报

告具体病例。

肺栓塞　急性肺栓塞的表现并非胰高血糖素瘤特有，其典型特征是呼吸急促和呼吸困难、心动过速或心悸、咳嗽、胸膜炎性胸痛以及罕见的咯血。生命体征评估可显示心动过速，并可能伴缺氧和低血压。体格检查可发现深静脉血栓形成的证据，其中包括单侧肢体远端水肿，皮肤发热、红斑和压痛，相关的体表位置及脊髓（血栓形成区域）或膝关节活动时足背屈疼痛扩展（Homan 征阳性）。心电图可能显示右心肌劳损。生化检测将显示 D- 二聚体水平升高，这对深静脉血栓形成 / 肺栓塞具有敏感性但不特异，心房血气评估可识别低氧血症和低碳酸血症。同时发现高血糖、低蛋白血症和轻度贫血提示潜在的胰高血糖素瘤，但这些并不具有特异性。

对临床怀疑肺栓塞的患者应及时通过 CT 血管造影或较少使用的通气 – 灌注（ventilation-perfusion，VQ）扫描等影像学检查。除了可识别血栓之外，CT 扫描还可以识别出累及血管阻塞点远端肺实质的梗死情况，并且在潜在的胰高血糖素瘤的情况下，可以识别胰腺软组织肿块或转移性病灶。在严重的情况下也可发现右心室扩张。如果患者存在血流动力学不稳定，应进行床旁超声心动图评估肺动脉高压和右心衰竭的情况。一旦确诊肺栓塞，同时存在皮疹（坏死性游走性红斑），尤其是分布于面部、会阴部、下腹部或四肢远端时，临床医生应立即

表 16-3　胰高血糖素瘤（高胰高血糖素血症）的表现、诊断和治疗

急症表现	关键阳性指针	一般治疗原则
肺栓塞	• 生命体征：心动过速、呼吸急促、缺氧 • 体检：气短、咳嗽、胸膜炎性胸痛、皮疹（坏死性游走性红斑）、腹泻、抑郁 • 血液生化：D- 二聚体阳性、高血糖、低氧血症、低蛋白血症 • 影像学检查：肺血栓形成（CT 血管造影），通气 – 灌注扫描阳性，超声心动图 / 心电图显示 +/– 右心应变	• 补充氧气 • 静脉抗凝治疗 • +/– 血管内溶栓或血栓切除术

注意胰高血糖素瘤存在的可能性。

在这种情况下，肺栓塞的抢救措施并不特定表现于潜在的胰高血糖素瘤。所有急性肺栓塞的患者都需要及时给予氧气治疗，严重的患者可能还需插管和通气支持。应迅速开始抗凝治疗，最常见的是连续输注肝素（或等效药物）。对伴有血流动力学不稳定、右心衰竭、肺动脉高压或给予最大通气支持但氧合无效的严重病例，需要通过血管内溶栓或栓塞切除术进行干预治疗。

（二）总结

急性肺栓塞的抢救预后并非特定于与胰高血糖素瘤相关的患者。总体而言，死亡率取决于栓塞性疾病的严重程度，特别是当存在相关的血流动力学不稳定或休克时，死亡率为 30%～50%。此外，未经治疗的 PE 的总体死亡率为 30%，这说明早期诊断和治疗至关重要。

在成功治疗急性肺栓塞后，仔细评估胰高血糖素瘤的体征和症状对于所有的患者至关重要，因为存在这种疾病的情况下血栓栓塞复发率很高，尤其是在最终停止治疗性抗凝治疗的情况下。此外，针对相关胰高血糖素瘤的后续择期手术、消融和药物治疗将降低血栓栓塞的复发风险，有效治疗胰高血糖素瘤 /4D 综合征的其他表现，并且如果存在恶性肿瘤，可以预防和延缓肿瘤的进展。血清胰高血糖素水平升高 10 倍（或更高）可诊断潜在的胰高血糖素瘤[7]。

五、血管活性肠肽分泌肿瘤

VIP 是由副交感神经细胞合成和分泌的 28 个氨基酸的肽类激素和神经递质。VIP 在许多不同的组织中产生，其功能取决于特定的细胞类型和作用的靶器官，尽管这种激素对人体胃肠道的纯粹作用是增加其运动性和整体管腔分泌。在正常情况下，VIP 的合成和分泌受到严格的调控。但该调节的具体机制还不是很清楚，并且可能在所涉及的器官系统之间有所不同。

VIP 分泌肿瘤（VIP-secreting tumor，VIPoma）是罕见的神经内分泌肿瘤，年发病率约为 $1/10^6$。在成人中，95% 的这些肿瘤在胰腺组织中发展，其余 5% 可能来自多个不同的组织包括肺、结肠、神经系统、肾上腺或肝脏。大多数的胰腺 VIPoma 是孤立性的，最大直径 <3cm，并多位于胰腺尾部（约 75%）。成人最常见的首诊年龄为 30—50 岁，在初次诊断时高达 80% 的病例已发生转移。尽管大多数 VIPoma 是散发的（约 95%），但是 VIPoma 的发生和发展的家族遗传易感性与 MEN1 综合征相关（与其他胰腺神经内分泌肿瘤类型一样）。

大多数 VIPoma 产生大量 VIP，这会导致分泌性腹泻综合征，称为 Verner-Morrison 综合征，胰腺霍乱或水样腹泻、低钾血症和胃酸过少或胃酸缺乏症（watery diarrhea，hypokalemia，and hypochlorhydria or achlorhydria，WDHA）综合征。与其他胰腺神经内分泌激素介导的综合征一样，WDHA 综合征的症状性发展通常是渐进性的，这是由于随着肿瘤生长，VIP 的血液水平逐渐升高。然而，如果进展性疾病被忽视或未被诊断，VIPoma 会导致危及生命的急性并发症（表 16-4）。

（一）急症：表现、治疗和预后

VIP 分泌过多的急性并发症是严重的分泌性腹泻，包括危及生命的脱水和明显的电解质紊乱。在这种情况下出现的体征和症状包括疲劳或嗜睡、头晕、易怒、心跳加速或心悸、呕吐、肌肉无力和肌肉痉挛。患者主诉慢性进行性水样腹泻，通常每天超过 1L。通常不伴腹痛或腹绞痛，患者通常会在急性情况下出现尿量减少或无尿。生命体征评估可以识别相对低

表 16-4 VIPoma 的表现、诊断和治疗

急症表现	关键阳性指针	一般治疗原则
严重脱水、血清电解质紊乱	• 生命体征：体温过低、心动过速、呼吸急促、低血压 • 体检：疲劳或精神状态改变、心悸、呕吐、肌肉无力或痉挛、黏膜干燥、皮肤弹性丧失、水样腹泻 • 血液生化：血液浓缩、低钾血症、高白蛋白血症、高钙血症、高血糖、血肌酐升高 • 影像学检查：无特异性	• 用生理盐水或乳酸林格进行积极的静脉液体复苏 • 静脉纠正血清电解质紊乱 • 血清电解质和肌酐水平的监测 • 如果已知诊断为 VIPoma，给予短效奥曲肽

温、低血压、心动过速和呼吸急促。体格检查结果与脱水一致，可能包括精神状态改变、皮肤弹性丧失、毛细血管再充盈受损、黏膜干燥、心动过速和呼吸急促。血液生化检测可显示血液浓缩、低钾血症、高白蛋白血症（与血液总钙水平升高相关）、高血糖和血肌酐水平升高。渗透间隙评估将显示 <50mOsm/kg 的渗透压，与分泌性腹泻一致。大便愈创木脂隐血试验为阴性。心电图表现为低钾血症相关的改变包括 T 波变平或倒置、QT 间期延长、U 波和心动过速。影像学检查结果可能没有特异性，尽管腹部检查可能会识别出代表潜在 VIPoma 的胰腺软组织肿块，以及可能的相关转移灶（最常见的是肝脏）。内镜检查通常没有明显异常。

严重脱水的抢救并非特定于潜在的 VIP 过度分泌急症。对于所有急性病患者，在抢救开始时应行气道、通气和循环的评估及处理。在精神状态严重改变 / 嗜睡的情况下，可能需要暂时行插管以保护通气。应立即开始使用生理盐水或乳酸林格进行积极的静脉复苏，如果出现低钾血症，应同时静脉注射氯化钾。这些措施通常会快速改善患者的体征和症状。应放置 Foley 导管以有利于尿量监测，这可作为肾功能完整患者的液体状态的重要指标。在急性肾前性肾损伤的情况下，应避免使用肾毒性药物，其中包括静脉注射对比剂和非甾体抗炎药。需要进行连续的生化检查以确认和追踪血

清电解质和肌酐水平的改善情况。在急性复苏期间，由于持续存在潜在的 VIP 血症，大量水样腹泻将持续存在，并且量和频率实际上可能会增加，所以患者需要住院以寻找病因的确立诊断（因为鉴别范围很广）。如果已经确定 VIPoma 的基本诊断，则在急性情况下应皮下注射短效奥曲肽，因为生长抑素类似物可以抑制 VIP 的分泌，从而降低相关分泌性腹泻的严重程度。

（二）预后

对单次的急性、严重分泌性腹泻，进行急诊治疗后的预后通常非常好，相关的死亡率和长期发病率极低。然而由 VIPoma 引起的分泌性腹泻是慢性的，尤其在未经治疗的情况下。在这种情况下，相关的慢性和复发性脱水和电解质紊乱最终会导致肾衰竭和心力衰竭，这是导致 VIPoma 死亡的主要原因。因此，尽管在 VIPoma 的情况下，严重分泌性腹泻引起的脱水的初始急性发作很容易控制，但该肿瘤的后续、伴随诊断和治疗对于预防和减少相关的危及生命的慢性腹泻至关重要。出于这个原因，在所有病例中，反复出现的严重水样腹泻都应提示进行血清 VIP 水平的检测。血清 VIP 水平 >75pg/ml 即可初步诊断 VIPoma[8]。

六、生长抑素瘤

生长抑素是一种抑制性肽类激素，在许多不同的器官系统中产生，其中包括胰腺和胃肠

道、神经系统、心脏、胸腺、甲状腺、眼睛和皮肤。在胰腺中，生长抑素由胰岛δ细胞合成，在这种情况下，其功能是抑制其他胃肠道激素的分泌。因此，生长抑素在胃肠道中的总体作用是抑制其运动和分泌。

生长抑素瘤是一种罕见的肿瘤，占功能性神经内分泌肿瘤不到5%，据报道年发病率为$1/(4\times10^7)$。大约70%的病例的肿瘤是恶性的，高达70%的肿瘤来自胰头。生长抑素分泌过多可产生糖尿病、胆石症和腹泻三联征，称为抑制综合征。60%的病例会出现糖尿病，是由于生长抑素介导的胰岛素分泌抑制的结果，而70%的患者存在的胆石症是由胆囊收缩素释放的抑制而引起的。生长抑素诱导的胃泌素和胰酶的分泌抑制分别导致胃酸过少和脂肪泻。已经证实了非功能性/非分泌性生长抑素瘤可增大和转移，最终产生压迫和梗阻的症状，其中包括腹痛、恶心和黄疸。

（一）急症：临床表现、治疗和预后

高达66%的胰腺生长抑素瘤可发生抑制综合征（葡萄糖不耐受、胆石症或胆汁淤积、伴有或不伴有脂肪泻的腹泻和胃酸过少）。与其他分泌过多的胰腺神经内分泌综合征一样，生长抑素瘤相关症状的发展是渐进性的。随着肿瘤生长，血液中的生长抑素水平逐渐升高，导致症状的进行性发展。最终，这些症状可能

会危及生命，尤其是在肿瘤仍未被发现的情况下。

生长抑素瘤最常表现为轻度至中度的高血糖。然而，少数患者出现高血糖危象（DKA或HHS）的病例已有报道（表16-5）。这些并发症并不是生长抑素分泌过多所特有的，相关的体征和症状通常是典型的DKA或HHS特征。患者表现为快速进行性多尿、烦渴和精神功能恶化［如疲劳、精神错乱、嗜睡、局灶性功能障碍（偏瘫或偏盲）、癫痫发作或昏迷］。患者也可能出现恶心、呕吐和腹痛。生命体征可能显示体温过低、呼吸急促、心动过速和低血压。体格检查将显示如上所述的神经系统异常以及严重脱水，包括皮肤弹性丧失、毛细血管再充盈受损和黏膜干燥。如果存在DKA，由于酮含量高，患者的呼吸可能呈果味（类似于丙酮）。血液检测会显示高血糖症，大多数DKA病例的血糖水平>350mg/dl，HHS的血糖水平>600mg/dl，阴离子间隙代谢性酸中毒和血浆渗透压升高，通常>320mOsm/kg。其他阳性实验室检查可能包括高钾血症或低钾血症、肌酐升高（肾前性急性肾损伤）和非感染性白细胞增多。动脉血气分析可能显示代谢性酸中毒（DKA）。尿液分析显示葡萄糖升高，对于DKA，酮水平升高，后者在血液中也会升高。尽管影像学检查通常不具备特异性的，在

表16-5 生长抑素瘤（生长抑素血症）的表现、诊断和治疗

急症表现	关键阳性指征	一般治疗原则
高血糖危象（DKA或HHS）	• **生命体征**：体温过低、心动过速、呼吸急促、低血压。 • **体检**：多尿、烦渴、进行性神经功能恶化、恶心、呕吐、腹痛、黏膜干燥、皮肤弹性丧失、呼吸有"果味"气味（DKA） • **血液生化**：高血糖（DKA时>350mg/dl，HHS时>600mg/dl）、阴离子间隙代谢性酸中毒、血浆渗透压>320mOsm/kg、低钾或高钾血症、尿或血酮水平升高（DKA） • **影像**：无特异性、少数显示脑水肿	• 用生理盐水进行积极的静脉液体复苏 • 常规静脉推注胰岛素：0.15U/kg，0.1U/(kg·h)输注，每小时血糖监测（目标150~200mg/dl） • 静脉纠正血清电解质紊乱，每2小时监测1次 • 若初始血液pH<6.9，则静脉输入碳酸氢盐控制血液pH为7.2

这种情况下腹部检查可以识别潜在的生长抑素瘤或相关转移病灶。少数病例头部检查显示脑水肿。

抢救从评估气道、呼吸和循环开始。严重的神经功能障碍需要通过插管来保护气道功能。应立即开始使用静脉输液（最初是生理盐水）进行积极的血容量复苏。采用静脉推注胰岛素（0.15U/kg，随后以每小时 0.1U/kg 输注）控制高血糖，以达血糖水平稳定在 150～200mg/dl。需要连续监测血糖（每小时）和尿量。血清电解质水平监测（每 2h）以及纠正紊乱也很重要。特别是，如果存在低钾血症，必须立即纠正，血清钾目标范围在 3.3～5.5mEq/L。血液 pH ＜ 6.9 的代谢性酸中毒应及时静脉注射碳酸氢盐进行治疗，目标为血液 pH 达到 7.2。随着葡萄糖水平、电解质水平、血液渗透压和容量状态正常，大多数患者的临床症状将很快改善。

虽然胆石症和腹痛是生长抑素瘤的常见表现，但相关的急性胆囊炎尚未见报道。因此，胆石症通常在切除生长抑素瘤时同时通过胆囊切除术进行治疗。患有与生长抑素瘤相关的腹泻的患者，无论是否伴有脂肪泻，都可能会因为相关的脱水而出现亚危急情况，尽管相关症状往往是轻微的，并且很容易通过静脉液体复苏和纠正血清电解质紊乱来控制。

（二）总结

高血糖急症的抢救通常是非常成功的，并且对于潜在诊断为生长抑素瘤的患者，这些急性并发症不是其特有的。然而，在存在低胰岛素血症、胆石症和复发性腹泻的情况下，复发性或持续性高血糖应提示对生长抑素瘤相关的进一步检查，因为对潜在肿瘤的诊断和治疗对总体预后至关重要。当存在抑制综合征时，血液中生长抑素水平＞30pg/ml 将被初步诊断为生长抑素瘤。最终，长期预后取决于肿瘤的可切除性与否[9]。

七、胰多肽分泌肿瘤 / 无功能性肿瘤

不产生相关症状的分泌性神经内分泌肿瘤和非分泌性肿瘤变异占胰腺神经内分泌肿瘤的 60%～90%，称为无功能性（nonfunctional，NF）肿瘤。此类分泌性肿瘤产生临床上无意义的分子或激素，例如胰多肽和嗜铬粒蛋白 A。胰多肽是一种 36 个氨基酸的胆囊收缩素抑制药，在饱腹感信号中发挥作用，抑制胰腺外分泌，并可抑制胃排空。然而胰多肽分泌过多不会产生任何症状性疾病。

（一）急症：表现、治疗和预后

鉴于不存在可归因的过度分泌的症状，无功能性胰腺神经内分泌肿瘤通常在不相关的影像学检查或在检查与肿瘤生长或转移相关的非特异性症状（如腹痛、体重减轻或梗阻性黄疸）期间偶然发现。因此，这些肿瘤通常不会产生危及生命的急性并发症。相反，有症状的疾病通常是由肿瘤的逐渐生长引起的，大约 21% 的患者会缓慢发展与原发肿瘤相关的压迫性症状，而大约 60% 的病例会出现由远处转移引起的症状。因此，患者通常不会出现急症。

无功能性胰腺肿瘤的治疗是个体化的，取决于临床表现。对于相关的非特异性腹痛，伴有或不伴有厌食或口服营养不耐受，血流动力学正常且稳定的患者，评估应包括基本的实验室检查和静脉 CT 造影。脱水和电解质紊乱应通过静脉液体复苏和补充来治疗。当出现肠梗阻时，应通过放置鼻胃管进行减压来治疗。就诊时出现黄疸的应提示行肝功能检测、分级胆红素水平评估和腹部胆囊超声检查。相关的发热和腹痛及腹膜炎提示潜在的胆管炎，这在无功能性胰腺神经内分泌肿瘤的患者中非常罕见。在这种情况下，胆管炎的治疗并不针对其潜在的肿瘤。对于一般的胆管炎，需要及

时进行经验性抗生素治疗和胆管内镜评估和减压。

（二）预后

鉴于无功能性胰腺神经内分泌肿瘤产生的非特异性症状通常与疾病晚期有关，与功能性肿瘤相比，预后通常较差。无功能性肿瘤的总体 5 年生存率为 31.1%，而功能性肿瘤为 47.6%。无功能性疾病较低的总生存率反映了两种肿瘤在首诊时疾病进展程度的普遍差异，突出了与胰腺激素分泌过多相关的症状有助于胰腺神经内分泌肿瘤发展的相对早期诊断[10]。

第六篇　神经内分泌肿瘤：
胃肠道神经内分泌肿瘤
Neuroendocrine Tumors:
Gastrointestinal Neuroendocrine Tumors

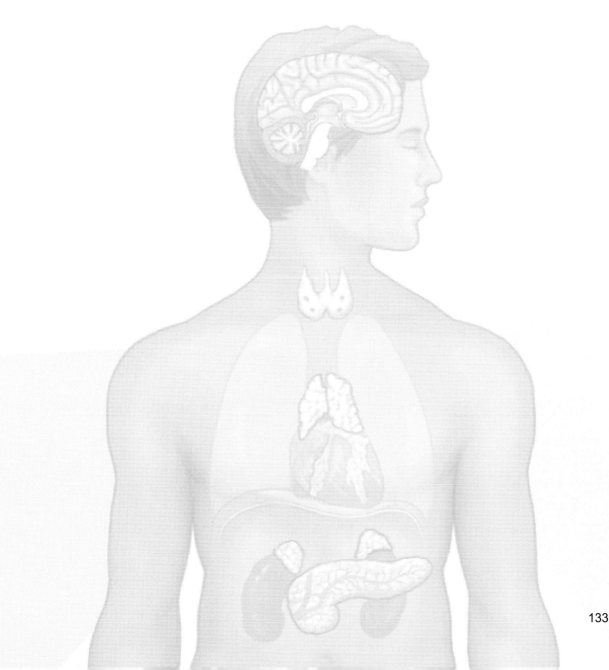

第 17 章 类癌综合征和类癌危象
Carcinoid Syndrome and Carcinoid Crisis

Sarah M. Wonn   Rodney F. Pommier   著

徐高娴   译

一、概述

神经内分泌肿瘤（neuroendocrine tumors，NET）是一种罕见的恶性肿瘤，好发于整个呼吸、消化道。最近人们发现这些肿瘤的发病率正在增加，达到每年每 100 000 人中有 6.98 例[1-3]。类癌这一术语于 1907 年首次被统称为 "karzinoide"（德语），描述了多个 NET 的原发部位。这类肿瘤具有独特的特性，能够产生一系列神经递质（如血清素和组胺）、肽类（如激肽 - 激肽释放酶系统中的肽）和儿茶酚胺等。

类癌综合征是被认为是由 NET 分泌的各种激素异常所导致的一组症状，典型症状如面部潮红、腹泻和支气管痉挛。19% 的任何原发性肿瘤类型的 NET 患者和 40% 的十二指肠、空肠或回肠原发性 NET 的患者表现有类癌综合征[4]。类癌综合征的机制尚不完全清楚，尽管不完全了解，类癌危象被推断为类癌综合征的延伸。类癌危象没有确切被广泛接受的定义，通常被定义为具有明显血流动力学不稳定的危及生命的类癌综合征[5]。从历史上看，类癌危象也被推断是由上述激素的大量释放引起的血管活性作用的症状。

鉴于这些肿瘤的罕见性和危象发生的自发性，关于类癌危象的文献非常有限。迄今为止，仅发表了 7 篇单中心回顾性综述和 1 篇前瞻性单中心综述。这给临床医生普遍接受专家意见带来了困难。最近的一些研究开始质疑类癌危象是由激素的大量释放引起的理论，这将在本章中讨论。鉴于 NET 起源的多样性以及腹腔内和心脏手术的差异性，本章将不涵盖心脏手术，但将尝试专门关注腹部手术，尽管在作为唯一可用的文献的小型回顾性研究的背景下，这可能具有一定的挑战性。

正如缺乏共识的定义和最近对类癌危象理论的质疑所预期的那样，关于类癌危象的治疗也存在争议。存在两个分歧领域：第一，使用生长抑素类似物（即奥曲肽）作为预防和治疗；第二，使用 β 肾上腺素能受体激动药。近年来，我们对类癌危象的理解发生了很大变化，关于这种独特的内分泌急症的病理生理学和治疗策略仍有许多需要了解。

二、定义

类癌综合征于 1954 年在 16 例患者的系列病例中首次被描述。在这个病例系列中，主要的发现被描述为一种伴肝脏转移的恶性类癌肿瘤，伴有依赖性水肿、腹泻、腹鸣、腹痛、皮肤小血管广泛增宽、特殊的斑片状潮红、右侧心脏瓣膜病和支气管哮喘发作。在这项工作中，血清素被认为是许多这些症状的主要介质[6]。类癌危象首先在 1964 年 1 例外周血管衰竭患者的病例报告中被描述，导致其定义为恶性类癌综合征患者在麻醉、手术时触诊肿瘤或自发性时发现严重低血压或一阵阵的潮红。类癌危象的原因不明，再次推测是由血清素引起的，因为患者对去甲肾上腺素治疗没有反应，但对赛庚啶（一种抗血清素药物）有一定的反应[7]。

目前，类癌危象没有严格的定义。大多数研究将类癌危象定义为严重危及生命的血流动力学不稳定的急性变化，尽管危象的程度和危象的持续时间各不相同。共识指南，例如北美神经内分泌肿瘤协会（North American Neuroendocrine Tumor Society，NANETS）在 2017 年发布的指南，将类癌危象定义为"可能在麻醉、手术或其他侵入性操作过程中突然发生的血流动力学不稳定"[5]。7 项回顾性研究和 1 项前瞻性研究对接受手术的 NET 患者进行了探讨；表 17-1 总结了每项研究对类癌危象的定义。类癌危象没有公认的定义带来了两大挑战。首先，对类癌危象的研究很难直接比较，因为不同的作者对类癌危象的定义不同。其次，有大量关于类癌危象的个案报告，但必须进行谨慎的解释，因为不存在公认的危象定义。

此外，类癌危象的定义也受到其未知病理生理学的挑战。历史上，类癌危象被认为是类癌综合征的一个极端状态，是由于血管活性物质的大量释放，目前一些作者仍然将类癌危象定义为类癌综合征的一个极端状态[8]。最近，其他研究开始系统地反驳这一理论，因为奥曲肽（一种抑制激素合成和释放的生长抑素类似物）无助于预防或治疗类癌危象[9, 10]。此外，2019 年的一项前瞻性试验通过肺动脉导管收集了患者术中激素水平和肺血管系统的相关数据，并通过经食管超声心动图收集了患者心脏功能数据，发现类癌危象最符合分布性休克特征，而术中激素水平不随危象升高[11]。

在定义类癌危象时还有一个伦理问题需要考虑——为了满足类癌危象的定义，让患者遭受 10min 的持续、危及生命的血流动力学不稳定的检查是不符合人类伦理的。此外，2013 年发表的一项研究发现，术中发生危象的患者的术后并发症发生率较高。2016 年的一项后续研究表明，低血压超过 10min 的患者更容易出现术后并发症，而那些及时治疗危象的患者不太

可能发生类癌危象[9]。我们恳请相关专业学会用临床相关的定义来定义类癌危象，以确保患者的安全，同时允许研究类癌危象的发生率和危险因素、预防和治疗发生。

三、发病率

对类癌危象的文献检索发现，在麻醉、手术、体格检查、诊断操作或影像学检查（如超声心动图、乳房 X 线检查、活组织检查或内镜检查程序）期间均可发生大量的类癌危象的病例报告[12-15]。这些病例报告通常不包括对类癌危象的任何定义，也没有给出经历这些事件的患者数量的分母，因此无法从这些事件中确定其发病率。此外，由于没有公认的类癌危象定义，个别的病例报告必须谨慎地解释为真正的类癌危象。

表 17-1 总结了文献中引用的回顾性和前瞻性研究中发现的类癌危象的发生率。这些发病率为 0%～35%，但难以概括，因为这些研究对诸如术中并发症（其定义类似于类癌危象）、血流动力学不稳定（定义为术中并发症或危象的替代物）、术中类癌综合征（由一项研究报道）或类癌危象（每项研究的定义不同）等进行了分类。

四、风险因素

类癌危象被认为是类癌综合征的延伸，因此从逻辑上讲，患有功能性肿瘤的患者（即患有类癌综合征的患者）将面临类癌危象的风险。此外，长期以来一直认为存在肝脏转移，或在全身引流部位存在转移或原发性肿瘤的，以及高肿瘤负荷的患者被认为处于危险之中。关于类癌综合征和危象的发病机制有几种假说。第一，假设有肿瘤伴肝转移而抑制了肝脏的酶分解作用，导致类癌综合征和危象的风险更高[16]；第二，假设肿瘤发生于或扩散到全身的引流部位（如肺或卵巢），绕过门静脉

表 17-1 类癌危象的定义、发病率和危险因素汇总

研 究	定 义	发病率
Kinney 等，2001[17]	潮红、荨麻疹、室性心律失常、支气管痉挛……收缩压<80mmHg 的总持续时间，精确到 5min，用血管加压药治疗（收缩压<80mmHg 持续>10min），以及持续性心动过速的总持续时间（定义为脉搏>120 次/分）到最接近的 5min	15/119（12%）有术中并发症
Massimino 等，2013[9]	术中并发症被定义为长期低血压（……收缩压≤80mmHg 持续≥10min）或报告血流动力学不稳定（包括低血压、持续性高血压或心动过速）不是由主治麻醉师或主治医师引起的急性失血或其他明显原因外科医生。每当主治麻醉师或主治外科医生宣布有危象时，就会宣布类癌危象	23/97（24%）有术中并发症，5/98（5%）有类癌危象
Woltering 等，2016[42]	长期低血压（收缩压<80mmHg 持续>10min）。此外，患者记录中有麻醉或手术人员记录术中血流动力学不稳定（高血压、低血压或心动过速），或者是否报告了"危机"一词	6/179（3.4%）
Condron 等，2016[10]	不归因于其他因素的显著血流动力学不稳定（例如下腔静脉受压或大量失血）。如果收缩压<80 或>180mmHg，如果心率大于 120 次/分，或者如果患者表现出持续存在预计会导致终末器官功能障碍的生理功能（例如室性心律失常或支气管痉挛导致通气困难）。主治外科医生和麻醉师必须同意宣布危机	45/150（30%）
Kinney 等，2018[43]	以下至少两种情况突然或突然发作：不能用过敏反应解释的潮红或荨麻疹、支气管痉挛或支气管扩张剂给药、低血压（收缩压<80mmHg 持续>10min 并用升压药治疗）不能用容量解释的状态或出血，不能由容量状态或出血解释的心律失常，心率大于 120 次/分或更高的心动过速	0/169（0%）
Fouché 等，2018[8]	术中类癌综合征被定义为快速（发病期≤5min）血流动力学变化（心率或血压≥40%），无法通过手术或麻醉管理解释，并且在术后 5min 内消退≥20%"。类癌危象被定义为"奥曲肽丸剂难以治疗的危及生命的术中类癌综合征。类癌危象包括心源性休克、严重的心律失常、心脏骤停或支气管扩张药难以控制的支气管痉挛和机械通气	在 45/81（55.6%）例患者中观察到 139 次术中类癌综合征发作；0 例术中类癌危象
Kwon 等，2019[18]	类癌危象是由任何治疗医师（包括麻醉师、外科医生或介入放射科医师）发生的临床记录来主观定义的。血流动力学不稳定性……需要在手术过程中至少出现以下事件中的 1 个持续时间超过 10min：①低血压（收缩压<80mmHg❶）；②高血压（收缩压>180mmHg）；③心动过速（心率>120 次/分）。如果上述任何事件可归因于类癌危象以外的原因，例如失血、下腔静脉操作或麻醉记录审查时的疼痛，则排除血流动力学不稳定性事件	24/75（32%）有类癌危象/血流动力学不稳定/3/75（4%）有类癌危象
Condron 等，2019[11]	临床上重要的血流动力学不能归因于其他因素，例如大量失血或下腔静脉受压。如果收缩压<80 或>180mmHg，如果心率>120 次/分，或者如果患者表现出持续存在预计会导致终末器官功能障碍的生理功能，则认为血流动力学不稳定具有临床重要性，例如室性心律失常或支气管痉挛导致通气困难。外科医生和主治麻醉师的共识对于宣布危机是必要的	16/46（35%）

---

❶ 译者注：原文疑有误，已修改

循环和分解，从而导致更高的类癌综合征和危象的风险[16]；第三，假设肿瘤负荷可能变得巨大，以至于酶分解系统不堪重负，导致类癌综合征和危象的风险更高[16]。然而，在没有功能性肿瘤、全身引流部位的转移或原发性肿瘤，以及没有肝转移的患者中也记录了类癌危象的发生[9, 10]。

关于功能性肿瘤更可能发生类癌危象这一假设，一些研究人员研究了患者 24h 尿 5- 羟基吲哚乙酸（5-hydroxyindoleacetic acid，5-HIAA）的水平（血清素的分解产物）与类癌危象发生率之间的相关性。在 2001 年对 119 例患者进行的一系列研究中发现，大多数患者（94%）术前 24h 尿 5-HIAA 水平较高，而出现并发症的患者 5-HIAA 中位数显著升高[17]。相比之下，一个包含 97 例病例的系列研究发现 21% 的功能性肿瘤患者出现术中并发症，而无功能性肿瘤患者的这一比例为 28%，尽管作者没有定义功能性肿瘤与非功能性肿瘤的诊断，并且未记录血清嗜铬粒蛋白 A（chromogranin A，CgA）或 5-HIAA 的水平[9]。随后对接受 150 次手术的 127 例患者的系列研究发现，术前 CgA 和 5-HIAA 水平均与术中危象的发生无关[10]。在 2019 年发表的 75 例患者的系列研究中，没有发现临床病理与发生类癌危象或血流动力学不稳定相关的特征，包括术前 24h 尿的 5-HIAA 水平高于上限 2 倍的情况下[18]。只有一位作者将高 5-HIAA 水平作为重大风险因素[17]，其他作者则记录没有相关性[10, 18]，以及一篇不确定的评论文章混合推荐意见，将高 5-HIAA 水平作为类癌危象的风险因素包括在内[19, 20]。关于肝转移作为类癌危象的危险因素，这在两项研究中得到证实[9, 10]。在这些研究中没有将全身引流部位的原发肿瘤或转移性肿瘤的理论作为危险因素而报告。有趣的是，一项单项前瞻性研究发现只有术前的血清素水平与类癌危象发生有关[11]。

唯一的前瞻性研究显示术前的血清素水平与类癌危象、上述提及的类癌危象危险因素的变异性相关，并且观察到危象也发生在没有肝转移或类癌综合征相关危险因素的患者中[9, 10]，我们只能得出结论，所有 NET 患者都有发生危象的风险。

这些文章中有许多是关于在全身麻醉下接受大型手术的患者，但鉴于患者可能根本没有接受镇静措施的较小手术或检查（即经皮活检或乳房 X 线检查）的类癌危象病例的报道，关于何时患者处于高风险以及合适对患者进行预防性治疗的问题仍然存在。2014 年发表的一篇综述文章纳入了 28 篇文章，其中 53 例独特的患者被确定发生类癌危象[21]。在这篇综述中，导致危象的因素包括 63.5% 的麻醉 / 手术、11.5% 的介入治疗、9.6% 的放射性核素治疗、7.7% 的体格检查，药物治疗占 3.8%，活检操作占 2%，自发性占 2%[21]。

由于无法知道谁的风险最高或何时会发生类癌危象，并且鉴于其明显威胁生命的可能性，临床医生正试图为这些患者制订适当的预防和治疗措施。目前已经发表了几篇关于 NET 患者麻醉治疗的评论文章[19, 20, 22-24]，但我们警告应谨慎接受这些评论作为临床标准，因为它们是建立在已经发表的一些文章之上的专家性评论。2017 年 NANETS 指南指出，"临床医生应准备好应对接受手术或侵入性手术的小肠神经内分泌肿瘤（small bowel neuroendocrine tumor，SBNET）患者的发生类癌危象事件的可能"，但是并没有对风险因素给出明确的标准。

五、目前对类癌综合征病理生理学的理解

类癌综合征和危象的机制尚不完全清楚，关于其发病机制存在几种理论，如"危险因素"部分所述。许多关于类癌危象机制的理论都基于 20 世纪 50 年代中期的生化研究结论，即

1953 年从类癌中分离出血清素开始，到 1956 年发现类癌患者血液中组胺水平升高[25]。后来 1964 年报道了用赛庚啶（一种抗血清素和抗组胺剂化合物）成功治疗类癌危象但对去甲肾上腺素没有反应的病例进一步支持了这一理论[7]。随后的研究开始提出血清素可能不是唯一的介质或不是发病的根本原因基于以下几个原因。首先，并非所有类癌综合征患者的血清素分解产物 24h 尿 5-HIAA 均显著升高[24]。其次，明显发现类癌肿瘤会产生其他激素和肽。其中第一篇发表于 1966 年，当时证实类癌综合征患者的缓激肽含量较高[26]。这一发现与 2008 年的一篇文章相呼应，该文章发现速激肽与类癌腹泻不相关[27]。1980 年，另一篇文章显示回肠类癌的肠系膜肿块中存在大量的多巴胺和去甲肾上腺素[28]。这一发现在 1994 年的一篇文章中得到证实，该文章表明 38% 的中肠类癌患者尿多巴胺代谢物（3- 甲氧基酪胺）升高，33% 中肠 NET 患者的去甲肾上腺素和肾上腺素尿代谢物（去甲肾上腺素和肾上腺素）升高[29]。这些产物中的每一种在 NET 患者中被分离出来后，都被假定在类癌综合征的症状中具有不同的作用。此外，每个肿瘤患者可能都有自己独特的分泌模式，这使得每个患者对类癌综合征的体验都不同[30]。

这些激素是类癌危象的原因这一理论应该受到质疑，因为首先发表的 7 篇回顾性评论中只有 1 篇表明 5-HIAA 水平是相关的。此外 2019 年发表的对 46 例接受手术的 NET 肝转移患者的单项前瞻性研究，从他们的激素测定中获得了令人意外的结果。研究人员在术前、危象中期和术后测量了血清素、组胺、激肽释放酶和缓激肽的血浆水平，发现只有在术前的有类癌危象的患者与没有发生危象的患者相比的情况下，血清素水平才显著升高，测量的其他激素在类癌危象患者中没有任何显著增加。研究人员得出结论，如果在发生危象期间这些测

量的激素不增加，这些激素就不会成为引发类癌危象的直接原因[11]。

这些研究是我们质疑类癌危象病因假设的基础，即仅在功能性肿瘤中大量释放的激素。接受这种病因假说会将类癌综合征的预防和治疗限制在仅患有功能性肿瘤的患者中，并且在无危险因素的类癌综合征患者和肝转移患者中有类癌危象的发生[9, 10]。此外，研究建议做好治疗所有 NET 患者发生危象的准备[5]。这些研究需要在未来的研究中得到验证，尽管这确实存在一些挑战，比如 NET 的罕见性和类癌危象的自发性使得单个中心难以收集足够的病例来支持研究；允许危象发生进行 10min 以满足类癌危象的临床定义是不符合伦理要求的；危及生命的血流动力学不稳定需要紧急治疗的客观条件也限制了临床研究的进行。

六、生长抑素类似物治疗（奥曲肽）

病例报告显示生长抑素（一种 14 个氨基酸的抑制激素）对类癌综合征和类癌危象均有效，从而延续了类癌危象是由大量激素释放而引发的假设。已知类癌肿瘤表达生长抑素的受体，它是具有 5 种亚型的 G 蛋白耦联受体[31]。生长抑素的机制是减少激素的合成和释放（参见前面关于病理生理学的部分——这些肿瘤已被证明可分泌一系列血清素、组胺、速激肽、多巴胺和儿茶酚胺）[31, 32]。由于生长抑素在循环中的分解速度非常快，因此必须连续输注才能有效，因此后期开发出生长抑素类似物（奥曲肽），具有更长的作用持续时间，允许静脉内或皮下推注使用。已知奥曲肽以高、低和中等的亲和力分别与生长抑素受体亚型 2、3 和 5 结合，导致前面描述的作用——抑制激素的合成和释放[33]。生长抑素类似物被用于治疗类癌综合征的患者，并且已经表明，接受奥曲肽治疗的患者 5-HIAA 水平降低，证明其抑制血清素释放的作用[34]。此外，生长抑素和奥曲肽还通过内

脏血管的收缩而引起内脏血流量减少[32]。

关于类癌综合征和危象的治疗，1978 年的文献开始证明生长抑素可以抑制类癌综合征的潮红[35]和使用生长抑素治疗术中低血压，尽管作者没有使用"类癌危象"这一术语[36]。因此，第一次使用生长抑素类似物治疗类癌危象的功劳一般归功于 Larry Kvols，他在 1985 年发表了一封致编辑的信，其中报道了 1 例术中类癌危象患者使用生长抑素类似物得到改善的病例报告[37, 38]，然后在 1987 年进行了完整的报道。除了治疗类癌危象外，20 世纪 80 年代后期的文献也开始报道使用生长抑素类似物来预防类癌危象的发生[39, 40]。由于这些病例报告，许多麻醉界的综述建议使用奥曲肽来预防和治疗类癌危象[19, 20, 22-24]。术前和术中方案的推荐剂量、时间 / 持续时间和途径（静脉或皮下）在这些文献来源之间差异很大。近年来，研究者发表了几篇回顾性综述和一项前瞻性研究，其中讨论了奥曲肽预防或治疗类癌危象的使用，这比之前讨论的个别病例报告和综述文章提供了更高水平的证据。

这些研究中的第一项工作是由 Kinney 等 2001 年发表的回顾性综述。在对 119 例接受腹部手术的转移性类癌患者的回顾分析中，15 例（12.6%）有围手术期并发症（并发症定义见表 17-1）或死亡[17]。术中并发症的总体发生率为 7%，67 例术前或术中未接受奥曲肽治疗的患者中有 7 例（10%）发生了事件，而仅接受了术前剂量（中位剂量 300μg 静脉或皮下，范围 50～1000μg）的 6 例患者中有 1 例（17%）发生了事件。术中接受奥曲肽（中位剂量 350μg，范围 30～4000μg）的 45 例患者，无论是单独使用还是与术前剂量合用，均未发生术中并发症。在结果部分，作者指出"没有证据表明术前给予奥曲肽与降低术中并发症发生率，或术中给药与降低术后并发症发生率有关"。然而，他们的结论强烈暗示"术中接受奥曲肽的患者

未发生术中并发症"，并且随后的许多麻醉专业的综述文章引用该论文作为术中给予奥曲肽的理论依据[19, 20, 22]。

由于此文献无法就最佳剂量提供具体的建议，因此在 2013 年发表了一篇关于奥曲肽剂量的涵盖 18 篇文章的系统评价[41]。作者发现，静脉注射 25～500μg 的剂量可有效控制类癌危象的发生。这些文章的作者无法描述死亡、ICU 或医院住院时间的其他任何次要结局。然而，他们指出，样本量小、"类癌危象"一词的不一致使用性以及缺乏预后是他们研究的局限性。

Massimino 等在 2013 年发表了一项回顾性研究，97 例类癌患者进行了腹部手术，其中 90% 的患者术前给予预防性奥曲肽（中位剂量 500μg，范围 100～1100μg），70% 的患者在门诊接受奥曲肽[9]。97 例中有 5 例（5%）发生了危及生命的类癌危象，23 例（24%）有术中并发症（定义见表 17-1）。在该系列研究中，研究发现无论是否存在类癌综合征，肝转移的患者都经常发生明显的术中并发症，即使在没有肝转移的患者中也观察到了事件发生。作者发现术前给予长效奥曲肽或单剂量预防性奥曲肽与术中并发症之间没有相关性。56 例患者还接受了术中奥曲肽（250～500μg）的推注，其中 46% 的患者仍有后续事件发生。本研究的作者得出结论，无论是术前奥曲肽（无论是长效剂量还是如前所述的预防性剂量）或术中推注奥曲肽都不足以预防类癌危象的发生。

2014 年发表的对 28 篇文章的 Meta 分析发表了进一步支持奥曲肽不是类癌危象的有效预防方法，其中 53 例典型的患者被确定发生了类癌危象[21]。该小组发现，尽管预防性使用了奥曲肽，但围手术期类癌危象的总体风险相似。这些作者得出结论，预防性使用生长抑素类似物对预防类癌危象无效。

Woltering 等于 2016 年发表了第 3 篇回顾性综述，该综述对接受了 179 次细胞减灭手术

的 150 例 SBNET 患者进行了研究[42]。他们的标准做法是术前、术中和术后以 500μg/h 的速率给予奥曲肽。他们确定了 6 例患者（3.4%）经历了类癌危象（参见表 17-1，作者对本研究中危象的定义）。鉴于类癌危象发生率低，作者建议临床医生在手术干预期间给予大剂量连续输注奥曲肽，并特别评论由于其半衰期短，不连续输注的推注剂量将无法达到治疗目的。

与 Woltering 研究直接矛盾的是 Condron 等于 2016 年发表的第 4 次回顾性研究，该回顾性研究纳入了接受 150 次手术的 127 例类癌肿瘤患者。所有患者都接受了 500μg/h 的奥曲肽连续输注，但 30% 的病例仍发生了类癌危象（本研究危象定义见表 17-1）[10]。此外，他们确实发现早期开始治疗低血压，类癌危象事件不再与并发症相关，除非低血压持续超过 10min。作者得出结论，术中持续输注奥曲肽并不能预防危象的发生，但及时治疗对于减少术后并发症很重要。这两项研究没有得到对方作者的评论，因为其中一项被接受但一年未发表，而在此期间另一项研究正在评审中。

为了继续尝试回答奥曲肽预防和治疗类癌危象的问题，Kinney 等在 2018 年发表的第 5 篇回顾性研究纳入了接受 196 次手术的 169 例转移性 NET 患者[43]。在 169 例患者中，77% 接受了预防性奥曲肽皮下注射，23% 接受了额外的术中奥曲肽。该研究未观察到类癌危象的发作（作者定义见表 17-1）。由于没有观察到危象，这些作者无法评论奥曲肽的疗效。

Fouché 等于 2018 年对 81 例接受 SBNET 手术的患者发表了第 6 篇回顾性综述[8]。围手术期奥曲肽治疗方案是在手术前 12~48h 以 40~80μg/h 的速度连续静脉输注。此外，观察到术中类癌综合征（参见表 17-1 了解作者的定义）开始使用 0.5~2μg/kg 的额外奥曲肽进行治疗。作者观察了 139 次术中类癌综合征，没有发生类癌危象。这些作者认为，在他们的系列中没有患者出现类癌危象，因此标准化的奥曲肽预防方案具有临床相关性。

Kwon 等于 2019 年发表了最后一篇回顾性综述，该综述对 75 例接受肝切除、消融或栓塞治疗的 NET 肝转移患者进行研究。作者发现 24 例（32%）患者经历了类癌危象或血流动力学不稳定（作者定义见表 17-1）。他们发现，围手术期使用奥曲肽与降低类癌危象 / 血流动力学不稳定的发生率无关。这支持了先前 2016 年 Condron 和 2013 年 Massimino 的发现。这些作者假设类癌危象可能是一种不同于类癌综合征的现象。

总结这 7 篇回顾性综述，其中 3 篇文章[8, 17, 42] 几乎没有统计学数据支持使用奥曲肽作为类癌危象的预防或治疗策略，3 篇文章[9, 10, 18] 显示其无效，还有 1 篇[43] 是不确定的结论。Condron 等于 2019 年发表了唯一一项前瞻性研究[11]，2015—2017 年，在该研究中纳入了 46 例接受手术的 NET 伴肝转移的患者，其中 16 例（35%）出现了术中低血压危象。在该系列研究中，术前给予患者奥曲肽（500μg）和持续输注（500μg/h）治疗，以使最终结果中没有奥曲肽用量的变量。这些患者在术中使用肺动脉导管、经食管超声心动图和放置动脉导管进行侵入性监测，并在 3 个时间点（手术前、危象中期和病例结束时）测量血清素、组胺、激肽释放酶和缓激肽的激素水平。这项令人意外的研究结果表明，在类癌危象期间患者激素水平没有任何变化，这对类癌危象是由激素大量释放而引起的理论提出了质疑。然而，由于所有这些患者都接受了术前推注和持续输注奥曲肽，我们可能看到奥曲肽确实有效地阻断了激素的释放，但并没有阻断类癌危象发生的生理变化，从而质疑了类癌危象是由于大量激素的释放而造成的理论。为了进一步扩展和支持这一点，作者在前面描述的侵入性监测设备上观察到肺血管阻力降低，超声心动图显示持续的心脏低血容量，以及全身血管阻力降低。由此作者得出结论，类癌危机是一种分布性休克。最后，由于所有患者都接受了持续输注奥曲肽的治疗，但仍观察到 35% 的危象发生率，因此作者还得出结论，奥曲肽并不是类癌危象的预防药物。

2017 年发布的最新 NANETS 指南讨论了最近的文献，不支持常规给予奥曲肽可以预防类癌危象这一观点，尽管这种治疗似乎不会增加并发症的发生率并且通常是安全的[5]。我们现在逐渐认识到，类癌危象发生的病理生理学基础可能根本不同，一些作者已经证明奥曲肽在预防危象方面无效[9-11, 18]，因此建议未来对危象的病理生理学以及不同的治疗策略进行深入探索。我们同时也提出疑问，奥曲肽已知的内脏血管收缩作用是否会改善血压，这可能也就是为什么有这么多关于奥曲肽给药可以改善类癌危象的报道。

七、血管加压药治疗（β 肾上腺素能受体激动药）

在类癌综合征和危象患者中使用血管加压药包括 β 肾上腺素能受体激动药，在历史上一直存在争议。这一论点的基础是 20 世纪 60 年代的生理学研究，基于最早文献表明了 10 例正常受试者与 8 例类癌肿瘤患者的比较，提示缓激肽与类癌潮红有关。他们发现，在小动脉低血压阶段，缓激肽导致静脉收缩，然后是静脉扩张[44]。此外，这项研究发现，肾上腺素会导致类癌患者发生面色潮红，并且前臂阻力显著下降，明显长于正常受试者，作者解释为"很大一部分血管现象可能是肾上腺素间接作用的结果"。此外，他们发现少数类癌患者在使用肾上腺素后出现明显的静脉扩张而不是静脉收缩。

随后 20 世纪 80 年代的生理学研究开始显示肾上腺素可以控制血清素的释放，尤其是 β 肾上腺素能受体[45-47]。建议反对使用这些药物

的麻醉综述文章延续了这一观点，因为它们可能导致典型的危象过程[22, 24]。然而，除了 20 世纪 60 年代和 80 年代的这些生理学研究之外，支持避免使用 β 肾上腺素能受体激动药的数据有限。此外，当其他传统的可以使用的药物（去甲肾上腺素和加压素）不足时，一些三级转诊中心也证明了 β 肾上腺素能受体激动药使用的安全性[8-10, 17]。

为了进一步研究这一领域，2019 年发表了对 293 例手术的回顾性研究，该研究确定了 56 例类癌患者接受了 58 次手术，共发生了 161 起危象事件[48]。在这些患者中，36 例仅接受去氧肾上腺素或加压素的治疗，22 例同时接受 β 肾上腺素能受体激动药的治疗。与非 β 肾上腺素能受体激动药相比，接受 β 肾上腺素能受体激动药治疗的患者的矛盾性低血压的发生率没有显著差异。此外，麻黄碱或肾上腺素给药的剂量反应曲线显示平均动脉压（mean arterial pressure，MAP）降低的百分比也没有显著的线性相关性。危象持续时间或术后并发症也没有差异。基于这项研究的结果，作者得出结论，如果去氧肾上腺素和加压素被证明不足量，则可以考虑使用 β 肾上腺素能受体激动药来治疗类癌患者的难治性低血压。

β 肾上腺素能药物可以安全地使用而不会引发继发性危象这一事实支持了这样一种理论，即 β 肾上腺素能药物导致典型的危象过程存在不同的机制。

八、结论

我们希望专业学会对类癌危象的严格定义有所决定，以便为正在进行的研究工作提供统一性。这也将有助于临床医生确定类癌危象的真实发病率和危险因素。关于类癌危象的独特病理生理过程及其治疗，有很多值得生深入学习的地方。这些危象的不可预测性和紧迫性使研究变得非常困难，特别是考虑到如果低血压

超过该阈值，将危象放置不治疗＞10min 才达到其定义，并显示出更高的并发症发生率这一伦理问题的考虑。目前的推荐是不能依赖奥曲肽，因为它已被证明不能预防或治疗类癌危象。对于类癌危象的治疗，我们推荐的静脉输液和血管加压药的顺序如下：血管加压素、去氧肾上腺素，最后是β肾上腺素能药物。β肾上腺

素能药物可以被认为是三线药物，因为有数据表明此药物是安全的并且不会引发继发性危象。随着这些新兴研究表明奥曲肽没有作用，并且质疑了由大量激素释放而引发危象的旧教义，关于危象的病理生理学仍有许多需要了解的内容，这应该在多中心、前瞻性试验中进一步得到研究。

第七篇　垂体相关急症
Pituitary

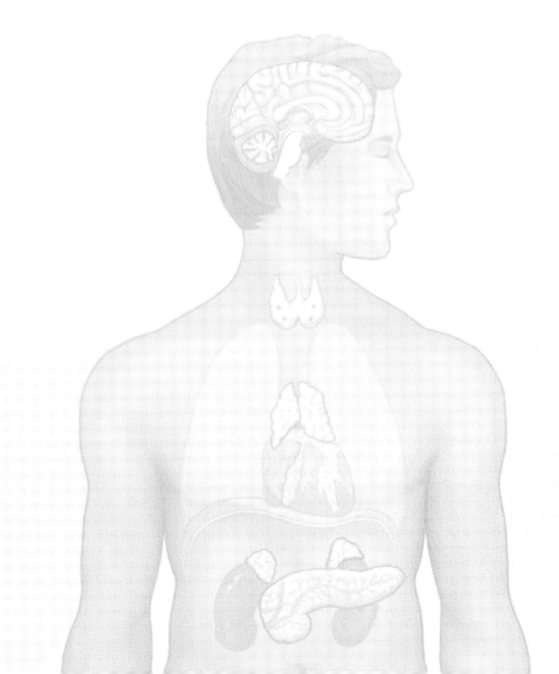

第18章 术后和创伤性低钠血症
Postsurgical and Posttraumatic Hyponatremia

Ansha Goel　Joseph G. Verbalis　著

赵仪之　译

一、概述

低钠血症，定义为血清钠浓度（$[Na^+]$）<135mEq/L，代表体内水含量相对于钠的含量过量。报道的低钠血症患病率因患病人群和医疗保健环境而异[1]。无论如何，低钠血症仍是临床实践中最常见的电解质紊乱，并且会导致患者的住院过程显著复杂化。许多研究已证明低钠血症与住院死亡率密切相关[2]。由于肾功能下降、并发症的存在以及高频的药物处方应用，老年患者低钠血症的患病率较高。此外，来自国家健康和营养检查调查（National Health and Nutrition Examination Survey，NHANES）的数据显示，低钠血症在患有高血压、糖尿病、冠状动脉疾病、卒中、慢性阻塞性肺疾病、癌症和精神疾病的患者中更为常见[3]。尽管慢性低钠血症的症状不如急性低钠血症严重，但其与发病率和死亡率增加也有关。一项在教学性医疗中心涉及超过50 000例住院治疗的研究表明，即使是轻度低钠血症也与住院死亡率增加有关，并且血清$[Na^+]$每下降1mEq/L，死亡风险就会增加2.3%[4]。低钠血症给美国的医疗保健系统带来了巨大的经济负担，据估计，每年的支出在16亿～36亿美元[5]。在住院患者中，与未患低钠血症的患者相比，低钠血症的存在与住院时间延长3.2天以及住院风险增加32%有关[4]。住院时间的延长和住院费用的增加（包括再入院）约占疾病总费用的70%[6]。

中枢神经系统（central nervous system，CNS）在调节钠和水的稳态中起着至关重要的作用。神经垂体由下丘脑中的加压素神经元组成，这些神经元通过垂体柄投射到垂体后叶，其中精氨酸加压素（arginine vasopressin，AVP）从轴突末端分泌。神经垂体调节的破坏可导致盐和水失衡的症状，例如抗利尿激素分泌失调综合征（syndrome of inappropriate antidiuretic hormone secretion，SIADH）和尿崩症（diabetes insipidus，DI）。这两种现象已作为颅内手术后的潜在风险在文献中进行了深入的研究；当然，两者也都可能发生在创伤性脑损伤（traumatic brain injury，TBI）之后[7]。老年患者与具有并发症的患者更容易发生电解质紊乱，尤其是低钠血症。低钠血症易使患者步态失衡，从而可能导致更频繁的跌倒和骨折率增加[8, 9]。一项研究表明，血清$[Na^+]$减少5mmol/L对跌倒的影响与衰老13岁大致相同[10]。骨折率增加同时也是由于慢性低钠血症引起的骨量和强度退化以及脆性增加。有证据表明，即使是轻度的低钠血症（血清$[Na^+]$130～134mEq/L）的患者，骨质疏松症的患病率也会上升。对NHANES Ⅲ数据库的流行病学数据分析表明，与血清$[Na^+]$正常的受试者相比，50岁以上的低钠血症受试者的骨质疏松症比值比（odds ratio，OR）显著增加2.5倍[11]。最近一项对290万份电子健康数据记录的流行病学研究表明，慢性低钠血症与骨质疏松症和骨折显著相关，OR分别为3.97和4.61[12]。由于慢性低钠血症可能不会引起明显的症状，因此在并发症出现之前，经常未被诊断和治疗。这些并发症可能影响术后康复，特别是在老年患者中。

手术后患者和 TBI 患者也特别容易发生低钠血症。术后低钠血症与更差的预后有关，包括死亡率增加[13]。低钠血症传统上由内科医生、重症监护医生、内分泌科医生、肾内科医生以及老年病学专家共同管理。然而，随着术前、术后和创伤后低钠血症的发生率增加及其已知的不良后果，其他医疗人员如外科医生的及时识别和干预对于患者的最佳治疗至关重要。本章将特别关注术后和创伤后低钠血症患者的识别、评估和治疗。

二、低钠血症的定义与分类

作为简要的概述，低钠血症被定义为血清［Na^+］<135mEq/L。低钠血症可按症状、血清［Na^+］和持续时间进行分类。从治疗的角度来看，最实用的分类是按症状分类：轻度、中度和重度。轻度低钠血症是指血清［Na^+］<135mEq/L，伴有神经系统表现，其中包括头痛、易激惹、注意力不集中、情绪改变和抑郁。通常轻度低钠血症是慢性的（几天到数周或数月），但这些症状也见于更急性的低钠血症的早期阶段。中度低钠血症的症状包括恶心、意识模糊、定向障碍、精神状态改变，以及伴或不伴步态不稳等症状。通常血清［Na^+］<130mEq/L，且持续时间超过48h。最后，重度低钠血症有更严重的神经系统症状，其中包括呕吐、癫痫发作、迟钝、呼吸窘迫和昏迷。这通常发生在血清［Na^+］<125mEq/L 且持续 24～48h 的急性低钠血症中（表 18-1）[14]。值得注意的是，儿童低钠血症出现症状时风险更高，因为他们的大脑与颅骨大小比值更大。

潜在低钠血症的病因通常根据三种不同的组成因素进行分类：患者的血浆渗透压、细胞外液（extracellular fluid，ECF）容量状态，以及血清［Na^+］的水平来评估低钠血症的严重程度[14]。血浆渗透压进一步分为低渗、等渗或高渗，其特点在于血浆渗透压与血清［Na^+］的关系。由于低渗性低钠血症会导致水分随着渗透梯度从细胞外液转移到细胞内，因此只有该类患者应根据细胞外液容量状态（低血容量、正常血容量、高血容量）进一步进行区分。低血容量性低钠血症可见于胃肠道、肾脏或液体丢失、利尿治疗和肾脏盐消耗的患者。正常血容量性低钠血症可由 SIADH、甲状腺功能减退、运动相关性低钠血症、溶质摄入减少、烦渴或使用非甾体抗炎药引起[15]。肾上腺功能不全可因多种因素导致低钠血症，如原发性肾上腺功能不全时肾盐丢失和继发性肾上腺功能不全时水排泄受损。因此，原发性肾上腺功能不全会导致低血容量性低钠血症，而继发性肾上腺功能不全会导致低血容量性低钠血症[16]。最后，高血容量性低钠血症可见于容量超负荷状态，如妊娠性心力衰竭、肝硬化、肾衰竭和肾病综合征。在这些情况下，通过压力感受器介导的

表 18-1　根据低钠血症症状的严重程度进行分类

	血清［Na^+］	神经系统症状	低钠血症的典型持续时间
重度	<125mmol/L	呕吐、癫痫发作、迟钝、呼吸窘迫、昏迷	急性（<24～48h）
中度	<130mmol/L	恶心、混乱、迷失方向、精神状态改变、步态不稳/跌倒	亚急性或慢性（>24～48h）
轻度	<135mmol/L	头痛、烦躁、难以集中注意力、情绪改变	慢性（几天或数周/数月）

引自 Verbalis, JG. Emergency management of acute and chronic hyponatremia. In: Matfin G, ed. *Endocrine and Metabolic Emergencies*. Washington, DC: Endocrine Press; 2018.

非渗透压刺激，精氨酸加压素的活性增加，这是由有效循环动脉容积减少引起的[17]。

三、精氨酸加压素

AVP 也称为抗利尿激素（antidiuretic hormone, ADH），是一种必需的肽类激素，在下丘脑中合成并储存于垂体后叶，从垂体后叶释放到外周循环中。AVP 凭借着其在肾脏中的抗利尿作用，在水和钠稳态的调节中起着重要的作用。AVP 分泌是由血浆渗透压升高或动脉血压和（或）血容量下降而引起。渗透压感受器是位于下丘脑前部的感觉受体，可监测渗透压的变化并有助于维持体内的液体平衡。与设定点（280～285mOsm/kg H_2O）仅偏差约 3mOsm/kg 的变化，即会触发特定的稳态反应以恢复水平衡[18]。另外，压力感受器是监测血压变化的机械感受器。心房、主动脉和颈动脉窦中的压力感受器检测到血压降低>10%～15%，引起 AVP 释放的强抑制效果降低，最终导致 AVP 从垂体后叶释放[19]。AVP 与肾集合管上的 AVP-V_2 受体结合，启动信号转导级联反应，将水通道 –2（aquaporin-2，AQP-2）嵌入集合管的顶膜，将水重新吸收到循环中[20]。这导致了所谓的抗利尿作用：肾脏游离水清除减少，尿浓度增加，尿量减少。随着渗透压感受器刺激的口渴外，该过程促进了血浆渗透压的正常化。AVP 的功能在严重失血期间尤其重要，如失血性休克或全身感染，败血症时血管对其他血管收缩剂缺乏一定的反应（这就是 AVP 也称为加压素的原因）[19]。通过与血管平滑肌上表达的 V1a 受体结合，AVP 还能使血管收缩并增加外周血管阻力，从而促进血压升高。

AVP 的缺乏或过量都可能导致相应的疾病。SIADH 等疾病导致与血浆渗透压不匹配的异常 AVP 分泌，从而导致水潴留、低钠血症和少尿。当临床检查显示血容量正常、血浆渗透压<275mOsm/kg H_2O、尿液浓度异常（尿渗透压>100mOsm/kg H_2O）和尿[Na^+]升高（>30mmol/L）时，应怀疑 SIADH 的诊断。SIADH 是一种排除性诊断，应排除其他原因的正常血容量性低血糖（甲状腺功能减退症和皮质醇减退症）。SIADH 主要是基于生化参数所支持的临床诊断[15]。SIADH 可能由潜在的疾病状态引起，如中枢神经系统紊乱（如卒中、出血、感染、创伤和精神病）、恶性肿瘤（肺小细胞癌、头颈癌、嗅神经母细胞瘤和肺外小细胞癌）、药物（选择性血清素再摄取抑制药、非甾体抗炎药、某些抗惊厥药、某些化疗药物）、肺部疾病（肺炎和肺结核）和 HIV 感染。

相反，尿崩症的病因是由缺乏垂体生成 AVP（中枢性尿崩症）或肾脏对 AVP 无反应（肾性尿崩症）所致。无论哪种情况，尿崩症最终都会导致低渗性多尿（尿渗透压<250mOsm/kg H_2O）和高钠血症。中枢性尿崩症通常由影响神经垂体的创伤性、炎症性、感染性或癌症相关病变引起，而肾性尿崩症可以是遗传性的（例如，AVP-V_2 受体基因突变或 AQP2 水通道基因突变），也可以是从低钾血症、阻塞性多尿和锂药物获得的。尿崩症导致多尿伴尿液稀释和烦渴。

正常生理条件下 AVP 的循环浓度范围<0.5～6ng/L[19]。虽然 AVP 同时存在于血液和尿液中，但对其定量用于诊断可能很困难。和肽素（copeptin）是一种衍生自 AVP 激素原 C 端的肽类，在血浆中更稳定。鉴于它与 AVP 从垂体后叶以等摩尔量分泌并且可以更容易地在血浆中测量，因此和肽素已成为诊断 AVP 依赖性液体紊乱中替代 AVP 的潜力性替代标志物。和肽素的测量可以准确区分多尿 – 多饮综合征中的各种疾病。在没有体液流失的前提下，基础和肽素水平>20pmol/L 可以准确识别肾性尿崩症患者[21]。

四、低钠血症的一般治疗注意事项

在确定低钠血症的初始治疗策略之前，根据患者的症状而不是单独的血清［Na^+］，来评估低钠血症的严重程度是至关重要的[14]。血清［Na^+］下降的程度和速率，以及低钠血症的慢性水平，都与患者的症状相关。如前所述，急性低钠血症相关的症状比慢性低钠血症的症状更严重。精神状态改变、癫痫发作、局灶性神经功能缺损、昏迷或其他脑水肿的体征或症状均符合低钠血症性脑病（hyponatremic encephalopathy，HNE）的标准。HNE 是一种急症，应紧急治疗，以防止发病及死亡。低钠血症引起的脑疝几乎只见于急性低钠血症的患者或同时患有颅内病变的患者。血清［Na^+］增加 4～6mEq/L 通常足以减轻急性低钠血症的症状[22]。慢性低钠血症，如果不是并发急性发作，很少表现为严重症状的 HNE。这反映了慢性低钠血症期间的大脑适应，脑容量的增加可以忽略不计[23]。

有症状的急性低钠血症应紧急通过推注或持续输注高渗（3%）盐水进行治疗，以适当提高血清［Na^+］浓度并预防灾难性后果，如脑水肿、不可逆的神经系统损伤、呼吸停止、脑干疝和死亡[24]。目前，血管加压素抑制药（如 Vaptans）在治疗严重症状的低钠血症方面没有显著的作用，因为血清［Na^+］足够快地增加以缓解神经系统症状具有不确定性。此外，对于由于低血容量性疾病（如胃肠道或肾脏丢失液体）引起的低钠血症，不应给予血管加压素抑制药，因为它们会加重低血压和低血容量[25]。

慢性重度低钠血症的快速纠正可能导致渗透性脱髓鞘综合征（osmotic demyelination syndrome，ODS；以前称为脑桥中央髓鞘溶解症）甚至死亡[26]。ODS 的临床病程是双相的，从脑病或癫痫发作的初始阶段开始，这是由低钠血症引起的。这些症状随着血清［Na^+］的

纠正而改善；然而，几天后，由于渗透性髓鞘溶解，神经系统功能明显恶化。第二阶段表现为运动障碍，导致四肢瘫痪和最极端形式的假性延髓麻痹。它通常只能部分逆转，并有着高发病率和潜在死亡率，因此预防极为重要[27]。ODS 可由通过 MRI 进行确认，因为它可以在矢状位成像上呈现低信号脑桥的典型表现，但在冠状位成像上表现为脑桥高信号。然而，这些变化可能需要 1～2 周才能在 MRI 可视化。

为了防止急性低钠血症患者因疏忽而过度纠正血清［Na^+］造成的严重后果，目前的指南建议在最初的 24h 内仅将血清［Na^+］浓度提高 6～8mEq/L。对于有症状的急性低钠血症患者或有严重症状的患者，应迅速（6h 左右）实现这一目标，并在 24h 的剩余时间内保持恒定的血清［Na^+］水平，以避免过快的纠正[25]。大多数 ODS 病例发生在严重低钠血症患者中，其血清［Na^+］在 24h 内升高超过 10～12mEq/L，或在 48h 内升高超过 18mEq/L。一个重要的例外是 ODS 同时存在危险因素（血清［Na^+］< 105mEq/L、低钾血症、酗酒、营养不良或肝衰竭）的患者，每 24h 纠正血清［Na^+］应不超过 8mEq/L[24, 28]。在血清［Na^+］快速过度纠正的情况下，可给予低渗液体，如 5% 葡萄糖，以满足尿量，缓解纠正速度。在尿量很大的情况下，可以通过给予去氨加压素来补充[25]。

五、手术和创伤性脑损伤环境中的低钠血症：术前低钠血症

迄今为止，大多数现有研究主要集中在接受内科治疗的低钠血症患者上。手术前低钠血症与围手术期结局之间的关系仍缺乏认知。然而，一项大规模观察性研究评估了术前低钠血症患者的 30 天围手术期发病率和死亡率。在来自 200 多家医院的 964 263 例接受大型手术的成年患者中，有 75 423 例患者（7.8%）患有术前低钠血症（定义为血清［Na^+］< 135mEq/L）。

接受心脏手术（11.8%）和血管手术（11.2%）的患者术前低钠血症的发生率最高，其次是普通外科（7.5%）、骨科（7.1%）和其他（6.1%）类型的外科手术。该研究发现，术前低钠血症与较高的 30 天死亡风险有关，特别是在接受非紧急手术的患者中。此外，低钠血症与围手术期发生重大的冠状动脉事件、伤口感染和肺炎的风险增加有关。最后，围手术期低钠血症使患者的住院时间中位数延长约 1 天[29]。这说明了在手术前评估患者电解质的重要性，即使血清［Na^+］的轻度异常也可能产生重大的临床后果。如果发现低钠血症的可逆或可治疗病因，应在非紧急外科手术前评估和治疗术前低钠血症。

六、手术和创伤性脑损伤环境中的低钠血症：术后低钠血症

术后的患者代表了另一个易发展为低钠血症及其不良后果影响的患者亚群。目前对术后低钠血症的了解基于少数患者，因此，需要更多关于更大的手术人群的临床发病率、临床环境和结局的信息。美国和欧盟此前曾报道术后低钠血症的患病率为 1%～5%[30]。在另一项研究中，在进行的 1088 例手术（包括心脏、胃肠道 - 胆道、肾移植和神经外科手术）中，有 48 例出现术后低钠血症（4.4% 的发病率）。具体而言，接受器官移植、心血管手术和因创伤或胃肠疾病而手术的患者发生低钠血症的风险很高[31]。其他研究还显示，在接受脊柱融合手术（20%）、胃大部切除术（67%）、慢性胆管引流（22%）、二尖瓣手术（30%）和普通外科创伤（40%）的患者中，术后低钠血症的发生率很高[32, 33]。

任何类型的手术后发生低钠血症是由多种因素造成的。这些因素包括对外科手术本身的应激反应，血液和其他体液的丢失，以及术前、术中和术后静脉输液和血液制品的使用。在手

术后很常见的可以促进 AVP 分泌的强效非渗透性刺激，如正压通气、压力、恶心呕吐、低血糖、发热或血管内容量减少，会进一步增加低钠血症的风险[34]。

手术后会发生许多激素的变化，这些变化会影响术后一段时间内的盐和水代谢。AVP 的释放可促进水潴留，根据手术的严重程度和并发症的发展情况，AVP 的分泌增加可在术后持续 3～5 天。此外，肾素从肾脏的肾小球旁细胞中释放出来，部分原因是交感神经传出冲动的活化增加。肾素刺激肾上腺皮质释放醛固酮，然后导致肾远曲小管重吸收钠，继发水的重吸收[35]。

除了血浆 AVP 水平升高外，手术后患者低钠血症最常见的诱发因素是医源性低渗液体（如 0.45% 氯化钠或 5% 葡萄糖）的输注。这是由于在存在非渗透性 AVP 激素释放的情况下，低渗液体给药对血清［Na^+］水平的稀释作用。即使使用等渗溶液（如 0.9% 氯化钠）也可能导致［Na^+］的反常性下降，因为这些溶液中多余的钠会在尿液中排泄。这会导致无电解质水的净潴留，进而导致低钠血症，这一过程被称为"脱盐化"[36]。

七、神经外科患者

低钠血症是神经外科患者中最常见的电解质紊乱[37]。据报道，该病见于 50% 的蛛网膜下腔出血（subarachnoid hemorrhage，SAH）和 10% 的经蝶窦垂体切除术病例中[38]。大多数神经外科疾病（如蛛网膜下腔出血和 TBI）的急性发作意味着伴发急性低钠血症，因此这些患者更可能出现症状[39]。产生脑刺激的其他因素可进一步加重患者的症状，如颅内压升高或神经外科的操作。神经外科患者的低血容量状态可通过中心静脉压（central venous pressure，CVP），以及是否存在低血压和（或）心动过速进行临床评估。高血容量状态通常表现为中心

静脉压升高，伴有液体超负荷的体征，如外周水肿和（或）肺水肿，以及正向体液平衡。然而，大多数神经外科患者会出现正常血容量，SIADH 是其低钠血症的主要病因[39]。

低钠血症也是经蝶窦垂体手术后经常遇到的并发症，通常为术后第 1 周末血清［Na+］延迟性下降[40]。鉴于术后低钠血症的潜在延迟性，对于术后早期出院的患者，这可能会增加风险和并发症。据研究，经蝶窦垂体手术后的低钠血症的发生率从 3%～25% 不等[41, 42]。这种低钠血症主要是由于 SIADH；然而，术前垂体功能减退的存在使术后发生低钠血症的可能性增加。经蝶窦垂体手术患者发生 SIADH 的病理生理学是由于垂体后叶或垂体柄受到机械操作或刺激。这种由垂体柄损伤引起的盐和水平衡波动的病理可能是暂时的、三相的或永久性的[43]。

垂体手术后或 TBI 的低钠血症作为三相反应的一部分发生，其特征是急性尿崩症，然后是 SIADH，最后再次出现尿崩症（图 18-1A）。三相反应的初始阶段也包括中枢性尿崩症（可持续 5～7 天），这是由于 AVP 神经元的"震颤"

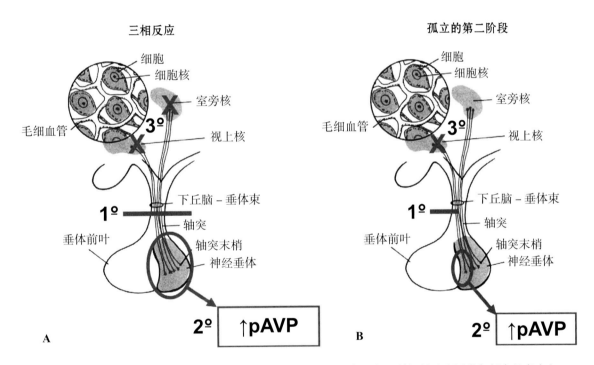

▲ 图 18-1　尿崩症的三相反应和孤立性第二阶段的病理生理学机制（此图彩色版本见书末）

A. 在三相反应中，尿崩症的第一阶段在部分或完全性垂体柄切片后开始的，它切断了下丘脑精氨酸血管加压素（AVP）神经元细胞体与垂体后部神经末梢之间的联系，从而抑制刺激性 AVP 的分泌（1°）。随后在几天内出现第二阶段的抗利尿激素分泌失调综合征（SIADH），这是由 AVP 不受控制地从垂体后叶（2°）的退化神经末梢中释放到血液而引起的。在所有储存在垂体后叶的 AVP 被释放后，如果下丘脑中超过 80%～90% 的 AVP 神经元细胞体发生逆行变性（3°），则第三阶段的 DI 复发。B. 在孤立性第二阶段中，垂体柄受伤但未完全切断。虽然由于柄损伤，会最大限度地减弱 AVP 分泌反应，但如果损伤保持至少 10%～20% 的神经纤维连接下丘脑 AVP 神经元细胞体和垂体后垂体（1°）的神经末梢完整，则不会导致尿崩症。然而，几天后仍会出现 SIADH 的第二阶段，这是由于已经受损或切断的垂体后叶退化神经末梢（2°）不受控制地释放 AVP 而引起的。由于较小部分的垂体后叶被去神经支配，因此与完整的三相反应相比，随着垂体退化而释放的 AVP 的幅度将更小且持续时间更短。在垂体后叶受损部分储存的所有 AVP 都被释放后，第二阶段停止，但如果下丘脑中少于 80%～90% 的 AVP 神经元细胞体发生逆行变性（3°），则不会发生临床尿崩症（引自 Loh JA, Verbalis JG. Disorders of water and salt metabolism associated with pituitary disease. *Endocrinol Metab Clinics North Am*. 2008;37:213–234.）

和垂体后叶下游神经末梢的功能性切断[44]。此时血清[Na$^+$]浓度升高，如果患者的口渴反馈机制保持不变，则会出现低渗性多尿和多饮。在此阶段开始静脉输液，可以匹配上尿液流失，并预防和改善高钠血症。第二阶段（SIADH，可持续2~14天）导致低钠血症，原因是下丘脑中剩余的退化神经元或垂体后叶剩余神经末梢的AVP释放不受调节[45]。SIADH的这一阶段应通过限制液体进行治疗。鉴于三相反应的前2个阶段（静脉输液和限制液体）之间的治疗方式大不相同，在所有阶段对患者的尿量和血清[Na$^+$]进行相关的监测是必不可少的，以免矛盾地恶化患者的低钠血症。三相反应的第三阶段也是最后阶段，再次出现尿崩症，原因是垂体后叶仅能释放剩余的AVP，同时下丘脑也无法产生更多的AVP[45]。垂体柄横断术后尿崩症是一过性还是永久性的主要因素取决于病变的水平：病变越接近下丘脑AVP神经元的细胞体，细胞体越可能退化并引起随之而来的永久性尿崩症[46]。

8%~21%的局限性的神经垂体损伤的患者在垂体术后出现孤立的第二阶段，导致继发于SIADH的低钠血症，而无先前或随后的尿崩症[47]。与出现完全三相反应的患者相比，这些患者的垂体后叶损伤较轻，并且在手术期间经历较少的垂体柄的牵引刺激（图18-1B），这通常发生在垂体小腺瘤切除后[48]。

一小部分患有TBI或神经外科手术的患者可能会出现AVP部分缺乏。因为他们最初可能会出现不太严重的症状，所以可能会错过最初的确诊。这可能会导致复杂的临床病程和严重的神经和认知障碍[49]。神经外科术后的患者和TBI后的患者即使没有初始症状，也应仔细检查其血清渗透压和尿量，因为钠和水稳态的快速波动可能危及生命。神经外科手术或TBI后垂体柄损伤的三相反应强调了识别每个单独阶段的体征和症状的重要性，以及需要长期密切

监测患者，以进一步了解钠和水平衡的体征和症状。

最后，脑性耗盐（cerebral salt wasting，CSW）是合并神经系统疾病患者低钠血症的另一个潜在原因，尤其是SAH患者，其中肾脏交感神经输出受损和（或）颅内疾病相关的未识别的利钠因子而导致肾脏钠耗竭[18]。CSW的特征是低钠血症和细胞外液耗竭，这是由于尿液中钠流失（尿[Na$^+$]>40mEq/L）、高尿渗透压和低血容量。在常规的临床实践中，区分CSW和SIADH可能很困难。然而，这种区别很重要，因为与使用液体限制治疗的SIADH相反，CSW通过使用等渗溶液补充尿液中丢失的水和钠，在某种情况下也使用高渗盐水。尽管许多研究对CSW患病率的估计大相径庭，但几乎所有的研究都是回顾性案例评价。唯一一项前瞻性评估SAH患者低钠血症病因的研究是Hannon等的研究[50]。在连续100例SAH患者中有49%发生低钠血症。进一步分析显示，低钠血症最常见的原因是SIADH（71.4%），其次是肾上腺皮质功能不全（8.2%）。有趣的是，这些患者的低钠血症病例没有一例被确定为由CSW引起的。这表明CSW可能是脑损伤后低钠血症的一种非常罕见的原因。

八、创伤性脑损伤患者

据估计，每年有170万人患有TBI。在这170万人中，有27.5万人住院，5.2万人死亡。急诊科就诊和住院治疗的TBI最相关的原因是跌倒[51]。轻度和重度TBI均可发生创伤后垂体功能减退症（posttraumatic hypopituitarism，PTHP）。TBI后最常见的激素异常是促性腺激素和生长激素缺乏，其次是促肾上腺皮质激素和促甲状腺激素缺乏[52]。然而，这些激素在急性应激的情况下通常难以解释，因此它们的测量在损伤后的最初几周内没有临床帮助[53]。在TBI中幸存的患者容易发生低钠血症，因为中

枢神经系统调节钠和水稳态的能力受到破坏，可以是由于神经垂体的直接损伤，也可以是继发于失血（由此产生的钠和水潴留以保持血管内体积并保持器官灌注）。此外，TBI 期间血管通透性的增加可导致液体在第三间隙分布，而脑水肿的治疗可能会加剧钠和水的失衡[44, 54]。钠和水平衡紊乱在 TBI 急性期尤其常见[55]。既往文献报道了 TBI 后低钠血症的不同发病率，范围为 9.6%～51%[38, 56, 57]。据报道，低钠血症也见于 50% 的 SAH 和 10% 的经蝶窦垂体切除术患者[38]。通常，如果在适当的时间范围内治疗，TBI 相关的低钠血症是暂时性的和可逆的。

TBI 后下丘脑 – 垂体紊乱的症状很复杂，从头痛、恶心和呕吐到更严重的表现，如精神状态改变和昏迷。虽然 TBI 后患者低钠血症的主要原因被认为是 SIADH，但也有报道认为 TBI 后发生 ACTH 缺乏并且通过皮质醇治疗得到缓解的病例[58]。这一现象部分原因是血浆皮质醇水平在 TBI 后的几天内是高度波动的，因此单一的正常值的皮质醇水平可能会忽略 TBI 后立即出现的垂体功能障碍的存在[59]。TBI 后低钠血症的其他病因包括 CSW、低血容量、静脉输液不当以及饮食中盐摄入不足[60]。

TBI 后低钠血症可能会造成从身体残疾到长期认知和心理缺陷的严重后果。由此产生的下丘脑 – 垂体功能障碍可能会进一步延迟 TBI 的恢复。Hannon 等的一项研究表明，在 100 例中度至重度的 TBI 患者（定义为 GCS 评分<13 分）中，游离和总血浆皮质醇水平在脑损伤后第 1～3 天均较低；这些患者中有 51% 出现中枢性尿崩症，导致高钠血症（多为一过性，持续时间中位数为 4 天），而只有 15% 的患者出现低钠血症。在 15 例低钠血症患者中，13 例在给予糖皮质激素治疗后有所改善，其他 2 例患者患有一过性 SIADH[58]。这项研究表明，TBI 患者的血浆皮质醇浓度较低，这可能不利于他们的急性疾病期的应激所需。由于低剂量

ACTH 刺激试验（cosyntropin 试验）不能用于诊断急性 ACTH 缺乏症情况下的继发性肾上腺皮质功能不全，因此一些人建议在中度至重度 TBI 患者中连续测量早晨血浆皮质醇水平，在<300nmol/L 时使用氢化可的松替代治疗[61]，而另一些人建议仅在临床怀疑肾上腺皮质功能不全的患者中检查皮质醇水平[53, 62]，这当然应该包括任何程度的低钠血症。

九、术后和创伤性脑损伤后低钠血症的评估

如本章前面所述，术后和 TBI 后低钠血症的评估与非手术患者全身性低钠血症的初始评估相似。在发现患者低钠血症后，首先应评估患者的神经系统症状。接下来，应确定低钠血症的持续时间（急性为持续时间<48h；慢性为持续时间>48h）。患者既往的血清［Na^+］水平有助于提供对比基准，用于比较后续血清［Na^+］的水平变化。如果没有既往可用的血清［Na^+］水平，应将患者的神经系统症状作为评估低钠血症持续时间的替代指标[15]。临床上，接下来应评估患者的细胞外液容量状态（低血容量、正常血容量或高血容量）。细胞外液体积的最佳鉴别指标是尿［Na^+][25]。尿［Na^+］<30mmol/L 被认为低值，通常提示血容量不足，除非患者有心力衰竭或肝硬化（因为尽管潜在的容量超负荷状态导致细胞外液容量增大，但这些疾病中也可能由于肾脏灌注不足而出现低尿［Na^+]）。对于有呕吐或腹泻的手术患者，应高度考虑低血容量的存在。尿［Na^+］>30mmol/L 且血清低渗状态（<275mOsm/kg H_2O）通常提示 SIADH 或肾脏钠丢失。值得一提的是，常见的术后症状，如疼痛、胃肠道扩张或恶心，可导致 AVP 的非渗性分泌和正常血容量性低钠血症的发展。当进一步评估正常血容量性低钠血症时，在确认 SIADH 诊断之前，应通过甲状腺功能检查和皮质醇水平和（或）ACTH 刺激试验

来评估甲状腺功能减退和肾上腺功能不全。

特别是在急诊术后和 TBI 后，应仔细观察患者的体液平衡。使用交替静脉输液方案是避免低钠血症的一种方法：在术后立即给予等渗液体（当存在高水平非渗刺激的 AVP 分泌时），并且仅在患者发生高钠血症时才使用低渗液体[63]。接受静脉输液的患者的肾功能、血清［Na+］水平和其他电解质的每日监测必不可少。合并肾功能不全的患者可能导致无法在尿液中排泄游离水，使患者更易患低钠血症。

十、术后和创伤性脑损伤后低钠血症的治疗

轻度术后低钠血症通常无须任何特异性治疗即可恢复。然而，当出现神经系统症状时，治疗应用于中度或重度的低钠血症。如果患者出现原因不明的恶心、定向障碍、癫痫发作、迟钝或昏迷等症状，应开始推注或持续输注高渗盐水（3%）进行紧急治疗。以前曾推荐过，推注 100ml 的高渗盐水，如果未见临床缓解，重复 2~3 次[25]，最近的一项研究表明，这在改善神经损伤患者的 GCS 评分方面是安全有效的[64]。目前尚未就高渗盐水的最佳输注速率达成共识。目前的指南建议在 24h 内仅将血清［Na+］提高 4~8mEq/L，在症状性患者中，这一目标应快速实现，以逆转脑水肿、降低颅内压和预防癫痫发作[39]。该建议是基于相关的数据，血清［Na+］增加 5mmol/L 可在 1h 内降低约 50% 的颅内高压以及脑疝引起的神经症状[65]。

在由于静脉输注低渗液体导致的医源性低钠血症中，可以给予等渗或高渗液体进行治疗。如果怀疑存在低血容量性低钠血症，如尿［Na+］<30mEq/L 和（或）体格检查显示低血容量体征时，应给予充足的等渗盐水（0.9% 氯化钠）以补允细胞外液体积并恢复器官的灌注。对于疑似 CSW 的患者，也应给予等渗盐水补

充，但如前所述，这种情况很少见。

如果临床上怀疑 SIADH 的诊断，且血浆渗透压低、尿浓度异常和尿［Na+］升高等生化参数的支持，则应将每日液体限制为 500~1000ml。液体限制应包括患者摄入的所有液体，而不仅仅是水。有一些因素，如果患者存在，则可能预测到实施液体限制后，仍无法改善血清［Na+］的情况（框 18-1）[25]。这些患者则适合使用血管加压素受体激动药（vaptan），通过抑制 AVP 介导的受体激活来改善低钠血症。高血容量性低钠血症的治疗应针对纠正基础疾病，以及钠和液体的限制和襻利尿药的使用。患有高血容量性低钠血症的患者也是 vaptan 治疗的潜在受益者。高剂量 vaptan 与可逆性肝损伤有关，因此在患有严重肝病的患者中应限制使用。

框 18-1　使用液体限制的一般建议和增加液体限制失败可能性的预测因素

一般性建议
- 限制所有饮食摄入量，而不仅仅是水
- 将液体限制在 24h 尿量<500ml/d
- 除非另有说明，否则不要限制钠或蛋白质的摄入

液体限制可能失败的预测因素
- 高尿渗透压（>500mOsm/kg H$_2$O）
- 尿［Na+］和［K+］之和超过血清［Na+］
- 24 小时尿量<1500ml/ 天
- 在液体限制为≤1L/d 的情况下，在 24h 内血清［Na+］增加每天<2mmol/L

引自 Verbalis JG, Goldsmith SR, Greenberg A, et al. Diagnosis, evaluation, and treatment of hyponatremia: expert panel recommendations. *Am J Med*. 2103;126(10 Suppl 1):S1–S42.

对于垂体柄损伤或 TBI 后出现三相反应的患者，治疗可分为以下几点：预期性监测，抗利尿激素治疗，维持液体平衡，监测一过性尿崩症的消退以及垂体前功能不全的治疗[45]。有必要每 6 小时通过检测血清［Na+］、尿渗透压和尿比重来严格计算液体摄入量和输出量。如

果怀疑患者有尿崩症，应给予去氨加压素，如多尿（>200ml/h，持续 2h 以上）、尿比重<1.005、尿渗透压<200mOsm/kg H_2O，以及血清［Na^+］升高。在此期间，如果患者在尿崩症阶段无法维持正常的血清［Na^+］，还应让患者喝水以免口渴，以及静脉输注 5% 葡萄糖水溶液或使用 0.45% 盐水配制的 5% 葡萄糖溶液。另外，在 SIADH 期，应限制液体来维持血清［Na^+］的正常。最后，如果考虑垂体前叶激素缺乏导致继发性肾上腺皮质功能不全，应给予皮质类固醇治疗[44]。根据临床症状和临床表现的阶段性，及时诊断和给予去氨加压素（desmopressin，dDAVP）和（或）高渗盐水与液体限制，对于维持液体稳态和症状的治疗至关重要。无论反映垂体功能障碍的临床症状如何，对所有 TBI 患者进行长期随访来监测 PTHP 的发生至关重要。

对于垂体或鞍上手术后的低钠血症病例，即三相反应的孤立性第二阶段，预防是最有效的方法。最近的一项队列对照研究表明，在出院后的第 1 周内强制限制液体的摄入量为 1000ml/d 可降低严重低钠血症的再入院频率[66]。无论是否这样做，都应告知所有的患者仅在口渴时饮水，并在术后 1 周检查血清［Na^+］。如果症状严重，孤立性第二阶段的患者应像其他急性低钠血症患者一样接受高渗盐水的治疗。然而，如果症状为轻度或中度，应仅观察，因为随着垂体后叶退行性变的结束，SIADH 通常在 3～7 天内自愈[47]。

十一、总结

低钠血症是一种常见的电解质紊乱，影响多个患者群体包括老年人、合并多种疾病的患者，以及本章所述的术前、术后和 TBI 患者。鉴于其广泛的患病率及其临床意义，所有医务人员包括外科医生，都应了解低钠血症的评估、诊断和合理的治疗，以降低发病率和死亡率。在最初识别低钠血症时必须始终了解的问题：①患者是否有症状？②低钠血症持续的时间是急性还是慢性？③患者的细胞外液容量状态如何？这些问题将有助于对患者进行必要的进一步评估和合理治疗，以避免低钠血症的并发症，以及由于低钠血症纠正过快而导致的不良反应。

第 19 章　尿崩症和急性高钠血症 [❶]

Diabetes Insipidus and Acute Hypernatremia

Chelsi Flippo　Christina Tatsi　Constantine A. Stratakis　著

吴冬冬　译

一、概述

血清钠受水稳态的严格调控，而水稳态主要由 AVP、渴觉和肾脏来调控。如果水平衡被打破，血钠浓度就可能出现异常。高钠血症是指血清钠浓度＞145mmol/L，是一种常见的电解质紊乱。由于钠是一种功能性非渗透性溶质，是维持渗透压的主要溶质，因此高钠血症会导致细胞脱水。高钠血症可能是由无电解质的水丧失过多、无电解质的水分摄入不足或钠盐摄入过多引起。虽然短暂性高钠血症的纠正通常是耐受性良好的，但慢性高钠血症（由此导致的慢性血浆高渗透压）的纠正应缓慢、谨慎地实施，以避免严重的甚至危及生命的并发症 [1, 2]。

二、水钠平衡的生理学

主要由血清钠决定的血清渗透压受水稳态的严格调节。这种平衡由渴觉、AVP 和肾脏调控。在正常人中，尽管水、电解质的摄入和排泄变化很大，但渗透压或体液中渗透活性电解质的浓度是非常稳定的。每千克体液中含有 285～290mOsm 的电解质，主要由细胞外液中的钠盐和细胞内液中的钾盐组成。细胞内和细胞外液的相同渗透压是由水在细胞和亚细胞膜上的自由运动产生的，这一过程受渗透和扩散的物理驱动力的控制。身体所有主要的区室（血管、间质和细胞内）将按其相对大小的比例共享自由水的增加或减少。这种自由运动的唯一例外是 AVP（或抗利尿激素）控制肾单位远端的透水性。当可利用的水分有限时，这种排泄高渗尿液的能力有利于机体保存水分 [3]。

健康人体内总水分的日常波动非常小，每 24 小时大约为体重的 0.2%。虽然婴儿的身体水分和细胞外体积相对于总体重而言相对过剩，但其表面积、耗氧量、心输出量、不明显的水分流失、肾脏水分排泄和总体代谢等相对于整体体液量都很高。因此，婴幼儿比成人更容易缺水和脱水 [4]。即使肾脏能最大限度地重吸收水分，机体也无法避免水分在皮肤、肺和胃肠道的不感蒸发的丢失。为了弥补这种肾外损失，一个人必须依靠充足的水摄入，而渴觉在调节体液的张力和体积方面起着至关重要的作用 [3]。

渴觉的主要刺激是下丘脑脑室周围核中的渗透压感受器感知的体液渗透压增加。低血容量对渴觉也有重要影响，渴觉由动脉压力感受器和肾素 – 血管紧张素系统介导。虽然渴觉是一种有意识的感觉，但下丘脑的刺激和抑制冲

❶ 基金：这项工作得到了美国国立儿童科学研究院、国家儿童健康与人类发展研究所（National Institute of Child Health & Human Development，NICHD）Eunice Kennedy Shriver 和国家健康协会的支持。

公开申明：Stratakis 博士拥有涉及 PRKAR1A、PDE11A、GPR101 基因和（或）其功能的技术专利；他的实验室已经获得了辉瑞公司的研究资助支持。

动会传递到大脑皮层和意识，从而将对水的需要或缺乏需要转化为适当的行为。此外，大脑皮质或自主意志起源的冲动可以很容易地调控渴觉，并产生所谓的渴觉或主动饮水的习惯。这些调节因素在个体之间差异很大，心因性多饮症就是过度摄水的极端形式。相反，在人类中，这些中枢受损或下丘脑皮质冲动未能刺激精神状态而改变患者的渴觉，可能会导致尽管机体有所需要，但摄入水分仍不足[3]。

与渴觉类似，体液渗透压的变化是影响AVP 分泌的最有效的因素。另外，低血容量、肾素 - 血管紧张素系统、缺氧、高碳酸血症、体温升高、身体应激和疼痛也有重要的影响，而且许多药物也已被证明可以刺激 AVP 的释放。AVP 是一种由下丘脑视上核和室旁核的大细胞神经元产生的激素。AVP 以前体 AVP 的形式产生，前体 AVP 裂解后生成 AVP 以及神经垂体激素运载蛋白 Ⅱ 和肽激素。神经垂体激素运载蛋白 Ⅱ 作为 AVP 的载体蛋白发挥作用，而肽激素的功能目前尚未完全阐明。然后 AVP 以神经分泌颗粒沿大细胞神经元轴突通过垂体柄的神经垂体束传播，终止于垂体后叶，在那里 AVP 被释放到循环中。当血浆渗透压 > $284mOsm/kg\ H_2O$ 时，AVP 将从垂体后叶释放到循环中[5]。然后 AVP 与其受体 AVPR2（或 V_2 受体）结合作用于肾集合管，该受体主要表达在集合管主细胞的基底侧表面。AVP 与其受体结合后导致水通道蛋白 2 易位至顶膜，使水从集合管的内腔进入主细胞，然后通过水通道蛋白 3 和 4 进入间质。其总体效应是对无电解质水的重吸收，导致尿液浓缩和尿量减少。血浆 AVP 浓度为 0.5～4μU/ml 的微小变化就会对尿渗透压和肾脏处理水的功能产生显著影响[3]。

肾脏对水的处理主要取决于循环中 AVP 水平和肾灌注量，而整个肾单位对钠的重吸收是由沿肾单位的几种管腔钠转运蛋白促进的，这些转运蛋白利用基底外侧膜上的 Na^+/K^+ATP 酶来维持的细胞内低浓度的钠水平。在近端小管中，大部分的钠通过钠 / 氢交换体 NHE3 重新吸收，同时血管紧张素 Ⅱ 增加了 NHE3 对钠的重吸收。在髓襻升支粗段中 $Na^+/K^+/2Cl^-$ 同向转运体是主要的转运蛋白。在集合管中，醛固酮促进钠的重吸收，抗利尿激素则促进水的重吸收[6]。

三、高钠血症的病因

高钠血症可能是由无电解质水丧失过多、摄入不足或钠摄入过量所致（图 19-1）。虽然无溶质失水过多可能会发生溶质损失，但无溶质水摄入量减少也会伴随溶质摄入量减少，钠摄入过多可能伴随无溶质水摄入量增加，但溶质和无溶质水的平衡发生变化会决定血清渗透压的改变。这种平衡在临床上的识别也很重要，因为溶质和无溶质水变化的平衡将影响体格检查时对容量状态的评估（"高钠血症的临床表现"部分中将进行更详细的讨论）。

高钠血症最常见的原因是水摄入不足。由于血清钠受到严格的调控，持续性高钠血症一般不会发生在能够获得水分，并且具有警觉性和完整的口渴机制的个体中。高钠血症风险最高的人是婴儿、老年人、精神状态异常或神经功能障碍患者、插管患者。在这些患者中，尽管他们的口渴机制是完整的，但他们不能独立地获取水分，也无法传达他们对水分的需求。婴儿，特别是早产儿，发生高钠血症的风险特别高，因为他们的体重与体表面积比值相对较小，而且依赖看护人来摄取水分。此外，无效的母乳喂养是导致新生儿高钠血症的罕见原因，并可能伴有严重的血管并发症，如静脉血栓形成[1, 7-10]。出生后进行密切的医疗随访，关注体重减轻和母乳喂养的有效性，已被证明可以预防这些小儿患者高钠血症导致的严重并发症[11]。在老年人中，高钠血症常与虚弱或发热性疾病有关。渴觉障碍也发生在老年患者中，

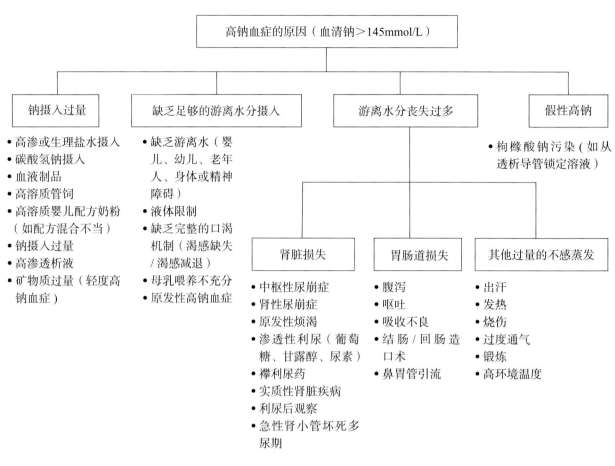

▲ 图 19-1 高钠血症的原因

养老院居民和住院患者容易出现高钠血症，因为他们依赖于其他人来摄取水分[1]。此外，在液体受限的患者中（如无法经口进食）也可能会发生高钠血症。危重症患者发生高钠血症的风险也更高，在 ICU 入院时有 2%～6% 患者已经表现为高钠血症，4%～26% 患者在住院期间发生新的高钠血症[12]。因下丘脑缺陷，或渴觉和 AVP 释放阈值的改变（称为"原发性高钠血症"）而缺乏完整的口渴调节机制（食欲差 / 食欲减退）的患者，可能由于缺乏足够的水摄入而发生高钠血症。

水分丧失过多也是高钠血症的一个重要原因（包括肾脏排泄和不感蒸发）。肾性水分丧失过多包括中枢性尿崩症、肾性尿崩症、原发性烦渴、渗透性利尿、利尿药的使用、肾脏疾病、梗阻后利尿和急性肾小管坏死的多尿期。中枢

性尿崩症是由于 AVP 合成或分泌不足，不能最大限度地浓缩尿液，从而导致水利尿。中枢性尿崩症可能具有遗传性，如 AVP 基因的常染色体显性突变，或者 AVP、WFS1、PCSK1 基因的隐性突变。但是中枢性尿崩症经常属于获得性疾病，由累及下丘脑、垂体柄或垂体后叶的颅内肿瘤、浸润性病变、炎症反应或外伤导致，或者中枢神经系统感染，以及药物或中毒。肾性尿崩症是由于肾脏对 AVP 产生了抵抗性，其临床表现与中枢性尿崩症相同，即多尿。肾性尿崩症可能是遗传性的，如受体基因 AVPR2 的 X- 连锁突变，AQP2 基因的常染色体隐性遗传或常染色体显性遗传。获得性肾性尿崩症的原因包括药物暴露（如锂、顺铂和去甲基金霉素）、低钾血症、高钙血症、浸润性病变、血管疾病（如镰状细胞性贫血）或器质性疾病（如

多囊肾、尿道梗阻）。妊娠期尿崩症可能发生在妊娠期间，这是由于胎盘血管加压素酶活性增加，使 AVP 的分解增加。原发性烦渴主要是液体摄入过多，与一些精神疾病有关，但也可能见于强迫性饮水或口渴阈值低（称为"多饮性尿崩症"）。虽然低钠血症也可能发生在原发性烦渴中，但由于体液的张力稳定在 AVP 分泌的渗透阈值附近的新设定点，以及由于肾髓质溶质的消耗（"肾洗脱"效应）和水通道蛋白 2 通道的下调，患者也会发生高钠血症。与所有类型的尿崩症类似，原发性烦渴的机制可能会阻止尿液最大化浓缩，从而产生水利尿。渗透性利尿也可能导致过量的肾脏水分流失，其原因可能是糖尿（如糖尿病、钠 – 葡萄糖共转运体 2 抑制药的应用）、甘露醇的使用或尿素。胃肠道水分流失是导致过量水分流失的一个常见原因。婴儿、幼儿、老年患者、尿崩症患者或其他已存在的高钠血症危险因素，因胃肠道水分损失，特别是腹泻而导致严重高钠血症的风险最高。其他导致过度不感蒸发的原因包括发热、过度通气、烧伤、运动、出汗过多和环境高温。

高钠血症也可能是由于钠摄入过多，如注射高渗盐水或生理盐水，使用碳酸氢钠、血液制品，高溶质管饲或过量摄入盐（如盐片）。高溶质婴儿配方奶粉也可能导致婴儿高钠血症，这可能发生在配方奶粉混合不当的情况下。盐皮质激素过量也可能导致高钠血症，同时伴随低钾血症和高血压，但因为容量扩增导致 AVP 分泌阈值和口渴阈值上升，高钠血症通常为轻度，通常血清钠 < 150mEq/L[13]。

四、高钠血症的临床表现

急性高钠血症的体征和症状主要表现为中枢神经系统相关症状，当血清钠浓度大幅度升高或在数小时内迅速发生时症状更为明显。由于前面提到的自由水摄入减少的危险因素，大多数门诊高钠血症患者要么非常年轻，要么

非常年老。婴儿的常见症状包括非特异性表现，如呼吸急促、虚弱、肌肉抽搐、易怒、特征性高声啼哭、呕吐、失眠和发热[14]。与婴儿不同，成人和老年患者在血清钠 > 160mmol/L 之前症状较少。由于高钠血症最常见的原因是无溶质水过度丢失，患者也可能有低血容量的表现，包括心动过速、直立性血压变化、血压下降、黏膜干燥和毛细血管充盈延迟[1, 7]。然而，容量缺失程度是可变的，这取决于水分丢失和钠过剩之间的平衡。由于水从脑细胞中流出，导致脑细胞收缩，严重的情况下可能发生血管破裂，出现脑出血、SAH 和进行性神经功能衰退包括精神状态改变、嗜睡、昏迷、癫痫发作、不可逆的神经损伤和死亡[1, 7, 15]。从快速纠正低钠血症可以看出，如果血清钠迅速升高，高钠血症也可能发生脑桥中央髓鞘溶解[16]。

慢性高钠血症是指高钠血症出现超过 1 天，患者可能由于大脑适应而无症状[1]。在早期的适应过程中（几个小时内），电解质会在脑细胞中积聚，使水分进入细胞内。在慢性适应中（数小时到数天），有机物渗透的积累可使脑容量正常化。这些溶质过去被称为"独特的渗透剂"，因为它们尚未被识别，并被认为是由脑细胞本身产生的[1, 17, 18]。由于所发生的适应，与急性高钠血症相比，慢性高钠血症神经系统症状较少发生。然而，对慢性高钠血症患者的评估可能会因合并神经系统疾病而变得复杂，因为具有完整渴觉机制的患者（假设可以自由获得水的摄入）会在口渴方面出现代偿性增加，从而防止持续性高钠血症，即使对于尿崩症患者也是如此。

大脑适应高渗状态的理念对高钠血症的治疗具有重要的临床意义（稍后将详细讨论）。虽然脑容量已正常化，但这种大脑适应并不能纠正大脑的高渗透压。因此，对于慢性高渗性患者，用低渗液体进行积极治疗可能会导致脑水

肿，因为脑细胞吸收水的速度比渗透液离开脑细胞的速度更快，这可能导致昏迷、抽搐和死亡[1]。这种致命性的后果主要发生于儿童中，进而强调了缓慢纠正高渗状态的重要性[2]。

五、诊断评估

高钠血症通常是多因素引起的，收集详尽的病史是缩小鉴别诊断范围的关键，包括回顾分析患者液体的摄入量以确定患者是否有完整的口渴反馈机制，液体摄入是否受限，以及静脉输液中是否提供足够的游离水。应评估患者的胃肠道损失，发热或烧伤导致的皮肤水分损失，饮食史（包括肠内营养、配方奶混合、母乳喂养充分性），用药史（包括利尿药）和外源性钠的来源等情况。应遵循严格的进出量计算来评估多尿（提示尿崩症、原发性烦渴、渗透性利尿或肾病）或少尿（提示低血容量或急性肾损伤）的状态。应检测血清钠、血糖、尿素氮、肌酐、钙、钾、血浆渗透压、尿渗透压、尿糖和尿比重。应检测血清钠浓度以确认是否存在高钠血症，并计算水分缺失量[1]。应确定尿液渗透压和尿比重，以评估肾浓缩能力是否正常，因为在高钠血症时，高渗透压刺激 AVP 释放，尿液应最大限度地浓缩（尿液渗透压＞800mOsm/kg H_2O）[1,7,19]。

高钠血症患者的尿量每天＞2L/m² ［出生时约为 150mL/(kg·d)，2 岁前为 100~110mL/(kg·d)，大儿童和成人为 40~50mL/(kg·d)］则被定义为多尿，然后应评估患者渗透性利尿的原因（如尿糖、尿毒症或使用甘露醇）。也应该评估血清钙和钾的浓度，因为高钙血症和低钾血症可导致获得性肾性尿崩症。还要评估血肌酐和尿肌酐以及尿钠水平，以确定是否有肾功能衰竭或异常尿钠。

如果存在多尿，还应评估血清渗透压和尿液渗透压，血清渗透压高（＞300mOsm/kg H_2O）和尿液渗透压过低（＜300mOsm/kg H_2O）与尿崩症的诊断一致，尽管这个指标不区分肾性和中枢性尿崩症。血清渗透压较低或正常（＜270mOsm/kg H_2O）一般并不会出现在高钠血症患者中，但伴随尿渗透压升高（＞800mOsm/kg H_2O）时可能符合原发性烦渴的指标改变。血浆渗透压在 270~300mOsm/kg H_2O 伴随尿液渗透压＜800mOsm/kg H_2O 并不具备诊断意义，此时间接脱水试验可用于鉴别尿崩症和原发性烦渴，但是其诊断准确性有限，特别是鉴别原发性烦渴和部分中枢性尿崩症[19]。可以考虑检测随机的血浆和肽素水平，血浆和肽素水平＞21.4pmol/L 时，可以准确地将肾性尿崩症区别于中枢性尿崩症和原发性烦渴[20,21]。此外，高渗盐水试验和肽素刺激试验是 2 种新的有前途的诊断试验，都是利用刺激血浆和肽素而检测其浓度，已被提出作为鉴别中枢性尿崩症和原发性烦渴的替代诊断性试验[19,22,23]。然而，上述试验尚未在儿童人群中得到验证。

六、治疗

治疗高钠血症患者的第一步是确定其血容量状态。虽然等渗盐水不用于纠正高钠血症，但例外的是低血容量的初始治疗阶段，以及需要补充 0.9% 生理盐水以改善血流动力学的稳定性。然而，在循环稳定后，液体应更换为低渗溶液（如口服纯水或静脉注射 0.45% 生理盐水）以继续纠正游离水不足[24]。游离水分缺失量的计算公式如下：游离水分缺失 = 体重（kg）× 0.6 × ［实际钠浓度 /（理想钠浓度 −1）］。

因为水分占体重的 60%（成年女性占 50%，老年人占 45%~50%），所以体重的 0.6 倍可用于估算全身的总水分[1]。重要的是，对游离水分不足量的估计有其局限性（如不了解患病前的体重，以及按照体重的 60% 进行的估计），同时在纠正期间应密切监测血清钠水平，以防止血钠含量下降太快[25]。此外，游离水不足无法涵盖持续的尿液损失和不感蒸发量，因此应该增加这一部分的补液量。

一旦确定了游离水分的缺失量，下一步是确定补液速度。安全的补液速度取决于高钠血症进展的速度。如果高钠血症仅发生在几个小时内，那么很可能只出现了早期的大脑适应状态，并且随着高钠血症的纠正，脑细胞可以迅速地失去钾和钠，以应对血浆渗透压降低的状态。因此，纠正高钠血症的速度可以比慢性高钠血症更快一点。急性高钠血症合适的纠正速度是血清钠浓度每小时降低 1mEq/L[1]。然而，对于慢性高钠血症，随着高钠血症的纠正，脑细胞中积累的有机溶质的适应性丢失则发生得更慢。当用液体纠正高钠血症时，更多的水被摄入仍含有大量有机渗溶质的脑细胞内，这可能导致细胞肿胀和脑水肿，并产生潜在的严重的神经性后果[2, 17]。这种脑水肿主要发生于纠正速度超过 0.7mEq/L 的儿童高钠血症患者中。相比之下，如果血浆钠浓度以每小时 0.5mEq/L 的速度下降，则不会引起神经系统后遗症。通常情况下并不了解患者的高钠血症何时发生的，纠正速度应该慢一点，如慢性高钠血症患者的治疗，血清钠降低每小时应不超过 0.5mEq/L，每天不超过 12mEq/L[26-28]。此外，纠正游离水分的缺失并不包括排尿量和不感蒸发量，因此治疗量还应包括这些基础液体量。

补液的速度也取决于对液体的选择。如果患者能够耐受肠内补充液体，口服或经导管给予游离水是纠正高钠血症的首选方法。然而，如果高钠症患者不能耐受肠内补充液体，则可以静脉滴注低渗液（如 0.2% 生理盐水或 0.45% 生理盐水）来纠正游离水的缺失。如果经口补充水分，则可以计算出游离水的缺失量，那么

其目标钠浓度降低是 12mEq/L 或更少，然后平均分配到 24h，这将保证血清钠浓度在 24h 内降低不超过 12mEq/L。如果进行静脉输液，那么就需要更多量的液体来纠正同样的游离水不足，因为同时需要增加钠盐的浓度。例如，0.2% 氯化钠大约含 75% 的游离水，而 0.45% 氯化钠大约含 50% 的水。因此相较于 0.2% 的氯化钠，需要更多的 0.45% 氯化钠来纠正相同的游离水缺损量[7]。重要的是，应该动态连续评估血清钠的水平，以确认血清钠的下降速度没有比预期的更快，从而可以滴定调整游离水不足的纠正速度。

去氨加压素可用于中枢性尿崩症的治疗，包括鼻腔喷雾剂和口服片剂。治疗过程中需要仔细监测，以避免水中毒和低钠血症的并发症，这可以通过允许多尿和口渴每日 1 次或至少每周 1 次的"发生"来预防。而在婴儿中枢性尿崩症患者中，通常使用低溶质婴儿配方奶粉和噻嗪类药物来治疗，但该治疗方案可出现持续性多尿，因此可能需要使用去氨加压素。肾性尿崩症的治疗包括去除诱因（如果可能的话），有时可使用噻嗪类利尿药或非甾体抗炎药[2]。对于缺乏完整口渴机制的患者或婴儿，除了上述治疗方式外，还可能需要额外的饮水处方。

七、预后

高钠血症的发病率和死亡率因病情严重程度、发病速度，以及高钠血症病因的不同而差异很大[1, 7, 29]。大多数死亡患者似乎与高钠血症的严重程度无关，与中枢神经系统并发症也没有直接关系。入院后出现高钠血症的患者，以及治疗延迟的患者的死亡率最高[7, 29, 30]。

第 20 章　垂体功能减退

Hypopituitarism

Sara E. Lubitz　著

杨亚龙　译

一、概述

下丘脑刺激性和抑制性激素通过垂体 – 门静脉循环而靶向作用于垂体腺体的特定细胞。垂体细胞合成并分泌营养性激素，这些激素靶向作用于器官以促进其分泌激素，然后影响外周组织（图 20-1 和图 20-2）。垂体功能减退症又称垂体功能不全，是指垂体或下丘脑疾病引起的一种或多种垂体功能障碍。

垂体功能减退症可以是先天性或后天性的，也可以是暂时性的或永久性的。临床表现可能因激素缺乏的严重程度而异。在大多数情况下，促性腺激素和生长激素（growth hormone，GH）的分泌比 ACTH 和 TSH 更容易受到影响，但也可能发生任何单独激素的孤立性缺乏。第 19 章已讨论以循环 ADH 减少并导致中枢性尿崩症为特征的垂体后叶功能不全。

（一）流行病学

垂体功能减退症的患病率约为每百万人 450 例，每年每百万人新发病例约 40 例[1, 2]。垂体功能减退症的死亡率很高[3-5]。

（二）病因学

垂体功能减退可能是先天性或后天性的，可能由下丘脑、门静脉系统或垂体的结构性及功能性异常而引起（表 20-1）。患有下丘脑或垂体肿块、发育性颅面异常、炎症性疾病、神经肉芽肿病、头部外伤、既往脑部照射或颅底手术史的患者，以及曾经历过妊娠相关出血的患者，应筛查其垂体功能低下的情况。

（三）诊断

垂体功能减退症的诊断依赖于垂体前叶激素的基础分泌量和刺激性分泌量，以及靶腺体器官分泌的激素水平的测量。伴或不伴钆对比剂的下丘脑和垂体的 MRI 是首选的影像学检测。先天性或综合征疾病可能需要基因检测[2]。

二、中枢性肾上腺功能不全

（一）概述

下丘脑的 CRH 刺激垂体促肾上腺皮质激素细胞分泌 ACTH。ACTH 刺激肾上腺的皮质醇合成和分泌。ACTH 以脉冲的方式分泌，并遵循昼夜节律，在清晨达到峰值水平，在午夜左右达到最低水平。皮质醇对垂体 ACTH 和下丘脑 CRH 分泌产生负反馈抑制作用（图 20-3）。中枢性肾上腺皮质功能不全（adrenal insufficiency，AI）发生于下丘脑 CRH（三级肾上腺皮质功能不全）或垂体 ACTH（二级肾上腺皮质功能不全）缺失的情况下。中枢性 AI 最常见的原因是由于医源性糖皮质激素用药后下丘脑 – 垂体 – 肾上腺（hypothalamic-pituitary-adrena，HPA）轴受到抑制而导致。

急性肾上腺功能不全是一种危及生命的紧急情况，表现为低血压或低血容量性休克。它可能是突发性的（如垂体卒中），或者在未经过确诊的患者，以及已知诊断为 AI 但未能适当增加其补充治疗剂量的患者中已经发生反应等情

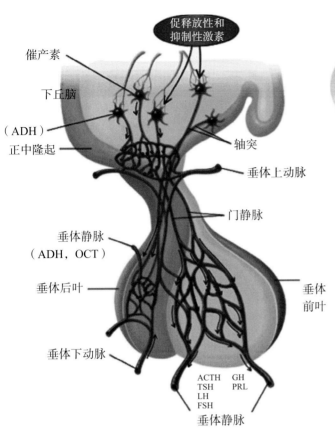

▲ 图 20-1　下丘脑调节垂体前叶功能（此图彩色版本见书末）

ACTH. 促肾上腺皮质激素；TSH. 促甲状腺激素；LH. 促黄体激素；FSH. 促卵泡素；GH. 生长激素；PRL. 催乳素；ADH. 抗利尿激素（引自 Anat B-S, Melmed S. Hypothalamic regulation of anterior pituitary function. In: Melmed S, ed. *The Pituitary*, 4th ed. Academic Press, 2017. Adapted from Melmed S. Pituitary. In Dale DC, Federman DD, eds. *ACP Medicine*, vol. 1. 2006, 571–586.）

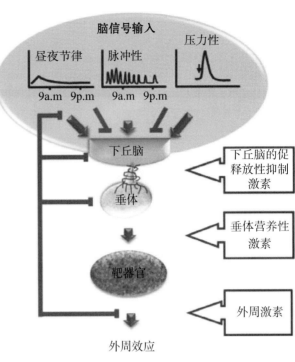

▲ 图 20-2　下丘脑 – 垂体轴（此图彩色版本见书末）

引自 Anat B-S, Melmed S. Hypothalamic regulation of anterior pituitary function. In: Melmed S, ed. *The Pituitary*, ed 4. Academic Press, 2017.

况下发生。

（二）临床表现

中枢性 AI 导致皮质醇和肾上腺雄激素分泌减少。它可以表现为嗜睡、虚弱、恶心、呕吐和低血压。不存在盐皮质激素缺乏的表现（盐缺乏、高钾血症），因为肾上腺盐皮质激素的分泌得以保留。低钠血症可继发于糖皮质激素缺乏导致的 ADH 分泌紊乱（框 20-1）。

（三）诊断评估

我们无法常规检测 CRH 水平，并且由于

血浆半衰期短、脉冲性分泌和需要严格的标本处理要求，ACTH 的测量也不是很可靠。因此，我们依靠皮质醇试验来诊断 AI。然而，由于皮质醇的昼夜节律变化特点，随机的皮质醇水平检测并没有太大的帮助。诊断中枢性 AI 的首选测试方式是在上午 8—9 点钟检测血清皮质醇水平。皮质醇水平＜3g/dl 是 AI 的指征，皮质醇水平＞15g/dl 基本可以排除 AI 的诊断。对于清晨血浆皮质醇水平为 3～15g/dl，建议进行刺激试验[1]。中枢性 AI 的诊断可以使用胰岛素耐受试验以及低剂量和标准剂量 ACTH 的刺激试验来进行。推荐使用标准剂量 250μg 促肾上腺皮质激素（cosyntropin，合成性 ACTH 1–24）静脉或肌肉给药。注射后 30min 或 60min 时，皮质醇峰值水平＜18.1g/dl 则表明存在 AI[1]。随着使用新的更特异性的单克隆抗体免疫测定方法或液相色谱 – 串联质谱（liquid

表 20-1　垂体功能减退症的病因

肿瘤
- 垂体腺瘤或癌
- 肿瘤转移性
- 颅咽管瘤
- 淋巴瘤
- 蝶鞍旁肿瘤（脑膜瘤、生殖细胞瘤、胶质瘤）

创伤性
- 手术
- 辐射
- 创伤性脑损伤

血管性
- 席汉综合征
- 卒中
- 颈动脉瘤
- 蛛网膜下腔出血

浸润性 / 炎症性
- 垂体炎
- 结节病
- 韦格纳肉芽肿
- 组织细胞增多症 X
- 血色素沉着症

感染
- 细菌性感染
- 真菌性感染
- 寄生虫感染

先天性
- *PROP1*、*HESX1*、*LHX3*、*LHX4*、*POU1F1*、*POMC*、TPIT 基因的突变

药源性
- 糖皮质激素
- 阿片类药物
- 贝沙罗汀

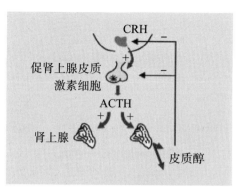

▲ 图 20-3　下丘脑 – 垂体 – 肾上腺轴（此图彩色版本见书末）

CRH. 促肾上腺皮质激素释放激素；ACTH. 促肾上腺皮质激素（引自 Melmed S. Mechanisms for pituitary tumorigenesis: the plastic pituitary. *J Clin Invest*. 2003; 112:1603–1618.）

框 20-1	中枢性肾上腺功能不全的症状和体征
• 疲劳 • 体重减轻 • 呕吐 • 晕厥 • 发热 • 低钠血症 • 低血糖	• 食欲减退 • 恶心 • 肌肉和关节疼痛 • 低血压 • 腹痛 • 全血细胞计数异常（贫血，淋巴细胞增多，嗜酸性粒细胞增多） • 高钙血症

chromatography-tandem mass spectrometry，LC-MS/MS）的皮质醇测定方法的应用，已经提出对＞14.5μg/dl 的 ACTH 试验的更低反应值作为诊断阈值[6]。此外，用于激发性试验的皮质醇阈值是基于总皮质醇水平并假设皮质醇结合球蛋白（cortisol-binding globulin，CBG）正常的前提下。白蛋白通常用作 CBG 的替代指标，对于低白蛋白的患者，可以考虑降低对 ACTH 测试的正常皮质醇反应的临界值或检测游离皮质醇[7]。外源性糖皮质激素的摄入应在测试前18～24h 停止使用（表 20-2）。

（四）治疗

中枢性 AI 可能导致肾上腺危象，这是一种危及生命的紧急情况。当 HPA 轴不能产生足够的皮质醇来响应增加的需求时，就会发生肾上腺危象（框 20-2）。患者应接受积极的水化和应激剂量的糖皮质激素的治疗。对于

表 20-2　中枢性肾上腺功能不全的诊断测试

测　试	步　骤	解　释	备　注
血清皮质醇	上午（8—9 点钟）基础水平检测	• 正常：血清皮质醇水平>15μg/dl • 不足：<3μg/dl • 不确定：3～15μg/dl	假设正常水平皮质醇结合球蛋白
胰岛素耐量试验	• 注射胰岛素（0.05～0.15U/kg，静脉注射） • 在 0min、30min、60min 时，检测血清皮质醇和葡萄糖	• 血糖<40mg/dl 需要进一步阐释 • 正常：皮质醇峰值>18μg/dl • 不足：血清皮质醇水平<18μg/dl	• 禁止用于有症状的低血糖、老年患者、癫痫患者和心脏病患者 • 皮质醇截止值可能较低，取决于检测方式
促肾上腺皮质激素刺激试验（标准剂量）	• 注射合成的 ACTH 1-24 250μg，静脉或肌内注射 • 在 0min、30min、60min 时，检测血清皮质醇	• 正常：血清皮质醇水平>18μg/dl • 不足：血清皮质醇水平<18μg/dl	• 皮质醇截止值可能较低，取决于检测方式急性中枢性肾上腺功能不全存在假阴性结果

框 20-2　中枢性 AI 发生肾上腺危象的原因

• 已确诊中枢性肾上腺功能不全患者的急性应激情况
• 垂体梗死 / 卒中
• 库欣综合征接受手术治疗后
• 外源性糖皮质激素的中断

表 20-3　糖皮质激素替代疗法

形　式	剂　量	备　注
氢化可的松	15～20mg/d	• 每日 2～3 次 • 需要小剂量的调整
泼尼松 / 泼尼松龙	2.5～7.5mg/d	• 长效生理作用 • 过量的风险
地塞米松	0.25～0.75 mg/d	• 长效生理作用 • 多样化的代谢 • 过量的风险

疑似继发性 AI 引起的肾上腺危象，立即注射 50～100mg 氢化可的松，然后在接下来的 24h 内每天 200mg 进行治疗。次日氢化可的松减量为 100mg/d 的总剂量，应分次给药[1]。如果患者病情好转，且无疾病状态或未计划进行有创性操作，则目标应为在 3 天内逐渐减至糖皮质激素的生理剂量。

对于中枢性 AI 的长期治疗，激素替代疗法应尽量模仿皮质醇的生理模式。氢化可的松 15～20mg 的每日总剂量应分次给药，每天 2～3 次。患者应在早上起床时服用最高的剂量，下午服用第 2 次（两剂方案）或午餐和下午晚些时候分别服用第二剂和第三剂（三剂方案）[1]。长效糖皮质激素，如泼尼松 / 泼尼松龙 2.5～7.5mg/d 或地塞米松 0.25～0.75mg/d，可用于特定的患者以提高依从性或方便性（表 20-3）。对

服用高剂量和长效糖皮质激素的患者进行的回顾性研究显示，患者有出现代谢不良反应的趋势包括体重增加、血脂异常和 2 型糖尿病[8]。氢化可的松缓释制剂和氢化可的松输液泵正在临床研发中。应根据临床症状、不良反应和合并症来调整糖皮质激素的剂量。

由于 AI 可能掩盖部分尿崩症的存在，因此应在开始糖皮质激素替代治疗后监测患者的尿崩症发展。

一旦被诊断出患有中枢性尿崩症，患者的教育被认为是预防肾上腺危象的关键。患者应获得有关其疾病的详细信息，并学习如何在压

力应激或疾病期间进行自我调整糖皮质激素的剂量（表20-4）。患者应携带急救卡、手链或项链，以及可注射的糖皮质激素用于紧急给药[9]。

三、中枢性甲状腺功能减退

（一）概述

下丘脑促甲状腺激素释放激素（thyrotropinreleasing hormone，TRH）刺激垂体促甲状腺细胞分泌 TSH。TSH 与甲状腺上的受体结合并激活腺苷酸环化酶，刺激碘的摄取，并导致甲状腺激素中 T_4 和 T_3 的合成和分泌。T_4 和 T_3 对垂体 TSH 和下丘脑 TRH 的分泌产生负反馈的抑制作用（图20-4）。当缺乏下丘脑 TRH（三发性甲状腺功能减退）或垂体产生和释放 TSH（继发性甲状腺功能减退）时，就会发生中枢性甲状腺功能减退。

（二）临床表现

中枢性甲状腺功能减退症可表现为嗜睡、便秘、畏寒、心动过缓、体重增加和低钠血症。临

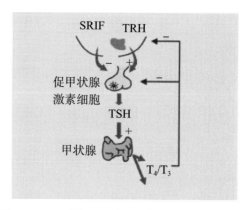

▲ 图 20-4　下丘脑 – 垂体 – 甲状腺轴（此图彩色版本见书末）

SRIF. 生长激素释放抑制素；TRH. 促甲状腺激素释放激素；TSH. 促甲状腺激素（引自 Melmed S. Mechanisms for pituitary tumorigenesis: the plastic pituitary. *J Clin Invest*. 2003;112:1603–1618.）

床表现各不相同，一些患者无症状，而另一些患者则有严重的甲状腺功能减退症状（框20-3）。

框 20-3　中枢性甲状腺功能减退症的症状和指征	
• 嗜睡	• 便秘
• 畏寒	• 心动过缓
• 体重增加	• 皮肤干燥
• 发质脆弱	• 调节反射迟缓
• 贫血	• 低钠血症
• 眉毛稀少	• 高脂血症

（三）诊断评估

下丘脑 TRH 的检测不易进行，TSH 在中枢性甲状腺功能减退症中可能偏低、正常甚至升高。建议测量血清游离 T_4 和 TSH 水平以评估中枢性甲状腺功能减退症。在已确诊垂体疾病的情况下，游离 T_4 水平低于实验室参考范围并伴有降低、正常或轻度升高的 TSH，则符合中枢性甲状腺功能减退症的诊断[1]。血清 T_3 的检测通常没有诊断价值，因为即使在垂体功能减退症患者中，它也在正常范围内[2]。必须谨慎诊断重症患者的中枢性甲状腺功能减退症，可能存在由非甲状腺疾病引起的甲状腺激素水

表 20-4　压力剂量的糖皮质激素

情　形	更改维持剂量
发热性疾病	持续 3 天 2 倍或 3 倍
轻微创伤	持续 2～3 天 2 倍或 3 倍
小型手术	手术当天 2 倍或 3 倍
中型手术	手术当天和术后第 1 天剂量相当于氢化可的松 50～75mg，分次服用；术后第 2 天回归常规剂量
大型手术	手术当天和术后第 2～3 天剂量相当于氢化可的松 100～150mg，分次服用；然后回归常规剂量
病危	手术当天和术后第 3～7 天剂量相当于氢化可的松 200～300mg，分次服用；然后回归常规剂量
重大创伤	创伤当天和之后第 2～3 天剂量相当于氢化可的松 100～150mg，分次服用；然后回归常规剂量

平的变化[1]。

（四）治疗

中枢性甲状腺功能减退症使用左甲状腺素进行治疗，剂量可计算为每天 1.6g/kg 并进行调整，以使血清游离 T_4 水平达到参考范围的中上半部分值[1]。中枢性甲状腺功能减退症患者不能根据 TSH 水平来调整的甲状腺补充剂量；几乎所有用左甲状腺素充分治疗的中枢性甲状腺功能减退症患者的 TSH 水平都无法检测到[1, 10, 11]。

甲状腺激素过度治疗可能对心血管系统和骨矿物质密度产生不良反应，这些方面可能已经在同时存在的性腺功能减退症和 GH 缺乏症中受到一定程度的损害[2]。应在评估是否存在肾上腺功能不全的基础上进行甲状腺激素替代治疗，因为不进行糖皮质激素替代治疗的甲状腺激素替代治疗可诱发急性肾上腺功能不全。

四、中枢性性腺功能减退

（一）概述

下丘脑促性腺激素释放激素（gonadotropin-releasing hormone，GnRH）以脉冲方式分泌，刺激垂体腺体以脉冲方式分泌促卵泡激素（follicle-stimulating hormone，FSH）和促黄体激素（luteinizing hormone，LH）。反馈性抑制受到性腺类固醇雌激素和睾酮以及肽抑制素和激活素的调节（图 20-5）。性腺类固醇对促腺激素的分泌具有正反馈和负反馈作用。FSH 刺激男性支持细胞的精子发生和女性的卵泡发育过程。在女性中，排卵性 LH 的激增导致卵泡破裂，然后黄体化。LH 刺激黄体化卵泡产生黄体酮和雌二醇。在男性中，LH 的主要作用是刺激睾丸间质细胞合成睾酮。睾酮的水平遵循昼夜节律，血清中的峰值在上午 6—8 点钟，而在晚上达到最低值。

中枢性性腺功能减退症也称为促性腺激素性性腺功能减退症，发生于下丘脑 GnRH 分泌

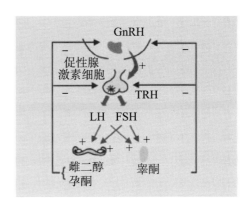

▲ 图 20-5　下丘脑 - 垂体 - 性腺轴（此图彩色版本见书末）

GnRH. 促性腺激素释放激素；FSH. 促卵泡激素；LH. 促黄体激素（引自 Melmed S. Mechanisms for pituitary tumorigenesis: the plastic pituitary. *J Clin Invest*. 2003; 112: 1603–1618.）

或脉冲性分泌方式的丧失或垂体 LH 和 FSH 脉冲性分泌丧失的情况下。升高的催乳素还可通过干扰下丘脑中 GnRH 脉冲性的产生而导致中枢性性腺功能减退症，从而导致促性腺激素分泌减少和性类固醇激素的减少。

（二）临床表现

男性中枢性性腺功能减退症的临床表现为睾酮缺乏和（或）精子发生过程受损（框 20-4）。绝经前女性表现为低雌激素水平和月经稀发或闭经（框 20-5）。

（三）诊断评估

LH 和 FSH 的水平随年龄和女性的月经周期而变化。在月经周期的卵泡期，LH 水平稳

框 20-4　男性中枢性性腺功能减退症的临床表现	
• 睾丸萎缩	• 性欲降低
• 勃起功能障碍	• 骨质疏松
• 男性乳房发育症	• 毛发减少
• 小睾丸症	• 不育症
• 贫血	• 情绪低落
• 乏力	• 运动能力下降
• 高血压	• 肌肉质量下降
• 脂肪体积增加	

框 20-5	女性中枢性性腺功能减退症的临床表现
• 继发性无月经症	• 骨质疏松
• 性欲降低	• 潮热
• 盗汗	• 阴道萎缩

步上升，月经的中期激增而刺激排卵。LH 在卵泡早期上升，在卵泡晚期下降，在月经中期达到峰值。排卵后 LH 和 FSH 水平都会下降（图 20-6）。男性 FSH 和 LH 水平呈波动性，但波动范围小于女性。促性腺激素缺乏症最好通过同时测量血清促性腺激素和性腺类固醇激素来诊断。在没有急性 / 亚急性疾病的情况下，应结合血清催乳素水平进行中枢性性腺功能减退症的检测[1]。

男性中枢性性腺功能减退症在早晨空腹低代谢情况下总睾酮水平降低的情况下被确诊，伴有 FSH 和 LH 降低或正常水平。应通过反复测量总睾酮水平来确认诊断。对于总睾酮浓度接近正常范围下限以及怀疑性激素结合球蛋白（sex hormone-binding globulin，SHBG）异常改变的男性，建议使用准确可靠的测定法测量游离或活性睾酮水平[12]。

月经周期规律的女性不太可能患有中枢性性腺功能减退症。女性中枢性性腺功能减退症可以在低雌二醇存在的情况下确诊，伴有低或正常 FSH 和 LH 水平的情况。这些指标对绝经后女性更具有提示作用，因为在低雌二醇存在的情况下，她们的 FSH 和 LH 水平本应会很高。

（四）治疗

男性和女性未经治疗的促性腺激素缺乏症是导致心血管死亡率的独立危险因素；性类固醇替代治疗与显著降低标准死亡率有关[5, 13]。

建议对患有中枢性性腺功能减退症且无禁忌证的成年男性进行睾酮替代治疗。睾酮替代疗法的选择取决于特定不良反应的风险、成本、患者便利性和患者的偏好（表 20-5）[1]。调整

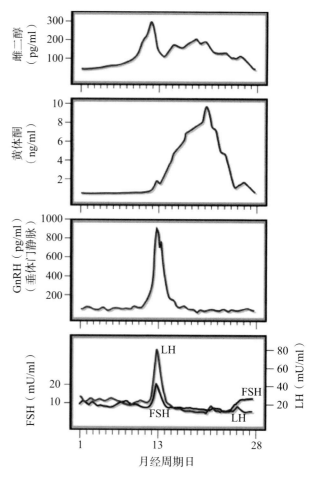

▲ 图 20-6　卵巢周期的调节

GnRH. 促性腺激素释放激素；FSH. 促卵泡激素；LH. 促黄体激素（引自 Lechan RM. Neuroendocrinology. In Melmed S, Auchus RJ, Goldfine AB, Koenig RJ, Rosen CJ, eds. *Williams Textbook of Endocrinology*, 14th ed. Elsevier, Inc. 2020.）

剂量以保持血清睾酮水平在正常范围内。应在睾酮替代治疗后 3～6 个月、12 个月，以及此后每年监测患者的睾酮和血细胞比容水平。对于同意接受前列腺癌监测的高危患者，应在开始睾酮替代治疗之前，以及开始激素替代治疗后 3 个月和 12 个月进行前列腺特异性抗原检测和直肠指检，然后根据前列腺癌筛查指南进行监测。外源性睾酮疗法可能会抑制精子的发生过程，因此禁用于有生育需求的男性[14]。使用促性腺激素可提高生育能力；人绒毛膜促性腺激素（human chorionic gonadotropin，hCG）是

一种长效的 LH 类似物，可刺激睾丸产生睾酮并促进精子发生。

如果没有禁忌证，建议对患有中枢性性腺功能减退症的绝经前女性进行性腺激素治疗。雌激素和孕激素联合替代治疗用于子宫完整的女性以预防子宫内膜增生，而非抑制性的雌激素治疗用于子宫切除术的女性。雌激素和孕激素制剂的选择取决于不良反应的风险、成本、患者方便和患者偏好（表 20-6）。垂体功能减退症的患者首选经皮雌激素治疗，因为口服雌

表 20-5　睾酮替代治疗

剂　型	剂　量	备　注
注射剂	每周 75～100mg 睾酮或丙酸睾酮，皮下或肌内注射；或者每 2 周 150～200mg，肌内注射	剂次之间水平达峰值和最低值
贴剂	每天在背部、腹部、手臂或大腿的皮肤上粘贴 2～4mg 的睾酮贴片	• 持续稳定的水平 • 皮肤刺激和皮疹
凝胶	每天在肩膀或手臂上涂抹 20.25～100mg 的睾酮凝胶	• 持续稳定的水平 • 存在接触转移至其他人的可能
颊部用药	每 12h 将 30mg 的生物黏附剂应用于口腔黏膜	牙龈刺激
鼻内用药	睾丸激素 11mg，每天鼻内用药 3 次	鼻窦症状
丸剂	每隔 3～6 个月皮下注射 150～450mg 睾酮	• 需要医疗机构进行植入操作 • 剂量调整不灵活

表 20-6　雌激素和孕激素替代治疗

激　素	剂　型	剂　量	备　注
雌激素和孕激素	口服合成的雌激素孕激素组合（口服避孕药）	炔雌醇 / 孕激素日用片	• 药物剂量，而非生理剂量 • 肝脏首剂效应
雌激素和孕激素	口服合成的雌激素孕激素组合	0.5mg 雌二醇 /0.1mg 醋酸炔诺酮或 1mg 雌二醇 /0.5mg 醋酸炔诺酮	肝脏首剂效应
雌激素和孕激素	组合型贴剂	• 每天 0.05mg 雌二醇 /0.14～0.25mg 炔诺酮贴剂，每周 2 次 • 每天 0.045mg 雌二醇 /0.015mg 左炔诺孕酮贴剂，每周 1 次	皮肤刺激和皮疹
雌激素	口服 17β- 雌二醇	每日雌二醇片 0.5～2mg	肝脏首剂效应
雌激素	17β- 雌二醇贴剂	每周 1～2 次 0.05～0.1mg 雌二醇贴剂	皮肤刺激和皮疹
雌激素	17β- 雌二醇阴道栓剂	每天 0.05～0.1mg 雌二醇，阴道环每 3 个月使用 1 次	
孕激素	口服微粒化孕激素	每个月 12 天口服 200mg 或每日口服 100mg	花生过敏
孕激素	口服甲羟孕酮	每个月 10～14 天口服 5～10mg	

激素具有首过效应，可增加肝脏产生结合球蛋白、三酰甘油、高密度脂蛋白和凝血因子，而经皮雌激素给药仅轻度增加了它们的水平[15]。

建议女性患者继续接受激素替代治疗，直至达到绝经年龄（约 50 岁）。目前没有关于中枢性性腺功能减退症的绝经前女性的相关研究；因此，已发表的原发性性腺功能减退症女性的研究结果通常被扩展用于这组女性患者，其治疗可防止骨矿物质密度降低，降低骨折和心血管死亡率[1]。使用脉冲性 GnRH 给药或促性腺激素类似物，可以帮助患有促性腺激素性性腺功能减退症的女性促排卵功能以获得生育能力。

五、生长激素缺乏症

（一）概述

下丘脑生长激素释放激素（growth hormone-releasing hormone，GHRH）以脉冲方式分泌，刺激脑垂体分泌生长激素。GH 在 GHRH 的正向控制下以脉冲方式产生和分泌。生长抑素和胰岛素样生长因子 1（insulin-like growth factor 1，IGF-1）发挥负反馈抑制作用。GH 刺激肝脏产生 IGF-1，控制脂肪组织中脂肪酸的释放，并直接作用于长骨生长板中的软骨细胞（图 20-7）。

IGF-1 是 GH 刺激体细胞生长的主要介质，具有胰岛素样作用。随着年龄的增长，GHRH-GH-IGF-1 轴出现生理性下降。当下丘脑的 GHRH 或垂体的 GH 释放缺失时，就会出现生长激素缺乏症。

（二）临床表现

成人 GH 缺乏的临床特征通常很轻微，可能类似于代谢综合征或抑郁症。GH 缺乏与身体成分、肌肉力量、生活质量、心血管危险因素和骨密度的不利变化有关[16]（框 20-6）。

（三）诊断评估

GH 以脉冲性方式分泌，并随营养状况、

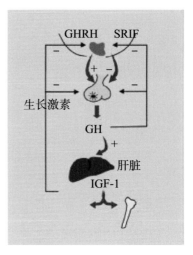

▲ 图 20-7　下丘脑 - 垂体 - 促生长轴（此图彩色版本见书末）

GHRH. 生长激素释放激素；SRIF. 生长激素释放抑制素；GH. 生长激素；IGF. 胰岛素样生长因子 1（引自 Melmed S. Mechanisms for pituitary tumorigenesis: the plastic pituitary. *J Clin Invest.* 2003;112:1603–1618.）

框 20-6　生长激素缺乏症的临床症状和指标	
• 乏力	• 运动能力下降
• 高血压	• 肌肉质量下降
• 脂肪体积增加	• 骨质下降
• 高脂血症	• 胰岛素抵抗
• 心功能受损	• 情绪低落

运动、睡眠、体重和年龄而变化，因此随机检测 GH 水平无助于诊断 GH 缺乏症。IGF-1 水平更稳定，循环半衰期为 24～30h，在有资质的实验室测量的依据年龄调整值是 GH 缺乏症的良好筛查检测指标。应进行生长激素刺激试验以确认诊断（表 20-7）。

曾经被诊断患有 GH 缺乏症的儿童患者应在成年后重新检测，因为这些患者中的许多人在重复检测时提示 GH 水平充足[1]。在已知的下丘脑 - 垂体疾病和其他 3 种已证实的垂体激素缺乏的情况下，血清 IGF-1 水平低且具有明显 GH 缺乏特征的患者不需要进行激发试验来诊断[1, 17]。在 GH 缺乏症刺激试验之前应进行

表 20-7 生长激素缺乏症的诊断性试验

试 验	步 骤	结果解释	备 注
血清胰岛素样生长因子1（IGF-1）	基础值测定	正常：血清 IGF-1 在年龄和性别调整的正常范围内	诊断生长激素缺乏症需要进行刺激试验，但 IGF-1 低且有 3 个或更多垂体缺陷的患者除外
胰岛素抵抗试验	• 胰岛素 0.05～0.15U/kg，静脉注射； • 在 0min、30min、60min 检测血清 GH 和血糖	• 血糖<40mg/dl 需要解释 • 正常：GH 峰值>5.1μg/L • 不足：GH 峰值<5.1μg/L	症状性低血糖禁忌于老年患者、癫痫患者
胰高血糖素刺激试验	• 给予胰高血糖素 1mg，静脉注射； • 如果体重>90kg，则 1.5mg，静脉注射；在 0min、30min、60min、90min、120min、150min、180min、210min 和 240min 时测量血清生长激素和葡萄糖	• 正常：GH 峰值>3μg/L • 不足： • 体重指数<30kg/m²：生长激素峰值<3μg/L • BMI>30kg/m²：生长激素峰值<1μg/L	葡萄糖耐受不良的患者结果不准确
马西莫瑞林刺激试验	禁食后口服马西莫瑞林 0.5mg/kg；在 0min、30min、45min、60min、90min 时测量血清生长激素	正常：GH 峰值>2.8ng/ml	服用 CYP3A4 诱导剂的患者出现假阳性

CYP3A4. 细胞色素 P_{450} 3A4；GH. 生长激素

甲状腺激素和糖皮质激素的替代治疗。

最近，已经报道了成人 GH 缺乏症的非肿瘤性原因（如 TBI、SAH、缺血性卒中和中枢神经系统感染）。然而，尚未在这些人群中充分研究 GH 刺激试验的准确性和可靠性[17]。

（四）治疗

成人生长激素缺乏症患者的 GH 替代治疗可改善脂蛋白代谢、身体成分、骨矿物质密度和生活质量，但是否会降低总体死亡率仍不清楚[1]。GH 替代治疗目前每日注射剂可以使用，并且长效制剂正在开发中。大多数患者的给药起始剂量应为 0.2～0.4mg/d，老年患者的起始剂量应为 0.1～0.2mg/d，并根据基于年龄调整的 IGF-1 水平和症状而有所不同。首选低剂量 GH 的补充剂量，因为液体潴留的不良反应是剂量依赖性的。接受雌激素治疗的女性和肥胖患者可能需要更高剂量。

六、催乳素缺乏症

催乳素缺乏症很少见，见于下丘脑 - 垂体疾病患者在就诊时或手术和放射治疗后。它表现为无法分泌乳汁，可能提示全身性垂体激素的缺乏。然而，许多垂体功能减退病例与垂体柄中断导致的高催乳素血症有关。

七、激素之间的相互作用

（一）糖皮质激素和甲状腺激素

甲状腺激素替代治疗而不伴糖皮质激素替代治疗可诱发急性肾上腺功能不全。在开始左甲状腺素治疗之前，应评估甲状腺功能减退症患者的 AI 情况。如果不能排除 AI 的诊断，患者应在左甲状腺素治疗的同时开始经验性糖皮质激素治疗，直到可以做出明确诊断。

（二）糖皮质激素和雌激素

口服雌激素的治疗可以增加 CBG 水平，导致总皮质醇水平的增加。

（三）糖皮质激素和生长激素

GH 可以抑制非活性可的松转化为皮质醇的过程。接受非最佳的糖皮质激素替代治疗的部分或全部 ACTH 缺乏症的患者，在开始 GH 补充治疗时可能有发生 AI 的风险。

（四）糖皮质激素和血管加压素

AI 可能掩盖部分尿崩症的存在。开始糖皮质激素替代治疗后应监测患者的尿崩症发生情况。原因不明的尿崩症症状改善的患者应接受 AI 的诊断检测[1]。

（五）甲状腺激素和生长激素

甲状腺功能减退会改变 GH 和 IGF-1 的分泌。在诊断 GH 缺乏症之前，应充分治疗甲状腺功能减退症。GH 的治疗可以降低游离 T_4 水平。患者应在开始 GH 治疗 6 周后监测甲状腺功能，因为可能会出现新的甲状腺功能减退，并且接受左甲状腺素激素替代治疗的患者可能需要调整剂量[1]。

（六）甲状腺激素和雌激素

雌激素治疗会增加 TBG 水平，导致左甲状腺素激素剂量需求增加。

（七）生长激素和雌激素

口服雌激素治疗可导致循环 IGF-1 水平降低。与性腺功能正常的女性或男性相比，口服雌激素替代治疗的女性需要更高的 GH 替代剂量。而经皮给药雌激素治疗不会发生这种情况[1]。

八、特殊情况

（一）垂体手术

所有患者在接受垂体手术前都应评估垂体功能减退症的情况。甲状腺激素和糖皮质激素应在手术前进行替代治疗，并且在围手术期给予应激剂量的糖皮质激素。性类固醇激素和生长激素的替代治疗通常推迟到术后[18]。

据报道，垂体手术发生新发垂体功能减退的风险为 3%～14%[19]。发生术后垂体功能减退的风险取决于肿瘤大小、手术经验和手术范围[1]。术后即刻处理糖皮质激素状态以及钠和液体平衡紊乱是最重要的。

由于手术时的操作或损伤，下丘脑、垂体前叶或柄的破坏可能会损害 ACTH 的分泌[20]。围手术期避免急性 AI 有两种策略：①围手术期可使用糖皮质激素治疗来弥补潜在的医源性 AI，一旦可以评估 HPA 轴的功能就可停止；②在术前和术后评估 HPA 轴的类固醇储存能力的方案可用于避免不必要的糖皮质激素治疗。对于术前肾上腺功能正常的患者，围手术期类固醇可以完全停用。在手术后的几天内，测量清晨皮质醇水平，如果检测值符合 AI 的诊断，则开始使用糖皮质激素治疗。标准剂量的 ACTH 刺激试验将无法诊断术后即刻新发的中枢性 AI。如果临床怀疑为 AI，应根据经验开始使用糖皮质激素。如果在围手术期开始使用糖皮质激素，应维持生理替代剂量（表 20-3），直到可以进行进一步测试以评估长期替代的需要（表 20-2）[18]。

垂体手术后，可能会出现 ADH 缺乏或过量。尿崩症最常见发生于垂体或下丘脑手术后短期内，可能是暂时性的或永久性的。应严格监测患者液体的摄入量、尿量和电解质水平（详见第 18 章和第 19 章）。

应在垂体手术后 6 周开始重新评估所有的垂体功能轴，然后定期监测垂体缺陷的发展或缓解情况[1]。

（二）创伤性脑损伤

直到最近才认识到头部外伤后垂体功能减退症的高发病率。垂体功能减退症被认为是由供应垂体前叶的血液供应系统的局部创伤引起的。垂体功能减退症可能在头部外伤后的急性环境中表现出来，外伤恢复后，患者可能有持续的缺陷症状，或者他们可能在头部外伤后发展为迟发性垂体功能减退。一项对 TBI 后垂体功能减退的系统性综述报告中指出，有头部外伤史的患者的患病率为 15%～50%。GH 缺乏是最常见的激素异常，其次是促性腺激素，然后是 ACTH，最后是 TSH 缺乏[21]。如果重复检测，持续性垂体功能减退症的估计值应会降至 12%[22]。

在急性情况下，评估应侧重于 HPA 轴的完整性与否，因为糖皮质激素在应激反应中的重要作用。由于垂体损伤可能会恢复，建议将其他垂体前叶激素的评估推迟到患者从急性损伤中恢复的阶段。虽然常见，但这些患者的 GH 缺乏可能是短暂的；GH 刺激试验应在事件发生至少 12 个月后进行[17]。建议在 TBI 后 6～12 个月重新评估所有垂体前叶激素水平和生活质量[2]。需要进一步的研究以确定垂体激素评估的最佳时机和 TBI 患者接受替代治疗的益处。

（三）辐射

垂体功能减退症是垂体肿瘤和其他颅底病变放射治疗的一个描述详尽的并发症。辐射诱发的早期垂体功能减退可在数月内出现，被认为是由于下丘脑水平的损伤，导致垂体前叶激素继发性缺乏。迟发性垂体功能减退症很可能是由垂体损伤引起的，并且可能在辐射后 10 年以上出现。垂体功能障碍的风险与颅脑部放疗的剂量和时间有关。

以前对垂体腺瘤进行常规放射治疗的长期研究报道了 40%～100% 的新发的垂体缺陷[23-25]。在一项对 748 例儿童癌症幸存者进行的回顾性研究中，这些幸存者接受了颅内放射治疗并平均随访 27 年，垂体前叶激素缺乏症的患病率分别为 GH 缺乏症占 46.5%，LH/FSH 缺乏症占 10.8%，TSH 缺乏症占 7.5% 和

ACTH 缺乏症占 4%[26]。在另一项对 88 例接受颅脊髓照射和适应性原发部位放疗的胚胎性脑肿瘤儿童进行的研究中，诊断 4 年后 GH 缺乏、ACTH 缺乏和中枢性甲状腺功能减退症的累积发生率分别为 93%、38% 和 23%[27]。立体定向放射外科技术的进步可能会降低辐射对周围正常组织的影响，但缺乏可靠的长期数据。接受过颅内放射治疗的患者需要终身筛查激素异常的情况。

（四）卒中

垂体出血或卒中可导致垂体功能减退，将在第 21 章进一步讨论。所有垂体激素的缺乏都可能发生，但 AI 的突然发作是最严重的，因为它会导致危及生命的低血压。

（五）免疫检查点抑制药的毒性

垂体炎和相关的垂体功能减退可能是抗细胞毒性 T 淋巴细胞相关抗原 4 或 PD1/PD-L1 抗体的并发症，将在第 24 章讨论。

（六）妊娠

在垂体功能减退症患者怀孕期间，我们最关心的应是如何维持糖皮质激素、甲状腺激素和 ADH 的水平。在怀孕期间监测或补充性类固醇、催乳素或 GH/IGF-1 并没有益处。

1. 妊娠期垂体功能减退症的诊断　对于妊娠期或最近分娩并伴有垂体功能不全症状的患者，应强烈考虑淋巴细胞性垂体炎的诊断可能性。垂体炎通常表现为头痛或视觉障碍和尿崩症。它可能伴随部分或完全垂体功能减退。MRI 可能显示均匀增强对比后期的增强信号的垂体肿块或茎体增厚。

席汉综合征（Sheehan 综合征，产后出血所致的垂体坏死）发生在分娩时出现大量出血的女性患者。垂体功能减退症可以是部分的或完全的，并且通常表现为产后无法泌乳或无法恢复月经。由于妊娠的重叠症状，在早期可能

会错过对 AI 的诊断。此外，由于 CBG 增加，总皮质醇水平可能正常。如果未被发现，AI 可导致妊娠期或产褥期母体或胎儿的死亡[28]。在出现临床症状的情况下，早晨皮质醇<3μg/dl 可诊断为 AI。

中枢性甲状腺功能减退症在妊娠期间可能很难诊断，因为此期的 TSH 测量并不可靠，而且许多游离 T_4 的检测在妊娠期间效果不佳。建议使用妊娠期特定的游离 T_4 的参考范围作为参考[29]。由于 TBG 的增加，血清总 T_4 和 T_3 在妊娠早期平行增加，并在孕中期保持稳定，约为非妊娠参考范围的 1.5 倍。因此，总 T_4 低于非妊娠参考范围的上限可能提示中枢性甲状腺功能减退。也可以通过计算游离甲状腺素指数来估算游离 T_4 的浓度[29]。

2. 妊娠期垂体功能减退症的治疗 氢化可的松是妊娠期首选的生理性糖皮质激素替代品，因为它不会穿过胎盘。随着妊娠的进展，剂量需求可能会增加。分娩活跃期需要应激剂量的氢化可的松，类似于手术中使用的剂量[1]。分娩后，糖皮质激素应逐渐减量至孕前维持剂量。

甲状腺激素替代治疗在妊娠期间是必不可少的。胎儿在怀孕早期依赖于母体游离 T_4。胎儿甲状腺在 10—12 周胎龄开始浓缩碘，在 15—18 周胎龄开始产生 T_3 和 T_4。胎儿垂体在 10—15 周胎龄开始产生 TSH，胎儿下丘脑 – 垂体 – 甲状腺轴在 20 周左右开始起作用。女性在妊娠期间可能需要增加 20%～30% 的左甲状腺素剂量，因为雌激素诱导增加的 TBG 需要增加全身总 T_4 储存，以维持甲状腺功能正常。对于妊娠期的中枢性甲状腺功能减退症女性，应每 4～6 周监测 1 次甲状腺功能。分娩后，母体左甲状腺素剂量应减少至妊娠前水平，并在 6 周后评估下丘 – 垂体 – 甲状腺轴功能[1, 29]。

第 21 章　垂体卒中

Pituitary Apoplexy

Alison P. Seitz　Makoto Ishii　著

杨亚龙　译

一、概述

垂体卒中是指发生可能危及生命的垂体出血或梗死，导致严重的神经、神经眼科和内分泌缺陷。典型的三联征包括严重的头痛、视力丧失或视力障碍，以及伴有或不伴有意识障碍的垂体功能减退，该疾病急性突然发作，但症状可以是轻度和亚急性，持续数天甚至数月[1-3]。尽管垂体卒中最常见于垂体腺瘤病史的患者，但也可罕见于在正常垂体中，如产后大出血和急性低血容量性休克后。在此，我们将系统性回顾垂体卒中的流行病学、病理生理学、临床表现、诊断和治疗。

二、流行病学

垂体卒中很少见，据报道患病率为每 10 万人中 6.2 例，发病率为每年每 10 万人 0.17 例[3-5]。在已知诊断为垂体腺瘤的患者中，垂体卒中的发生率为 2%～14.1%，且垂体大腺瘤的发病率高于微腺瘤[3, 6, 7]。尽管垂体腺瘤（如催乳素瘤）在女性中比男性更常见，但垂体卒中在两性中均可发生，一些研究还发现男性的发病率更高[3]。垂体卒中好发年龄为 50 岁或 60 岁，但在所有年龄段均可发生[3]。

垂体腺瘤的现状

排除偶然的尸检时发现的垂体卒中，93%～100% 记录的垂体卒中病例发生在垂体腺瘤患者中[8-15]。在极少数情况下，垂体卒中

由其他垂体和鞍区的病变引起，如 Rathke 裂囊肿（Rathke's cleft cyst，RCC）、[12, 14, 16, 17] 颅咽管瘤、[16] 鞍结节瘤、[18] 垂体炎、[12, 19, 20] 鞍区脓肿、[21] 鞍区转移性肿瘤[22] 或正常垂体发生产后急性低血容量性休克（席汉综合征）[23-26]。卒中发生在大约 10% 的现有已知垂体腺瘤的患者中，但估值的差异性很大，因为许多垂体肿瘤未被发现[8, 9, 27, 28]。73%～97% 患者的首发垂体疾病症状为垂体卒中[8, 9, 27]。在偶然确诊的垂体腺瘤患者中，发生卒中的风险非常低，发病率仅为每年 0.2%。在偶然发现的较大的垂体瘤患者中，发病率增加至 0.83%～1.1%；然而，在那些有易感因素（如接受抗凝治疗）或肿瘤生长较快的患者中，卒中的发病率可能更高[28-30]。值得注意的是，亚临床（无症状）垂体卒中很常见，在垂体肿瘤患者的影像学检查或尸检时可高达 25%。

较大的腺瘤和无功能的腺瘤最有可能发生卒中。在与腺瘤相关的垂体卒中患者中，90%～100% 的腺瘤直径超过 1cm，6%～38% 的腺瘤直径>2.5cm[1, 8, 9, 11-13, 15, 16, 31, 32]。在大多数研究中，10%～24% 的肿瘤是完全坏死的，病理诊断不能进行分型[12, 13, 31, 33]。在可以进行病理分型的肿瘤中，70%～90% 是无功能垂体腺瘤，可能的原因是它们在维持不显著症状的同时，体积比分泌性肿瘤大[1, 8-11, 13, 15, 31, 32, 34]。无功能垂体腺瘤的亚型包括无促性腺激素表达的静寂性腺瘤、裸细胞瘤（显示无特征的细胞分化体系）、多激素腺瘤、无 ACTH 和生长激

素表达的静寂性腺瘤[12, 31, 32]。在无功能垂体腺瘤之后，垂体卒中病例中催乳素瘤占3%～6%，生长激素腺瘤占2%～10%，产生ACTH的腺瘤为0%～7%[1, 2, 8-13, 15, 31, 32, 34]。在儿童和青少年中，垂体卒中通常与催乳素瘤有关，而不是无功能的腺瘤[35, 36]。

三、病理生理学

垂体特别容易发生出血和缺血性梗死，自发性梗死的发生率高于其他中枢神经系统肿瘤[37]。垂体肿瘤需要消耗大量的能量，对葡萄糖缺乏特别敏感，与其他肿瘤相比，含有较少且脆弱的血管系统[37]。垂体肿瘤也往往具有较高的瘤内压力。蝶鞍较小的患者更容易发生垂体卒中，这可能是因为对垂体肿瘤的压力会减少血流量并诱发卒中[26, 37]。当垂体肿瘤梗死或出血时，通常会导致其他正常腺体大面积的广泛凝固性坏死[38]。导致垂体卒中的潜在分子机制尚不清楚，可能包括血管内皮生长因子、基质金属蛋白酶、缺氧诱导因子-1α和炎性细胞因子等；然而，缺乏包含大样本量的精心设计的基因组学、蛋白质组学和代谢组学的研究，这对于阐明垂体卒中的潜在分子机制至关重要[39]。

四、诱发因素

在15%～40%的病例中，可见显著已知的诱发因素导致垂体卒中的发生[3, 8, 10, 11]。这些潜在的诱发因素大致可分为两类：①血管因素，如血压波动和出血风险增加；②垂体需求增加，如怀孕期间、激素治疗期间和垂体功能检测期间。其他诱发因素可能包括放射治疗和淋巴细胞性垂体炎的浸润。然而，对于大多数垂体卒中的病例，没有明确的潜在诱因。

（一）血管因素：血压波动和出血风险增加

垂体卒中通常由血管因素引起，如垂体血

液灌注急剧减少导致的梗死，以及出血倾向的增加或血压急剧升高导致的出血。

任何导致血液稀释、低血压或微血栓的操作都可能引起垂体组织梗死，其中包括手术、血管造影、血管内操作和内镜的操作[8, 12, 14, 40, 41]。在2019年的一项单中心回顾性研究中，5%的患者在垂体卒中前24h内接受了颅外手术[31]。据报道，心脏手术期间的体外循环支持措施会导致垂体梗死[8, 14, 40]。1例颈内动脉粥样硬化患者的病例报告中，患者接受俯卧位腰椎融合术导致腹内压升高和腔静脉受压，心脏指数降低，除了椎动脉受压外，所有这些因素都导致垂体血液灌注减少，最终导致垂体梗死[42]。各种病因引起的发作性低血压，其中包括严重败血症、血液透析和5型磷酸二酯酶（phosphodiesterase type 5，PDE5）抑制药（例如伐地那非），都可能导致垂体卒中[12, 43, 44]。在一个病例报告中，腺苷的心脏药理学核负荷测试诱发卒中，可能是由于脑血管舒张和血压波动所致[45]。

血压大幅、短暂升高会导致垂体出血。在一项手术病例的回顾性观察研究中，32例出现垂体卒中的患者中有2例因吸入甲基苯丙胺而中毒，可能导致血压急剧升高[13]。尚不清楚慢性高血压是否也易发生垂体卒中。5%～48%的垂体卒中患者表现出已确诊的高血压或急性高血压的表现（收缩压＞140mmHg)[1, 2, 8, 9, 11, 14, 31, 32, 34]。

抗凝治疗和血小板减少是出血的危险因素（包括垂体组织）。5%～25%的垂体卒中患者正在服用抗血小板药物或抗凝药物。使用阿司匹林、达比加群、阿哌沙班、华法林和肝素都与垂体卒中有关[2, 8, 9, 11, 12, 14, 31, 34, 46-49]。然而，由于缺乏随机研究，很难就已知患有垂体腺瘤的患者在使用抗血小板和抗凝药方面给出循证医学的建议。头部外伤，特别是在接受抗血小板或抗凝治疗的患者中，可诱发垂体瘤出血[8, 50, 51]。导致血小板减少的细胞毒性化疗药物也可能导致垂体卒中[52, 53]。

（二）需求增加：妊娠、垂体腺体功能检测和激素治疗

垂体需求的增加，例如在怀孕期间、药物刺激或药物治疗期间，可能会超过血液供应量并导致垂体梗死。虽然这种情况在垂体腺瘤患者中最常见，但在怀孕等特殊情况下也可能发生在正常垂体的人群中。

妊娠期的垂体需求增加，易发生垂体梗死。在出现垂体卒中的女性中，8%～25% 是怀孕或产后 [9, 11, 14]。在怀孕期间，胎盘分泌的雌激素会刺激催乳素细胞分泌催乳素，导致催乳素细胞增生。这会导致垂体体积增大，从而增加包膜内压力，压缩垂体的血液供应系统，使其容易受到低血压的影响，同时垂体的需求也增加。蝶鞍空间小的患者的垂体更加容易受压。代谢需求增加以及血液供应减少可导致垂体卒中 [26, 54, 55]。在一项针对妊娠晚期出现垂体卒中的女性的研究中，50% 女性患有先兆子痫，表明高血压或血压波动具有一定影响 [9]。在席汉综合征中，严重的产后出血会导致低血压和垂体梗死。产后 DIC 也可导致垂体坏死 [26]。

对垂体的药物刺激会增加垂体的代谢需求，尤其是在患有垂体肿瘤的患者中，会导致垂体卒中的发生。岩下窦取样操作，插入 2 个岩下静脉的导管，在使用促肾上腺皮质激素释放激素之前和之后的 10min 内，检测岩下静脉和外周静脉血浆中的 ACTH 水平，这可能导致高危患者发生垂体卒中 [56]。鉴于罕见但严重的卒中风险，最近的指南不建议对高危人群进行 GnRH 或 TRH 刺激试验 [57]。

垂体卒中也被报道发生在激素治疗的并发症中，其中包括使用 GnRH 激动药醋酸亮丙瑞林治疗前列腺癌和生殖治疗 [58-61]，以及使用多巴胺激动药卡麦角林治疗儿童和成人催乳素瘤等情况 [1, 12, 31, 62]。不幸的是，没有具体的指南或生物标志物来帮助确定哪些催乳素瘤患者在使用多巴胺激动药治疗时发生垂体卒中的风险会增加。此外，据报道，至少有 2 例催乳素瘤患儿在开始使用生长激素治疗 2 周后发生垂体卒中 [35]。

五、临床表现

正如 Brougham 等最初描述的那样，垂体卒中的典型表现是突然出现的意识障碍、头痛和颈项强直、眼肌麻痹，有时还会出现弱视或偏瘫 [63]；然而，实际的神经系统体征和症状可能差异很大（表 21-1）[1, 2, 7-9, 11-16, 31-34, 55]。此外，大多数垂体卒中的患者会出现明显的危及生命的内分泌功能障碍。虽然垂体卒中的典型表现是急性的，但症状可能以亚急性或慢性形式出现，从最初发病到症状进展的时间范围为数小时至数月 [1, 2]。

表 21-1　垂体卒中的临床表现 [1, 2, 7-9, 11-16, 31-34, 55]

症　状	发生率（%）
头痛	83～100
视力丧失	23～55
垂体功能减退	58～88
视野缺失	22～63
恶心	29～59
眼肌麻痹	25～79
意识障碍 / 昏迷	3～19

（一）头痛和意识障碍

脑膜刺激征引起的头痛是垂体卒中最突出和最常见的表现，据报道发生在 83%～100% 的病例中 [1, 2, 7-9, 11-15, 31-34, 55]。最典型的表现为剧烈、急性的头痛，通常被描述为"雷击样"，很容易与 SAH 的头痛相混淆，但这类头痛可能有更隐匿的亚急性发作 [1, 3, 9, 12]。头痛的发作无典型的分布，单侧、额部、颞部、枕部和顶部的头痛均可见被描述发生 [1, 9]。脑膜刺激征的其他体征和症状包括颈项强直和畏光，通常与头痛

一起出现[9, 13, 16]，并且 29%～59% 的患者表现出恶心和呕吐[7-9, 12-14, 31, 34]。

在 Brougham 等的经典论文中指出，精神状态的改变是垂体卒中最常见的神经系统异常[63]；然而，最近的报道发现这类症状的总体发病率较低。3%～19% 的患者出现意识水平的改变，从嗜睡到昏睡，甚至昏迷不等[8, 12-16, 31, 33]。在对妊娠期和产后垂体卒中患者的回顾性综述研究中指出，8% 的患者出现精神状态的异常改变[55]。垂体卒中导致的精神状态改变可能是细微的，并被老年人的脑功能下降所掩盖，尤其是在亚急性患者的表现中[64]。

（二）视觉障碍和其他局灶性神经功能缺损

由于颅神经和血管受压，垂体卒中会出现局灶性神经和神经眼科缺陷症状。急性或渐进性视力障碍非常常见：23%～55% 的患者有视力障碍，22%～63% 的患者有视野缺陷[9, 11-14, 27, 31, 34]。视觉障碍通常与体积较大的肿瘤相关[12]。罕见情况下，垂体卒中可出现双侧失明，可能伴有瞳孔固定散大和视神经萎缩[7, 65]。

25%～79% 的患者存在眼肌麻痹，最常见的是动眼神经麻痹，导致眼球内收受限，伴有外斜视和向下斜视，上睑下垂和瞳孔散大[8, 9, 11-13, 15, 27, 34, 66]。20%～27% 的病例出现瞳孔大小不等或异常的瞳孔反应[9, 34]。眼肌麻痹与较大的肿瘤、全垂体功能减退和肿瘤坏死具有相关性[66]。

在极少数情况下，垂体卒中可导致一侧或双侧颈内动脉受压，如果不进行早期的干预，可导致大脑动脉区域甚至双侧大脑半球发生梗死[1, 50, 67]。此外，也有病例报道继发于动脉血管痉挛的脑梗死作为垂体卒中潜在的并发症，不应被忽视[68, 69]。

（三）内分泌功能障碍

在发生垂体卒中时，58%～88% 的患者有某种形式的内分泌功能障碍，通常无临床症状，但有时会导致疲劳、月经紊乱和性欲减退[8, 11, 13, 15, 16, 27, 32, 33]。皮质醇缺乏症很常见，占所有患者的 23%～86%[8, 12-14, 16, 32, 66, 70]。皮质醇缺乏症导致 ADH 释放的抑制性调控紊乱，从而导致 3%～47% 的患者发生低钠血症（血清钠＜135mmol/L）[9, 11-13, 16]。在严重的情况下，患者可能出现急性肾上腺功能不全，可能导致严重的低钠血症、低血压和意识丧失，此时需要立即给予经验性类固醇替代治疗[9, 12, 71, 72]。其他激素异常也很常见。根据最近的文献报道，30%～69% 的患者出现性腺功能减退[8, 9, 12, 14, 16, 32, 66]，26%～83% 的患者出现甲状腺功能减退[8, 9, 12, 13, 16, 32, 66]，以及 11%～32% 的患者表现出生长激素缺乏症[8, 12, 16, 32, 66]。少数情况下，患者出现尿崩症（1%～3%）[2, 8, 13, 16] 或低血清催乳素症[9, 32]。值得注意的是，报道的研究仅包括手术治疗的患者，这些患者往往表现出更严重的功能缺陷症状[8]。

六、诊断

垂体卒中的诊断是通过临床评估做出的，并通过垂体卒中或垂体肿瘤的放射学检测来确诊，即使影像学没有发现坏死或出血[3]。由于垂体卒中可出现头痛和脑膜刺激征，鉴别诊断通常包括 SAH 和细菌性脑膜炎。少数情况下，如果患者合并脑缺血，垂体卒中可能被误认为是脑缺血性卒中，或者如果患者出现低血压或其他血流动力学不稳定的情况，则可能被误诊为是心肌梗死。妊娠期的诊断具有一定挑战性。泌乳细胞性增生可导致突然发作的头痛、视力改变和垂体功能减退，但不会发生垂体卒中。在这种情况下，非增强 MRI 将显示与垂体扩大一致的均匀信号特征，但不会显示垂体卒中典型的缺血或出血征象[25, 26]。

（一）临床评估

腰椎穿刺在鉴别垂体卒中和蛛网膜下腔出

血方面的作用有限，因为两者都会导致脑脊液中的白细胞、红细胞和蛋白质增加[13]。垂体卒中患者的腰椎穿刺也可能显示为无菌性脑膜炎的表现[38]。然而，如果怀疑是细菌性脑膜炎，则必须进行腰椎穿刺，在这种情况下也应进行脑脊液的培养[3, 73]。

内分泌功能检测还可以帮助鉴别垂体卒中与其他引起头痛和脑膜炎的疾病。虽然全面的激素评估对于指导内分泌功能障碍的治疗很重要，但不应因此延误治疗，尤其是对怀疑合并急性继发性肾上腺功能不全的类固醇治疗。

（二）放射学鉴别

为了明确诊断，通过 CT 或 MRI 神经影像学的检查用于检测垂体卒中或潜在的垂体肿瘤。垂体腺体成像可显示为单纯性梗死、出血性梗死、混合性出血性梗死和血凝块，或具有常见混合特征的单纯血凝块[3]。

1. 计算机断层扫描　CT 检测快速且具有广泛性，但特异性差。垂体急性出血性梗死在 CT 上可能表现为巨大的不均匀高信号鞍区肿块，但动脉瘤、脑膜瘤、RCC、生殖细胞瘤和淋巴瘤也可能出现类似征象[25, 73]。MRI 对急性垂体出血更敏感，并且 CT 无法检测到大多数非出血性梗死[25, 74]。然而，CT 通常可以识别垂体或鞍上区肿块[74]。在一项研究中，60% 的患者最初通过 CT 被诊断，然后随后进行了特异性的垂体 MRI[9]。在另一项研究中，CT 在显示垂体肿块方面非常有效，但只能在 40% 的病例中识别出血，而 MRI 可以有效识别出 89% 的出血[14]。当需要快速诊断时，在能够进行专门的垂体 MRI 之前，非增强 CT 在紧急情况下最有作用，可排除大出血情况，例如 SAH 或大肿块病变[74]。

2. 磁共振成像　美国放射学会（American College of Radiology，ACR）推荐使用无对比剂高分辨率垂体方案的 MRI 作为垂体卒中的首选一线影像学检查[74]。无对比剂 MRI 对出血和梗塞均高度敏感[11]。MRI 可显示增大的肿瘤、鞍区扩张和瘤内出血，表现为 T_1 信号高密度、低 T_2 信号或出血的液态水平（图 21-1）[75]。基于 MRI 的放射学鉴别诊断包括垂体的肿瘤转移、垂体脓肿、颅咽管瘤、RCC 和鞍区动脉瘤，所有这些疾病也可能出现头痛和视觉变化的临床表现[25, 76]。ACR 建议 MRI 影像应包括 T_1 信号的脂肪饱和序列，以区分脂肪与其他软组织肿块中的出血，例如颅咽管瘤、RCC、皮样瘤和畸胎瘤[74]。在怀孕期间，基于 MRI 的检查诊断垂体卒中可能特别困难，因为垂体增大并且可能出现类似于垂体腺瘤、淋巴细胞性垂体炎和垂体卒中的指征[26]。使用静脉注射增强对比剂的 MRI 可用于辅助手术的指导，但通常不是诊断所必需的[74]。

七、治疗

垂体卒中的治疗因神经或神经眼科损伤的急性程度和严重程度而异。对于有急性、严重和恶化的神经系统症状的患者，手术切除是必要的，而症状轻微和稳定的患者可能会受益于保守治疗。然而，是否需要手术或药物保守治疗仍然存在争议，因为绝大多数患者介于这两个极端情况之间。各种组织已经制订了垂体卒中管理指南，但支持这些指南的证据有很大的局限性，因为没有随机对照临床试验将垂体卒中患者的保守的内科治疗与手术干预进行比较。

（一）评估系统

垂体卒中没有统一的评估系统。英国的垂体卒中指南制订小组制订的垂体卒中治疗指南提出了垂体卒中评分（pituitary apoplexy score，PAS），作为一种可能的评分系统，可作为在未来临床研究中监测保守治疗患者的统一工具（表 21-2）[70]。然而，该评估系统尚未在手术或者药物治疗的适应证作为标准方面得到验证或

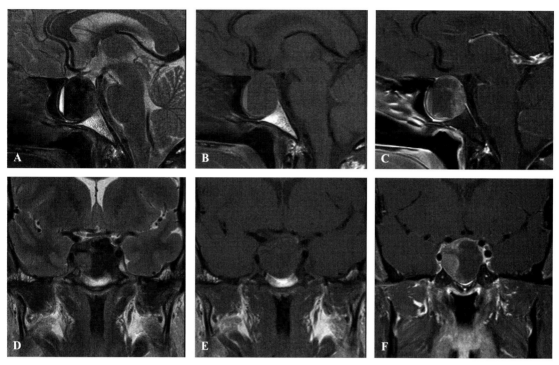

▲ 图 21-1　垂体卒中的 MRI 检查

急性垂体出血患者的矢状位（A 至 C）和冠状位（D 至 F）的垂体 MRI（表现出卒中的临床体征 / 症状）。图例为 T_2 信号（A 和 D）、T_1 信号（B 和 E）和结扎止血后 T_1 信号（C 和 F）的图像（改编自 Barkhoudarian, G., and Kelly, D.F., Neurosurgery Clinics of America, 2019.）

表 21-2　垂体卒中评分 [70]

可变因素	得　分
意识程度	
Glasgow 昏迷等级 15	0
Glasgow 昏迷等级 8～14	2
Glasgow 昏迷等级<8	4
视力	
正常 10/10（或者垂体卒中患者无视力变化）	0
减弱，单侧	1
减弱，双侧	2
视野缺陷	
正常	0
单侧缺失	1
双侧缺失	2
眼肌麻痹	
无	0
单侧表现	1
双侧表现	2

应用。为了填补这一空白，基于来自单一机构的 109 例连续垂体卒中病例的回顾性系列结论，提出了一个综合分类系统 [16]。根据临床表现，将患者分为 5 个等级，包含 3 个调控因素，从没有症状的 1 级到有急性视力缺陷或意识障碍不能接受视力检测的 5 级（图 21-2）。高级别的患者接受了紧急或及时的手术治疗，而低级别患者可能接受了择期手术或保守治疗。

（二）急性期治疗

无论患者接受手术还是药物治疗，在急性情况下，特别是对于那些血流动力学不稳定的患者，应在抽血取样进行激素检测后立即开始支持性治疗，其中包括液体复苏、静脉内注射葡萄糖和经验性氢化可的松的替代治疗 [57, 70, 73]。经验性类固醇治疗（静脉推注氢化可的松 100～200mg，然后每 6 小时 50～100mg 或持续性 2～4mg/h）对于任何有血流动力学不稳定或

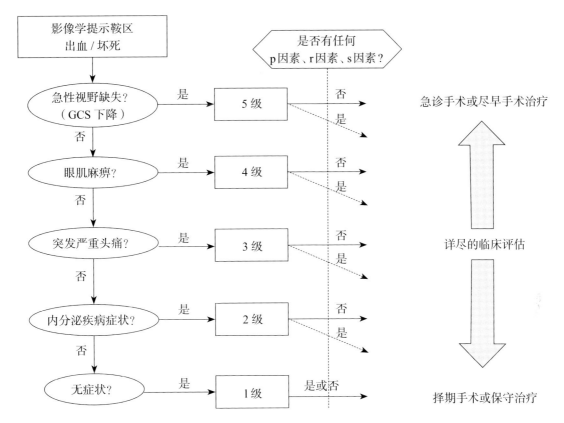

▲ 图 21-2　使用垂体卒中评估系统进行评估的流程图

GCS. 格拉斯哥昏迷量表；p 因素 . 催乳素瘤；r 因素 . 出血性 Rathke 裂囊肿；s 因素 . 明显的合并症
［改编自 Jho DH, Biller BMK, Agarwalla PK, Swearingen B. Pituitary apoplexy: large surgical series with grading system. World Neurosurg. 2014;82(5):781–790.］

具有肾上腺皮质功能不全体征的患者都是必要的，因为垂体卒中患者的促肾上腺皮质激素缺乏可能危及生命[3]。

（三）手术治疗

对于伴有严重神经或神经眼科损伤的垂体卒中，手术治疗是常规的治疗，并被各种内分泌和神经外科协会的指南而推荐[70, 77, 78]。首选由经验丰富的垂体神经外科医生进行经蝶窦切除术，因为在大多数情况下，它会带来更好的神经眼科症状的转归[31, 65]。在接受手术治疗的患者中，总体报告的并发症发生率较低，其中包括术后脑脊液漏（<5%）、短暂性术后脑膜炎和意识模糊（<10%）、短暂性鼻出血（<5%）、垂体前叶功能受损（在一项研究中<20%）和尿崩症（<5%）[2, 9, 14, 15, 34]。对于术

后垂体功能减退和尿崩症，激素功能减退可能是卒中而不是手术的结果。神经外科医师建议手术切除术后，有残留或复发肿瘤的患者进行放射手术和放射治疗，而没有残留肿瘤或只有小的鞍内肿瘤的患者可以进行神经影像学检查随访[79]。

（四）保守药物治疗

对于没有或仅有轻度神经眼科症状的垂体卒中患者，保守的药物治疗可能是合适的，因为在大多数有轻微症状的患者中可以观察到自愈的情况[70, 73, 77]。然而，由于垂体卒中的波动性特点，接受保守治疗的患者需要密切监测继发性出血、脑膜刺激征、神经眼科受损和激素功能不足等情况，如果症状没有改善或进一步恶化，则需要考虑手术干预[70]。

八、预后

大多数垂体卒中的患者可以存活并独立生活，伴随极少的神经系统或神经眼科后遗症，但大多数患者需要长期的激素替代治疗[14]。最近的许多回顾性研究报告称该疾病的死亡率为0[8, 9, 11, 13, 34]；然而，梅奥诊所2015年的一项研究报告称，87例患者中有4例死亡[14]，而来自德国埃森的另一项研究报告指出，60例患者中有5例死亡[12]。这些患者的死因各不相同。根据这些小样本的报告病例，可能增加死亡风险的因素包括大出血和影响手术安全性或导致术后心脏或肺部并发症的内科合并症。

（一）神经－眼科和神经系统症状

大多数有视觉症状的患者视野和视力缺陷症状至少得到部分改善，许多患者完全消退[9]。眼肌麻痹的消退率往往高于视觉缺陷症状[1, 8, 11, 15, 31, 34, 66]。

神经系统后遗症的出现可能比最初出现临床表现的时间晚得多。有一个病例报道表示，1例年轻女性有远期急性视力缺失的病史，并得到部分缓解，就诊于神经科医生门诊部，主诉为全面性头痛。检查发现患者形成脑疝，视交叉神经进入左侧空蝶鞍内，临床考虑为该患者第一次失明时可能发生了垂体卒中[80]。最严重的神经系统症状，如精神状态改变和颈项强直，在急性期之后可以消退，但20%～37%的患者仍会出现头痛等后遗症状[12, 13]。

（二）垂体功能

垂体功能障碍患者的垂体内分泌功能很少能够完全恢复[9, 11, 15]。在急性期后，大多数患者需要长期的激素替代治疗。最近研究中指出特定的激素替代治疗的比例差异性很大：46%～78%患者需要皮质醇替代治疗，5%～74%需要生长激素替代治疗，49%～75%需要甲状腺激素替代治疗，5%～12%需要去

氨加压素替代治疗，10%～65%需要促性腺激素、雌激素或睾酮替代治疗[8, 9, 11, 12, 14, 34]。在接受手术治疗的患者中，约1/3的患者患有全部垂体前叶激素缺乏症[12, 34]。而最近的一项研究发现，缺血性垂体卒中相较于出血性垂体卒中，具有更严重的进展性症状（颅神经麻痹、无菌性脑膜炎和意识水平下降），以及更高概率的长期的激素缺乏[38]，而其他的研究未发现这些差异[13, 32, 81]。

（三）评估外科手术与药物保守治疗之间的转归

最近的几项回顾性研究分析了垂体卒中患者中接受手术治疗与药物保守治疗之间的转归差异性。在最近一项包含259例手术治疗和198例药物治疗病例的14项研究的大型Meta分析中，手术治疗和药物治疗之间的总体恢复率（完全或部分）没有显著差异，手术治疗与保守治疗患者的内分泌功能恢复率分别为35%和28%，视力恢复率分别为82%和85%，视野缺损恢复率分别为82%和84%，动眼神经功能障碍恢复率分别为83%和95%[27]。手术治疗与保守治疗的完全康复率也相似：内分泌功能康复率分别为39%与38%，视力康复率分别为55%与61%，视野缺损康复率分别为49%与58%，动眼神经功能障碍康复率分别为62%与60%[27]。相比之下，一项较早的Meta分析包含6项关于手术治疗与保守治疗患者的研究发现，手术治疗患者的眼麻痹和视野恢复率显著提高，但视力和垂体功能恢复没有显著性差异[82]。

其他的研究对比了垂体卒中的早期和晚期手术的差异性。在一项对1周内和1周后（范围为8～210天）进行手术的患者的研究中，眼麻痹在早期手术和晚期手术的完全恢复率分别为100%和93%，视力完全恢复率分别为56%与60%，视野完全恢复率分别为30%与44%，神经系统完全恢复率为59%与67%，并且差

异均不具有统计学意义[34]。在另一项关于对比 72h 内接受手术与延迟手术相比的研究中，67% 和 84% 的患者视力得到改善，术前视力下降或视野缺损症状的完全消退比例分别为 33% 和 41%，颅神经麻痹改善率分别为 83% 和 80%，并且差异无统计学意义[13]。对 172 例伴有视力缺陷的垂体卒中患者进行的 Meta 分析发现，1 周内接受了手术治疗的患者视力完全恢复率为 98%，而在 1 周后接受手术治疗的患者视力恢复率则为 85%，两者的差异也没有统计学意义（P=0.07）[83]。

最近的大多数研究表明，垂体卒中的手术治疗和药物治疗在结果上没有显著差异，但没有一项是随机对照试验。手术治疗的患者往往有更严重的神经眼科障碍和更大的肿瘤体积，这可能使这些研究的结果产生偏差[27, 33]。然而，在一个系列研究中，1/3 的保守治疗患者出现意识水平降低，并且尽管临床症状很严重，但 2/3 的患者恢复良好[14]。该系列研究的作者得出结论，对于没有严重的神经眼科障碍且对早期药物治疗反应迅速的患者，保守治疗是一个不错的选择[14]。大多数协会的指南建议对意识改变或严重恶化的视力缺陷的患者，在 1 周内由经验丰富的垂体外科医生进行手术治疗[57, 70, 77, 84]。

（四）复发和随访

5%～20% 的患者在垂体卒中后出现肿瘤复发或进展[33, 34]。大多数专业学会指南建议定期使用高分辨率垂体方案进行非增强 MRI 成像的监测，第一次 MRI 是在术后 3～4 个月[70, 74, 85]。

虽然垂体肿瘤进展很常见，但复发性垂体卒中较为罕见，可能由于海绵窦受累所致。在一项针对手术治疗患者的研究中，约 5% 的患者出现复发性垂体卒中，但切除后海绵窦内残留腺瘤的患者中有近 1/4 出现多发性卒中[31]。在一项较早的针对接受药物治疗的垂体卒中患者的回顾性研究中，1/7 的患者出现复发性卒中[86]。多发性卒中患者的眼肌麻痹发生率明显更高，这可能是因为眼肌麻痹通常是由于海绵窦侵犯所致[31]。

九、结论

垂体卒中是一种可能危及生命的垂体梗死或组织出血，通常是垂体肿瘤。其典型的临床症状是伴有神经眼科障碍和激素缺乏的突发性剧烈的头痛，但患者也可能出现亚急性或慢性时间段内较轻微的体征和症状。当临床怀疑垂体卒中时，应尽快使用高分辨率垂体方案的非增强 MRI 以明确诊断。应进行血液激素检测，并立即开始静脉输液、葡萄糖补液和经验性类固醇替代的支持治疗。完成早期经蝶窦切除卒中组织或保守治疗的治疗方案仍然存在争议，仍亟须随机对照研究来帮助确定垂体卒中患者的最佳干预措施。根据目前的指南，对于严重的神经 - 眼科症状或临床状况恶化的患者，应强烈考虑进行手术干预。在疾病的急性期之后，大多数患者将至少恢复部分神经和神经眼科症状，但大多数患者除了定期通过 MRI 进行成像监测外，还需要长期的激素替代治疗。

第八篇　妊娠期内分泌急症
Endocrine Emergencies During Pregnancy

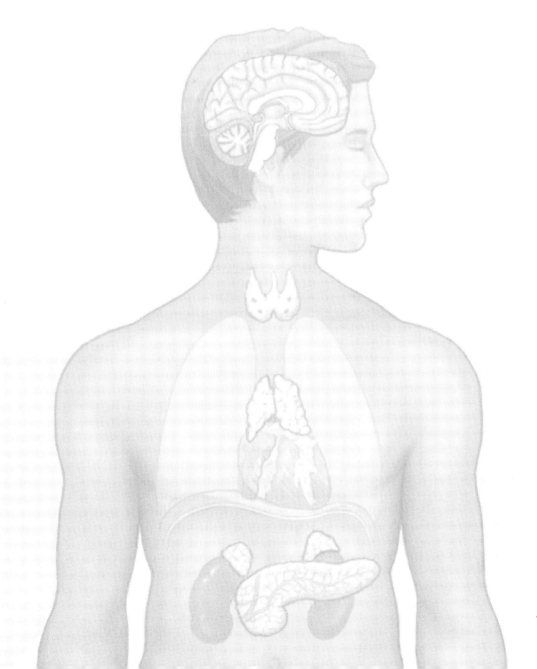

第22章 产科内分泌急症
Endocrine Emergencies in Obstetrics

Christopher G. Goodier　Aundrea Eason Loftley　著

邢明照　译

一、甲状腺危象

甲状腺危象是一种罕见但危及生命的内分泌急症，在患有甲状腺功能亢进的孕妇中的发生率为 1%~2%。该疾病通常呈急性发作，并伴有以下症状：发热、心动过速和中枢神经系统功能障碍（躁动、精神状态异常和癫痫发作）。如果不治疗，该急症会导致严重的发病率和死亡率，逐渐发生心律失常、多器官功能衰竭，甚至死亡。文献报道的病死率从 10%~30% 不等[1]。考虑到该疾病过程的严重性，需要临床保持高度警惕，快速识别，给予干预和支持性护理，以最大限度地改善孕产妇和胎儿的预后。

虽然该急症确切的触发机制尚不清楚，但大多数病例是由于甲状腺功能亢进没有得到良好的控制引起的。先兆子痫、创伤、酮症酸中毒、手术和感染等孕期事件都可能引起甲状腺危象[2, 3]。在治疗的同时，应仔细寻找其潜在的病因。

临床需要对此疾病保持高度警惕，因为其表现的体征和症状特异性不高，容易误诊为其他多种疾病[4]。血压升高、头痛、腹痛，甚至肺水肿或心力衰竭可能与先兆子痫的特征相一致，使甲状腺危象的诊断更加困难[5]。

妊娠期的生理变化也可导致代偿性呼吸性碱中毒，此时建议咨询相关产科医生或母胎医学专家。孕妇的代谢变化可导致胎儿心率监测异常，其中包括心动过速、变异性丧失和晚期减速，最终导致胎儿发病率和死亡率增加[6]。

实验室检查包括促 TSH、游离 T_3 和游离 T_4、全血细胞计数和全代谢检查。TSH 在甲状腺危象中通常低于检测下限，但在妊娠早期需要谨慎的解释这一结果，因为 hCG 可以与甲状腺组织中的 TSH 受体结合，并发挥弱 TSH 的作用。尚未明确母体血清中甲状腺激素达到何种水平才可以明确甲状腺危象的诊断。游离 T_4 和游离 T_3 通常远远高于孕期正常上限。总激素水平通常也会升高，因此可能与单纯甲状腺功能亢进有相似的实验室检查结果。在代谢组学筛查中，可出现典型的相关白细胞增多，以及高血糖、高钙血症、肝酶升高和电解质紊乱等结果。

考虑到该急症的高病死率和早期识别的必要性，Burch 和 Wartofsky 提出了一个常被引用的评估甲状腺危象可能性的临床评分系统。根据体温升高、产妇的脉搏和一些器官系统功能障碍来进行评分，这些指标的得分可以给出甲状腺危象的诊断的高、中或低概率。评分达到 45 分或以上即高度提示存在甲状腺危象，25 分或以下则不太考虑该诊断，25~45 分提示可能存在，需要结合临床进行判断[7]。

确定甲状腺危象的诊断后需要对母亲和胎儿进行及时的干预，应迅速展开治疗。推荐采用多学科会诊的治疗方式，其中包括母胎医学、内分泌学、新生儿学和危重症护理专家。此外，还应做好进入 ICU 的准备，如果胎儿已达到生存能力，则需进行持续的胎儿监测。治疗潜在的母体代谢紊乱是改善胎儿状况的关键，因此在治疗胎儿之前，应尽力纠正母体的潜在异常[8]。如果出现持续性胎儿心动过缓或对复苏措施无反应的三级胎儿心率，则提示需要加快分娩。

应开放静脉通路，并采取降温措施。需要持续监测液体平衡、生命体征以及脉搏血氧。推荐使用早期心电图以及持续心电监测以鉴别心律失常。此外，一些患者可能因过量游离 T_4 对心肌的影响而出现甲状腺毒性心力衰竭，因此应彻底评估任何可能的心肺疾病（包括超声心动图）。即使在怀孕期间，甲状腺危象和甲状腺毒性心力衰竭的治疗方法也通常是相同的。

甲状腺危象的治疗即使用多种药物来降低甲状腺激素水平。PTU 和甲巯咪唑（methimazole, MMI）是硫酰胺类药物，作用于甲状腺内抑制滤泡生长发育，并抑制碘甲状腺原氨酸被包装成 T_4 和 T_3 [9]。PTU 在甲状腺内具有抗甲状腺作用，同时在组织水平上抑制甲状腺激素外周转化为活性形式，限制甲状腺激素的活性形式的优点。然而，PTU 有一个显著的不良反应，即使用 PTU 时有罕见的暴发性肝衰竭和死亡病例，其中包括妊娠期病例。FDA 发布了一个关于 PTU 与肝毒性的联系的"黑框"警告。目前还不清楚甲状腺危象对这种风险有何影响。妊娠前 3 个月使用 MMI 可能有致畸作用，表现为表皮发育不全和后鼻孔闭锁[10]。此外，使用 MMI 和 PTU 后罕见危及生命的粒细胞缺乏症。考虑到这些相互冲突的用药风险，目前还没有明确建议在妊娠期甲状腺危象中使用哪种硫酰胺类药物；然而，在妊娠的前 3 个月，应尽量避免使用 MMI。

此外，还可以使用含碘药物抑制甲状腺活性激素的进一步释放。可选择口服碘化钾，每 8 小时 5 滴，或者每 8~12 小时静脉注射碘化钠 500~1000mg。需要注意的是，甲状腺反常性释放甲状腺激素与碘的使用相关；因此，应

在使用硫酰胺类药物大约 1h 后开始使用碘药物的治疗[9]。皮质类固醇也是甲状腺危象的重要治疗措施，因为它们可以减少全身炎症反应，以及减少 T_4 到 T_3 转化的外周效应。如普萘洛尔或美托洛尔的 β 肾上腺素能受体拮抗药也可以减少 T_4 向 T_3 的外周转化效应，并减轻心动过速的并发症，如高输出量心力衰竭。长期使用 β 肾上腺素能受体拮抗药可能会导致胎儿生长受限，但一般认为，除了阿替洛尔外，在损益比方面是安全的。还可使用其他支持性药物包括退热药，如对乙酰氨基酚（表 22-1）。

在最严重的病例中，常规治疗可能在医疗治疗试验后失败。硫酰胺类药物也可能有不良反应，可能需要停药。已有文献报道紧急甲状腺切除术，伴或不伴血浆置换，可成功应对甲状腺危象，但必须考虑该手段的高风险和作为最后一种治疗手段以及在怀孕期间实施的可能性[11]。

总而言之，甲状腺危象是一种罕见、危及生命的急症，需要早期识别、多学科的护理和积极的治疗。

二、糖尿病酮症酸中毒

与甲状腺危象一样，DKA 也是一种医疗急症，可导致母婴发病和死亡。由于早期诊断和积极的多学科治疗，总发病率已从 20 世纪 70 年代末的 10%~20% 下降到近期的 1%~2%[12-14]，极大地降低了孕产妇和胎儿的死亡率。早产，其中包括自然早产和医学干预，都是 DKA 发生后的常见结果。

DKA 的病理生理是胰岛素缺乏导致靶细胞出现明显的低血糖。随后引起胰高血糖素的释放，血糖升高，引起渗透性利尿，导致血容量降低和电解质耗尽。

反向调节激素促进游离脂肪酸进入外周循环，然后氧化成酮体导致代谢性酸中毒，表现为阴离子间隙。酮酸与钠和钾结合，通过尿液

表 22-1 甲状腺危象的治疗

治 疗			剂 量
孕妇	支持性护理	静脉通道	• 输注乳酸林格液，然后以 150~250ml/h • 连续脉搏血氧测定、连续血压监测
		会诊	• 收入 ICU、重症监护、内分泌科、妇产科
		冷却措施	• 对乙酰氨基酚每 6 小时 500mg • 冷却毯
	检测	实验室检查	• TSH、游离 T₃、游离 T₄、全血细胞计数、动脉血气分析、全代谢组检测
		辅助检查	• 心电图 / 持续心电监测，胸部透视、心电图 • 必要时额外检查（细菌培养、CT 扫描等）
	药物	一线药物	• 丙基硫氧嘧啶 300mg 口服或鼻饲，每 6 小时 1 次 • 甲巯咪唑 20~25mg 口服，每 6~8 小时 1 次（每日总剂量 60~80mg），怀孕前 3 个月禁用
		丙基硫氧嘧啶给药 30~60min 后初始剂量	• 碘化钾 5 滴口服 / 鼻饲，每 8 小时 1 次
		抑制 T₄ 向 T₃ 转换	
		控制心率（目标<120 次 / 分）ᵃ	• 地塞米松 2mg 静脉注射，每 6 小时 1 次，4 次
		不推荐治疗	• 普萘洛尔 40~60mg 口服或鼻饲，每 6 小时 1 次（静脉注射替代方案：普萘洛尔必要时或艾司洛尔静脉滴注） • 放射碘（禁忌） • 硫酰胺类和左甲状腺素联合治疗（证据不足）
胎儿	监测		• 妇产科医学门诊 • 达到一定发育水平即启动监测
	胎儿优化		• 孕妇左侧卧位 • 孕妇吸氧 • 稳定孕妇状况后生产

a. 确保无心力衰竭及其他用药禁忌（如哮喘）

CT. 计算机断层扫描；ICU. 重症监护病房；TSH. 促甲状腺激素

排出，进一步使电解质紊乱恶化。如果不治疗，患者会出现心功能障碍、组织灌注减少以及机体功能障碍，从而导致休克、昏迷和死亡[12, 15]。

妊娠期的正常生理变化增加了 DKA 的易感性。胰岛素抵抗主要是由于妊娠期人类胎盘合成的催乳素引起的，并且胰岛素的需求随着妊娠期的增加而增加。妊娠期的呼吸系统适应可能导致母体代偿性呼吸性碱中毒。血清碳酸氢盐的减少降低了机体的正常缓冲能力，从而使患者易于发生 DKA[12, 13, 15]。

虽然 DKA 更常见于 1 型糖尿病患者，但也可见于 2 型糖尿病、酮症倾向的糖尿病患者和成人隐匿性自身免疫性糖尿病（latent autoimmune diabetes of adulthood，LADA 或

"1.5 型"）。DKA 患者通常表现为腹痛、乏力、持续呕吐、烦渴、换气过度、心动过速、脱水和多尿。随着酸中毒程度的加重，可出现精神状态的改变。高血糖、酸中毒和酮尿的表现即可诊断 DKA。其他实验室发现包括阴离子间隙、酮症、肾功能不全和电解质异常[13, 15]。通常，DKA 患者的血糖水平严重升高；但妊娠期血糖水平＜200mg/dl 时也会发生 DKA[14]。容易发生 euDKA 的人群包括进食不规律（禁食时间延长）、怀孕患者和接受 SGLT-2 抑制药治疗的非怀孕患者[16]。

妊娠期的诱发因素包括呕吐、感染、β- 拟交感神经抑制宫缩药、皮质类固醇、依从性差和医疗差错[17, 18]。尽管由于 2011 年 FDA 的安全通报，β- 拟交感神经药（如特布他林）不常规用于延长（超过 48h）的安胎，但重要的是要记住，糖尿病患者谨慎用[12]。

虽然机制尚不清楚，但 DKA 对胎儿的整体健康构成重大风险。可能的机制是母体的酮酸通过胎盘导致胎儿组织灌注和氧合下降[15]。胎儿缓冲明显酸血症的能力有限，因此对母体酸中毒相当敏感。这通常导致胎儿心率监测的改变，表现为变异性降低和（或）晚期减速，提示胎儿低氧血症和酸中毒。在进行胎儿干预手段之前，先纠正潜在的母体异常尤其重要，母体的状态稳定后，胎儿一般也会随之稳定[14, 15]。

与甲状腺危象一样，DKA 被认为是一种医疗急症，需要组建包括母胎医学、内分泌学、新生儿学和重症监护在内的多学科团队。此外，必要时可在重症监护室进行治疗。

治疗包括开放静脉通路和留置导尿管；预防并纠正严重的体液不足；注射胰岛素，纠正电解质异常；仔细监测和记录液体平衡和生命体征。

需要检测全代谢组检查的血镁和磷、全血细胞的分类计数、尿常规、指尖血糖、动脉血气和血清酮。应根据临床的怀疑和任何潜在的病因进行额外的检测（如尿培养、血培养、胸部 X 线检查等）。最初，每 2 小时监测 1 次血清酮、电解质和母体酸碱状态，直到酮症和酸中毒消失。在此期间每小时采集血糖以滴定调整胰岛素的用量[12, 13, 15-19]。

一旦确认胎儿存活，应立即开始进行胎儿监测。如前所述，胎儿心脏持续监测可能在代谢损害的初始阶段表现出异常。孕妇应吸氧，保持左侧卧位，以增加胎儿的血流量，改善氧合。同时开始充分的补液和纠正酸碱紊乱。分娩通常推迟到母体的代谢状况稳定后，因为这通常会纠正胎心监测的异常状态。但也有例外，表现为加重延长的心动过缓或持续的Ⅲ类胎心监测。

表 22-2 给出了治疗妊娠期糖尿病酮症酸中毒的一般流程，其中包括补液、降血糖、纠正酸碱失衡和电解质失衡，同时寻找和治疗潜在的病因[12, 13, 15-19]。

DKA 引起的低血容量与体重关系约为 100ml/kg，通常损失量为 4~10L[20]。应该使用等渗生理盐水静脉补充血容量，目标是在最初 24h 内补充约 75% 的总缺损量。开始补液时避免补充低渗液体（如乳酸林格液和 0.45% 盐水），因为它们会使血浆渗透压迅速下降，导致母体发生脑水肿。应每小时监测血糖水平，当血糖＜250mg/dl 时，改用 D5/0.45% 的盐水补充。

应立即静脉注射胰岛素，以将血糖水平降至 150~200mg/dl 的初始目标，并且避免迅速纠正而导致并发症的发生。患者在接受静脉注射胰岛素时，需每小时监测 1 次血糖水平。皮下和肌内注射胰岛素起效较慢，可能导致 DKA 恶化[12]。非常重要的是要记得患者的胰岛素需求量可能很大，大多数方案建议初始剂量为 10~20U 的常规胰岛素，然后胰岛素注射速度为 5~10U/h。如果血糖值在 2h 内没有下降

表 22-2　糖尿病酮症酸中毒的治疗

	治疗手段	计　划
孕妇	寻找病因	• 病史和生理，排除感染，放置导尿管，监测生命体征、进出量 • 准备 ICU、门诊急救护理、内分泌、母胎医学
	补液（约 100ml/kg）	• 前 24h 补液体总量的 75% • 起始补液用 0.9% 生理盐水 • 指尖血糖＜250mg/dl 时改用 D5/0.45% 生理盐水
	使用胰岛素	• 常规胰岛素静脉注射 • 起始静脉注射 0.1U/kg，随后 0.1U/(kg·h) 持续注射
	DKA 时指尖血糖控制目标：150～200mg/dl	• 目标在 2h 内减少 20%～25%（如果不增加静脉输液 1.5～2 倍） • 继续静脉注射胰岛素，直到酸中毒和酮症消失 • 停止静脉注射胰岛素前 1～2h 开始皮下胰岛素治疗
	实验室检查	• 起始每 2～4 小时进行全代谢组检查 / 镁和磷、pH、血酮体 • [K+] ＜5mmol/L 时补钾（目标 4～5mmol/L） • pH＜6.9 时补充碳酸氢钠至 pH＞7.0
胎儿	监测	母胎医学门诊
	胎儿优化	• 达到一定发育程度即开始监测 • 孕妇左侧卧位 • 孕妇吸氧 • 稳定孕妇状况后生产

ICU. 重症监护病房；DKA. 糖尿病酮症酸中毒

20%～25%，则应增加胰岛素剂量。达到目标血糖水平所需的胰岛素量在很大程度上受糖尿病亚型和低血容量程度等因素的影响。

治疗关键在于持续注射胰岛素，直到阴离子间隙消失和酸中毒缓解。这比纠正高血糖需要更长的时间，通常为 12～24h。一旦认为患者转用皮下胰岛素用药是安全的，应在停止静脉输注前 2h 给予首剂长效或中效类似物，以降低酮症酸中毒复发的风险。

钾是 DKA 中最常见的异常电解质，尽管发病初期可能是正常的浓度。但实际缺口估计为 5～10mEq/kg。一旦血清钾水平降至 5mmol/L 以下，应开始静脉补钾，目标是将血钾水平维持在 4～5mmol/L。在补钾前，应全面评估肾功能。应每 2～4 小时检查 1 次血清钾水平，因为明显的低钾血症可诱发心律失常。

是否需要补充血清碳酸氢盐仍有争议，如果患者的 pH＜7.0，通常认为需要补充。一些研究表明，补充碳酸氢盐对 DKA 没有益处，还可能会导致不必要的母胎并发症。血清碳酸氢盐补充疗法可能会延迟母体血液中酮症酸中毒的纠正过程，如果纠正过快，会提高胎儿二氧化碳分压（pressure of carbon dioxide，PCO_2），从而损害胎儿维持充足氧气输送的能力[12, 19]。

上述 DKA 的治疗方法也适用于 HHS 的治疗。DKA 和 HHS 的区别在于高血糖的严重程度（HHS 更严重）以及是否存在酮症酸中毒（见于 DKA）。

妊娠期高血糖急症需要跨学科团队的合作

管理。采用适当的治疗模式可以降低产前发病率和死亡率。

三、甲状旁腺功能亢进

PHPT 是第三种最常见的内分泌疾病，患病率为 0.1%～0.4%，在妊娠期很少见。在 Ruda 等的综述中，实质性甲状旁腺疾病占 80%，其余为弥漫性增生和腺瘤[21]。

虽然 PHPT 在妊娠期间很少见，但在缺乏适当的治疗策略的情况下，中重度疾病仍可导致严重的母体和胎儿并发症。但仅有轻度高钙血症时，母体和胎儿的并发症较为罕见。

诊断依据为血清白蛋白校正后的血清钙水平［血清钙 +0.8×（4－血清白蛋白）］或血清钙离子水平上升并伴有甲状旁腺激素水平上升。由甲状旁腺腺瘤或甲状旁腺增生引起的甲状旁腺功能亢进患者的甲状旁腺素分泌过多通常与血清钙浓度相关。值得一提的是，约 10% 的 PHPT 患者在血钙升高的同时 PTH 在正常范围内[22, 23]。这可能会导致诊断的不确定性，因为少数患有 FHH 患者也有这种实验室异常模式。FHH 是一种钙感觉器突变的遗传性疾病，典型表现为轻度高钙血症，正常或轻度升高的 PTH 水平和低尿钙症。区分 PHPT 和 FHH 是很重要的，因为 FHH 患者不需要进行甲状旁腺切除术。可以通过计算钙 / 肌酸清除率区分 PHPT 和 FHH[22, 23]。

在怀孕期间，大多数 PHPT 患者是无症状和未诊断的，因为常规不进行钙水平的检测。此外，恶心和呕吐在妊娠期很常见，多为妊娠期正常生理变化[24]。妊娠往往会保护母体不出现高钙血症，可能是由于通过胎盘转运以满足胎儿的需求，尤其在妊娠第三阶段。这种保护机制可能会在生产后消失，因此产褥期出现高钙血症的风险增加。妊娠可能也会对潜在 PHPT 的女性带来生理上的好处，这是由于高钙血症可以弥补血容量增大导致血清钙水平的

降低，在妊娠晚期更为显著。因此，临床诊断中不能采用非妊娠的血清钙的参考区间；然而，离子钙水平不受妊娠期生理变化的影响，因此妊娠期间仍可使用和非妊娠期的参考区间[25]。

对于出现症状的有轻度到中度疾病的女性，症状包括恶心、呕吐、厌食、便秘、抑郁和精神错乱。也可见肾结石、胰腺炎、腹痛和心电图变化，包括短 QT 间期和心律失常。

妊娠期最常见的症状为继发于肾结石的肾绞痛[26]。PHPT 患者在妊娠期（7%～13%）比在非妊娠期更容易出现胰腺炎。这可能是由于继发于血清钙水平升高的胰管受损[27]。妊娠期的其他临床表现包括高血压和先兆子痫。PHPT 目前似乎与流产风险的增加无关；然而，如果不进行治疗，高达 80% 的妊娠可出现胎儿并发症，特别是新生儿低钙血症、早产、宫内生长受限和死产。母体 PTH 水平升高可抑制胎儿 PTH 的生产，导致新生儿低钙血症和妊娠合并中重度高钙血症时发生宫内手足抽搐[28, 29]。这些并发症可以通过产妇的治疗和新生儿的评估显著减少[30, 31]。

一旦确诊甲状旁腺功能亢进，则应开始仔细寻找潜在的病因。对于适合进行甲状旁腺切除术的孕妇，术前应进行超声定位。由于辐射暴露，应避免使用甲氧基异丁基异腈显像和 CT 检查。对于有症状的高钙血症的患者，首选手术切除甲状旁腺，手术应在妊娠中期进行，以降低孕妇和胎儿的风险。目前手术治疗是唯一确定性的方法[32, 33]。

对于无症状的轻度高钙血症的 PHPT 患者，可进行保守治疗，如补充维生素 D、增加液体和减少钙的摄入量。降钙素不会通过胎盘，因此可能是安全的；然而，它的有效率较低。除非绝对的必要性，应尽量避免使用双膦酸盐，因为它可能影响胎儿骨骼的发育。

总而言之，孕期 PHPT 的合理治疗可以改善潜在的母体和胎儿的不良预后。

第23章 妊娠期 Graves 甲状腺功能亢进
Graves' Hyperthyroidism in Pregnancy

Caroline T. Nguyen Jorge H. Mestman 著
夏 敏 译

一、概述

妊娠期 Graves 甲状腺功能亢进（Graves' hyperthyroidism，GH）发生在不到 0.5% 的孕妇当中[1]。但在 20 世纪 40 年代出现抗甲状腺药物之前，Graves 甲状腺功能亢进围产期的死亡率高达 45%[2]。目前围产期死亡率已明显改善，2011 年报告为 1.7%[2]。通过早期诊断 Graves 甲状腺功能亢进并在妊娠期间保持其甲状腺功能正常，可以减少母亲、胎儿和新生儿发生并发症的风险[3]。

二、妊娠期 Graves 甲状腺功能亢进的病理学和疾病自然史

Graves 甲状腺功能亢进是一种自身免疫性疾病，其中促甲状腺免疫球蛋白（thyroid-stimulating immunoglobulins，TSI）刺激促甲状腺激素受体（thyroid-stimulating hormone receptor，TSHR），导致甲状腺激素分泌增加和甲状腺毒症的产生[4]。在妊娠期间，TSI 可以穿过胎盘并作用于胎儿的甲状腺。高滴度的 TSI 可能导致胎儿甲状腺毒症[5-7]。Graves 甲状腺功能亢进可能在妊娠早期病情恶化，这可能是由于 hCG 刺激甲状腺或在妊娠前 3 个月 TSI 升高所致。随着孕期的进展，免疫反应的变化导致 TSI 的下降和 Graves 甲状腺功能亢进的改善。

三、妊娠期 Graves 甲状腺功能亢进的临床表现

甲状腺功能亢进症的症状可能包括心悸、震颤、耐热、体重减轻、盗汗、皮肤潮湿和便秘[4]。Graves 甲状腺功能亢进的体征包括眼病、弥漫性甲状腺肿和胫前黏液性水肿。在没有 Graves 甲状腺功能亢进体征的情况下，仅从临床症状诊断为甲状腺功能亢进症可能很困难，因为许多症状在正常妊娠过程中也存在。

四、妊娠期甲状腺功能亢进的病因

妊娠期甲状腺功能亢进症的病因很广泛（框 23-1）。Graves 甲状腺功能亢进的典型特征是上述的体征和症状，并且在怀孕之前通常会出现 TSH 被抑制，T_4 超出妊娠期正常范围，并且 TSI 阳性。实验室检查将在后面进一步讨论。

妊娠期短暂性甲状腺毒症（gestational transient thyrotoxicosis，GTT）是妊娠期甲状腺功能亢进症最常见的病因，占所有孕妇的 1%～5%[8]。其实验室检查结果为 TSH 被抑制，T_4 升高，但与 Graves 甲状腺功能亢进不同，不会检测到 TSI。GTT 常与妊娠期剧吐有关，妊娠期剧吐通常发生在 4～8 周，表现为持续的恶心、呕吐、体重下降超过 5%、脱水、酮尿和电解质紊乱，可能需要住院治疗[9]。区分 GTT 和 Graves 甲状腺功能亢进是很重要的，因为 GTT 不需要用抗甲状腺药物治疗，也不会引起不良的妊娠期预后（表 23-1）[10-13]。GTT 的临床过程与

hCG 的水平密切相关，在妊娠早期末或中期的开始阶段得到缓解[14,15]。有 GTT 既往史女性再次发病的风险会增加[8]。

框 23-1　妊娠期甲状腺功能亢进症的病因

- Graves 甲状腺功能亢进
- 无痛性甲状腺炎
- 亚急性甲状腺炎
- 毒性腺瘤
- 毒性多结节性甲状腺肿
- 妊娠期短暂性甲状腺毒症
  - 妊娠剧吐
  - 多胎妊娠
- 滋养细胞疾病
- 胎盘亢进症
- 高反应性黄素化
- 促甲状腺激素受体突变
- 产促甲状腺激素的垂体瘤
- 左甲状腺素摄入过多
- 药物影响
  - 胺碘酮
  - 锂剂
  - 半胱氨酸蛋白酶抑制药
  - 干扰素
  - 碘剂

经许可改编自参考文献 [86]

表 23-1　区分妊娠期短暂性甲状腺毒症与 Graves 甲状腺功能亢进

	妊娠期短暂性甲状腺毒症	Graves 甲状腺功能亢进
妊娠前有无甲状腺功能亢进症状	−	+
妊娠期甲状腺功能亢进症状	+/−	+
恶心或呕吐	++	−/+
甲状腺肿大或甲状腺眼病	−	+
促甲状腺免疫球蛋白	−	+

经许可改编自参考文献 [87]

五、实验室检查与妊娠期注意事项

（一）促甲状腺激素

正常妊娠发生的生理变化会导致 TSH 的降低。hCG 由胎盘分泌，由于与 TSH 共同识别 α 亚基，可以作用于 TSHR。这导致甲状腺素激素的产生增加，甲状腺素激素反馈到垂体并导致 TSH 降低。因此，与非妊娠参考范围相比，妊娠期 TSH 的参考范围降低了约 0.4mU/ml[16]。在 Graves 甲状腺功能亢进中，TSH 通常被抑制。

生物素是一种水溶性的 B 族维生素，被用于一些头发和指甲的营养补充剂[17]。生物素可能会干扰生物素链霉亲和素免疫测定过程，该反应被用于商业化监测 TSH 和甲状腺激素[17]。因此根据检测的类型，生物素可能会导致激素水平（TSH）假性降低或游离 T_4 水平升高，出现类似于甲状腺功能亢进的实验室结果。在使用生物素 8h 后进行监测，足以排除甲状腺功能实验室检测的干扰。然而，一般会在甲状腺功能检查前 3 天禁止使用生物素[18]。

（二）甲状腺素

雌激素介导的肝脏 TBG 合成增加，可满足妊娠期对甲状腺激素需求的增加。TBG 升高以及妊娠后半期血浆白蛋白浓度降低可能导致游离 T_4 免疫测定水平的假性降低。当使用非平衡法的自动免疫测定时，应参考妊娠期不同阶段的特定范围。另外目前已经证明，使用游离 T_4 指数（FT_4 index，FT_4I）或总 T_4，已能够可靠地预估妊娠后半期的甲状腺素浓度[19]。非妊娠期的 T_4 参考范围调整 1.5 倍则可以提供妊娠期的参考范围（即 4～10μg/dl 在孕期变成 6～15μg/dl）。

（三）三氢甲状腺原氨酸

在评估 Graves 甲状腺功能亢进患者时，很少使用 T_3 这个指标。一个检测的例外便是如果 TSH 在 T_4 水平正常的情况下被抑制，这种

情况见于外源性 T_3 的补充或自主功能结节的患者。

（四）促甲状腺免疫球蛋白和促甲状腺激素受体抗体

目前有两种方法可以测量 TSH 受体的抗体：一种是生物测定法，测量 TSI；另一种是竞争受体免疫测定法，测量 TSHR 抗体（TSHR antibody，TRAb）。这两种检测方法的区别在于 TSI 只测量刺激性抗体，而 TRAb 检测方法测量 TSHR 的所有抗体，包括刺激性、中性和阻断性抗体[20]。尽管 TSI 是 Graves 甲状腺功能亢进的发病标志，但 TRAb 也可用于 Graves 甲状腺功能亢进的诊断，因为在临床上的甲状腺功能亢进症状患者中，大部分 TRAb 都是刺激性抗体[21]。

TSI 生物测定是一种功能性测定，通过放射免疫测定或化学发光测定来测量环磷酸腺苷（cyclic adenosine monophosphate，cAMP），这是 TSI 与 TSHR 结合的下游产物。TRAb 测定是一种竞争性免疫测定方法，通过竞争放射性标记的 TSH 与 TSH 受体的结合能力来检测抗体。这两种检测方法的灵敏度和特异性都大于 98%[20, 22]。TSI 生物测定法的优点是可以检测抗体的功能特性。TRAb 竞争性受体检测可能

更容易获得，而且价格较低（表 23-2）。在本章中，TSI 一词可与 TRAb 互换。

无论是接受过抗甲状腺药物治疗的活动性 Graves 甲状腺功能亢进孕妇、有放射性碘消融（radioactive iodine ablation，RAIA）或手术治疗 Graves 甲状腺功能亢进病史的孕妇，或既往妊娠有甲状腺功能障碍的胎儿／新生儿的孕妇，在就诊时都应检测 TSI，因为 TSI 超过正常上限（upper limit of normal，ULN）的 3 倍，与胎儿和新生儿甲状腺功能亢进的风险增加有关[23-25]。目前甲状腺功能正常或甲状腺功能低下的女性在接受手术或 RAIA 治疗后，TSI 可能会继续升高，因为 TSI 的升高会持续数年，尤其是在 RAIA 治疗之后[26-29]。具有妊娠期确诊并经抗甲状腺药物治疗的甲状腺功能正常的女性不太可能有 TSI 水平升高。

六、临床治疗方案

妊娠期 Graves 甲状腺功能亢进的主要治疗手段是抗甲状腺药物。妊娠期使用抗甲状腺药物的担忧是两类抗甲状腺药物，即 PTU 和 MMZ 与先天畸形的相关性（表 23-3）[32, 90-92]。

抗甲状腺药物对致畸作用的最大敏感性是在器官形成发育期，即妊娠 6—10 周[30]。如果

表 23-2　促甲状腺激素受体抗体：TRAb 试验 vs. TSI 试验

	TRAb	TSI
抗体检测	刺激性、中性、阻断性	刺激性
分析类型	• 竞争受体免疫测定 • 患者血清 TRAb 与人甲状腺单克隆刺激抗体（m22）竞争结合猪 TSHR 包被酶联免疫吸附试验（ELISA）	• 生物测定 • TSI 与 TSHR 相互作用，导致环腺苷磷酸以及相应的荧光素酶活性和光发射增加
敏感性与特异性	>98%[20, 22]	>98%[20, 22]
总结	• 更容易获得 • 花费较少	• 功能性分析 • 只检测刺激性抗体

TRAb. 促甲状腺激素受体抗体；TSI. 促甲状腺免疫球蛋白；TSHR. 促甲状腺激素受体
引自参考文献 [1-3, 22, 87-89]

可能的话，在这个时期应该避免使用抗甲状腺药物。医生可以考虑在某些特殊患者在诊断怀孕时暂停使用抗甲状腺药物。接受治疗超过 6 个月、孕前 TSH 在参考范围内且 TSI 水平低于正常上限 3 倍的女性可能能够在不使用抗甲状腺药物的情况下维持甲状腺功能正常[16]。如果不使用抗甲状腺药物，应每周监测 TFT 直到第 12 周，然后根据临床需要每 2～4 周监测 1 次。如果甲状腺功能亢进症在妊娠前 3 个月复发，应开始使用 PTU。

如果不能停止使用抗甲状腺药物，PTU 是妊娠前 3 个月的首选药物，剂量为 50～150mg，每 8 小时口服 1 次，根据临床需要每 2～4 周检查 1 次 TSH 和 T_4。尽管 PTU 和 MMZ 具有相似的有效性，但 PTU 穿过胎盘的比率和先天性畸形的发生率（2%～4%）[31-35]，以及与 PTU 相关的先天性畸形（如耳前囊肿和泌尿道异常）与 MMZ 相比，被认为较不严重且可通过手术矫正（如皮肤发育不全、后鼻孔和食管闭锁、脐膨出、畸形面容、动脉粥样硬化和腹侧间隔缺损）（表 23-3）[31-39, 90-93]。PTU 和 MMZ 都与粒细胞缺乏症有关，应告知患者监测发热和喉咙痛等症状[93]。

在妊娠中期，PTU 经常换为 MMZ（以 1mg MMZ 与 20mg PTU 的比例），因为每天只需要使用 1 次 MMZ，而且还考虑到 PTU 引起的暴发性肝衰竭这种罕见但严重的并发症[16, 40, 41, 94]。对服用抗甲状腺药物的患者监测肝酶并没有被证实有效。普萘洛尔 10～20mg，每 6～8 小时口服 1 次，可以初步缓解高肾上腺素能症状，并应根据患者的耐受情况逐步减量，注意将心率维持在 80～100 次 / 分。同时应该注意长期使用 β 肾上腺素能受体拮抗药与宫内生长受限（intrauterine growth restriction，IUGR）、新生儿心动过缓及低血糖有关[42]。

推荐应用最低剂量的抗甲状腺药物，以维持甲状腺素水平在妊娠期参考范围内的正常上

表 23-3　抗甲状腺药物相关并发症

先天畸形	丙基硫氧嘧啶(PTU)	• 耳前窦、瘘管和囊肿[32] • 男性尿路异常（如肾囊肿、肾积水）
	甲巯咪唑（MMZ）	• 甲巯咪唑胚胎病[90, 91] 　– 发育不良 　– 鼻后孔闭锁[92] 　– 食管闭锁 　– 脐疝 　– 面部变形 • 眼部畸形 • 泌尿系畸形 • 无乳头畸形 • 腹隔膜缺陷 • 发育迟缓
母婴并发症		

皮疹、瘙痒、移行性多关节炎、狼疮样综合征、胆汁淤积性黄疸、粒细胞缺乏症[46, 93]，可发生暴发性肝衰竭[31, 41, 94]

限水平。抗甲状腺药物不能根据母体的 T_3 水平给药，因为这可能导致胎儿激素高负荷和胎儿的甲状腺功能减退[43]。此外，保持 TSH 水平在治疗期间和整个孕期处于抑制状态。抗甲状腺药物剂量应降低的指征包括：TSH 可被检测到，TSI 水平小于正常上限的 3 倍，游离 T_4 或游离 T_4 指数始终低于正常上限，或胎儿超声显示任何胎儿甲状腺功能减退的迹象（稍后详细讨论）。

随着妊娠的进展，TSI 水平会下降，到妊娠 20 周时大多数女性的 TSI 水平通常会低于正常上限的 3 倍[23, 24, 44, 45]。因此，抗甲状腺药物用药的需求减少，多达 40% 的女性将能够在妊娠晚期滴定调整抗甲状腺药物药量[46]。如果抗甲状腺药物的剂量较低（如 MMZ 每天 2.5～5mg 或 PTU 每天 50～100mg），且 TSI 低于 3 倍正常上限，可以停用抗甲状腺药物并密切监测 TFT 是否复发[46]。当 TSI 低于 3 倍正常上限

时，胎儿和新生儿发生甲状腺功能亢进的风险较低[23]。

由于与抗甲状腺药物相关的先天性畸形和母体并发症，也有其他的方法可考虑。在日本，碘化钾被用来代替抗甲状腺药物治疗妊娠期Graves甲状腺功能亢进，与MMZ相比，其先天性畸形的发生率降低[47]。然而这些研究没有被重复验证，目前在美国也不推荐使用。极少数情况下，甲状腺肿大且引起压迫症状或对抗甲状腺药物不耐受的患者需要进行甲状腺切除术[48]。如果考虑在妊娠期间进行手术操作，那么妊娠中期被认为是对母亲和胎儿最安全的时期。对于正准备接受手术的女性，应在手术时检测TSI水平，因为如果大于正常上限的3倍，术后需要持续检测TSI和胎儿超声以评估胎儿甲状腺功能亢进的情况。[131]I放射治疗在妊娠期是禁止使用的[16]。

七、妊娠期甲状腺功能亢进症的并发症

控制欠佳的甲状腺功能亢进与可能影响母亲、胎儿和新生儿的潜在的并发症有关。长期控制欠佳的甲状腺功能亢进的女性可能导致的并发症包括充血性心力衰竭和甲状腺危象。对于控制欠佳的甲状腺功能亢进症的孕妇，可能的并发症包括流产、妊娠高血压、先兆子痫、早产、胎盘早剥、胎膜早破和产后出血。胎儿的并发症可能包括宫内生长受限，以及与妊娠早期母体甲状腺功能亢进相关的髋关节发育不良[49, 50]。整个妊娠期甲状腺功能亢进未得到控制的母亲，新生儿可能有发生早产、死胎、低出生体重和中枢性甲状腺功能减退的风险（框23-2）[50-57]。

与未受控制的女性相比，治疗良好的甲状腺功能亢进的女性发生并发症的风险显著降低。与甲状腺功能亢进得到控制的女性相比，甲状腺功能亢进未控制的女性的妊娠高血压、低出生体重和早产风险分别高出5倍、9倍和16

框 23-2　孕妇甲状腺功能亢进失控的潜在并发症

- 母体充血性心力衰竭
- 甲状腺危象
- 流产
- 孕期高血压
- 子痫前期
- 早产
- 胎盘早剥
- 胎膜早破
- 宫内生长受限
- 新生儿中枢性甲状腺功能减退
- 死胎
- 产后出血

倍[55]。然而，与妊娠前就得到控制的女性相比，在妊娠期间治疗得到控制的女性仍存在更高的并发症风险[55, 56]。

（一）甲状腺危象

甲状腺危象（thyroid strom，TS）在妊娠期非常罕见。TS发生在长期未受控制的甲状腺功能亢进的患者身上，当他们遇到导致失代偿的诱发事件（如感染、怀孕、手术、药物等）。TS的特点是精神状态改变和高热。TS患者需要重症监护级别的护理，使用静脉输液、抗甲状腺药物、β肾上腺素能受体拮抗药（最好是非选择性普萘洛尔）、SSKI（碘化钾或浓碘溶液）、类固醇以及经验性的适合妊娠期的抗生素进行治疗。TS治疗中，对妊娠期患者的护理与非妊娠期患者类似（详见第1章"甲状腺危象"）。

（二）胎儿甲状腺毒症

胎儿甲状腺毒症（fetal thyrotoxicosis，FT）是由于TSI穿过胎盘并作用于胎儿甲状腺的TSHR所引起。FT通常发生在妊娠18—26周，此时胎儿TSH受体似乎对TSI有明显的反应[58-60]。TSI＞3倍正常上限的女性或之前已确诊有甲状腺疾病的胎儿或新生儿都有发生FT的风险[23-25]。

如前所述，对于有 FT 风险的女性，应在诊断怀孕时检查 TSI。TSI 应在妊娠 18 周时再进行 1 次检查。如果此时 TSI 大于正常上限的 3 倍，则应进行胎儿超声检查，以评估胎儿甲状腺功能是否存在亢进。每 4 周应进行 1 次胎儿超声检查，以评估胎龄、胎儿活力、羊水容量和胎儿解剖结构 [61, 62]。在 30—34 周时应重复检测 TSI，如果 TSI 仍然大于正常上限的 3 倍，则需要密切监测胎儿和新生儿，并根据需要更频繁地进行超声检查 [16]。除了 TSI 升高超过 3 倍正常上限外，需要进行胎儿超声检查的其他指征还包括曾有患甲状腺疾病的胎儿或新生儿病史、多普勒显示的胎儿心动过速（心率＞160 次 / 分）、甲状腺功能亢进症控制不良的病史，以及担心抗甲状腺药物治疗过度的情况。

对 FT 的治疗包括调整母体抗甲状腺药物治疗方案和跟踪胎儿的甲状腺功能亢进症状。如果母亲由于曾经接受 RAIA 或手术治疗 Graves 甲状腺功能亢进而导致甲状腺功能低下，则在左甲状腺素中加入抗甲状腺药物，并根据胎儿心动过速和甲状腺肿的大小来调整剂量 [26, 63, 64]。应使用最低剂量的 ATD 来维持正常的胎儿心率（110～160 次 / 分），每 1～2 周对胎儿进行 1 次评估。

（三）胎儿甲状腺功能减退

胎儿甲状腺功能减退可能是由于抗甲状腺药物的过度治疗造成的。胎儿甲状腺肿可能导致胎儿、产科和新生儿的并发症。胎儿可能因吞咽困难而出现羊水过多。由于胎儿甲状腺肿大导致胎儿颈部过度伸长，可能会导致分娩困难，因此通常首选剖宫产 [65, 66]。在极少数情况下，超声引导下的脐带穿刺术可用于评估胎儿的甲状腺状况。在有经验的中心进行穿刺，并发症的风险很低（0.5%～1%）[58, 65, 67]。如果胎儿甲状腺功能减退，随着抗甲状腺药物剂量的减少或停止，甲状腺功能会逐渐正常并且胎儿

甲状腺肿大会有所缩小 [68]。在特殊情况下，可能需要在羊膜腔内注射左甲状腺素。

（四）新生儿甲状腺功能亢进

在患有 Graves 甲状腺功能亢进的孕妇的后代中，有 1%～5% 发生新生儿甲状腺功能亢进症 [59, 69-71]。患有新生儿甲状腺功能亢进症的新生儿应根据临床指征，在出生时和之后每隔几天进行甲状腺功能检查。新生儿甲状腺功能亢进症可能表现为心动过速、活动过多、胎龄过小、骨骼加速成熟，极少数情况下可能出现过早的颅缝早闭、小头畸形和精神运动障碍 [46, 62, 72, 73]。

患有 Graves 甲状腺功能亢进并接受抗甲状腺药物治疗的母亲所生的新生儿没有甲状腺功能亢进的证据，应在生后 2—5 天时筛查甲状腺功能障碍，因为通过胎盘转移的抗甲状腺药物可能导致新生儿出生时甲状腺功能的实验室检查正常。出生后第 3～7 天的 TSH 水平＜0.9mU/L，则可推测新生儿患有甲状腺功能亢进症，其阳性率为 90%。TSI 可能在新生儿的血液循环中停留数月 [72, 74]。

（五）新生儿甲状腺功能减退

新生儿甲状腺功能减退症可能是由于母体抗甲状腺药物的过度治疗，或在未控制的 Graves 甲状腺功能亢进母体中抑制胎儿 TSH，而导致的中枢性甲状腺功能减退 [75]。及时的治疗可以改善新生儿的神经发育 [76]。

八、产后注意事项

在产后仍有甲状腺功能亢进的女性应按照标准做法进行治疗。这通常需要使用抗甲状腺药物。哺乳期女性禁用 RAIA 治疗，因此需要将母亲和新生儿分开。产后甲状腺功能正常的女性在产后第一年仍有 Graves 甲状腺功能亢进复发的风险 [6, 77]。Graves 病复发引起的甲状腺功能亢进症应与产后甲状腺炎（postpartum thyroiditis，PPT）相区别，PPT 发生在 5% 的围产期中，通常发生在 TPO 抗体阳性的女性中，不需要用抗甲状腺药物治疗[78]。产后 4 个月以上开始出现甲状腺功能亢进症状，TSI 滴度升高，则高度提示 Graves 甲状腺功能亢进。

女性在服用抗甲状腺药物时可以继续哺乳。尽管在母乳中发现了低浓度的 PTU 和 MMZ，并没有证据表明它们会对新生儿产生不利影响[78-84]。但仍然应使用最低的有效剂量，MMZ 的最大剂量为每天 20mg，PTU 为每天 450mg[16]。

九、孕前预防咨询

如果更加重视孕前咨询，就可以避免未受控的 GH 患者出现临床困境。所有患有 Graves 甲状腺功能亢进或既往有 Graves 甲状腺功能亢进病史的育龄女性应被建议有计划地怀孕，应采取避孕措施，并且一旦怀孕应该立即与医生联系。

应与患有 Graves 甲状腺功能亢进的育龄期女性讨论包括抗甲状腺药物、RAIA 和手术在内的孕前治疗方案。每种方案的潜在风险和益处应与患者希望的怀孕时间联系起来讨论。理想情况下，女性患者应先避免怀孕，直到甲状腺功能亢进症得到控制后数月。需要使用高剂量抗甲状腺药物治疗的女性如果想要怀孕，应考虑在怀孕前进行根治性的治疗。如果 TSI 大于正常上限的 3 倍，且患者希望尽快怀孕，手术可能是最佳的选择[27]。手术后 TSI 水平会立即下降，而 RAIA 后 TSI 会升高，并可能保持多年。新生儿甲状腺功能亢进症的发生率随着 RAIA 临近怀孕的时间而增加。在日本，在 RAIA 后 2 年内怀孕的 5.5% 伴有新生儿甲状腺功能亢进[28]。

如前所述，由于与 MMZ 有关的先天性畸形较为严重，PTU 是妊娠早期的首选抗甲状腺药物。医生可以选择在诊断出怀孕前或怀孕时将患者转为使用 PTU。然而，通常患者在器官发育期（第 6～10 周）后才发现怀孕或患者才来就诊。妊娠早期接触 PTU 和 MMZ 的女性所生的新生儿中，先天性畸形率均较高[32, 85]。因此，虽然担心 PTU 相关的肝脏毒性，但当患者停止避孕，MMZ 应改用为 PTU。

十、总结

Graves 甲状腺功能亢进孕妇的成功治疗取决于及时和准确的诊断，在妊娠期间使用必要的最低剂量的抗甲状腺药物以维持甲状腺功能正常，对患者进行教育，以及内分泌医生、妇产科医生、母体胎儿医学、新生儿医生和儿科医生的合作努力。对患有 Graves 甲状腺功能亢进的育龄女性进行孕前咨询应该是常规治疗计划的一部分。了解照顾 Graves 甲状腺功能亢进患者的特殊情况有助于实现分娩一个健康、无甲状腺疾病新生儿的目标。

第九篇　免疫治疗相关内分泌疾病
Immunotherapy-Associated Endocrinopathies

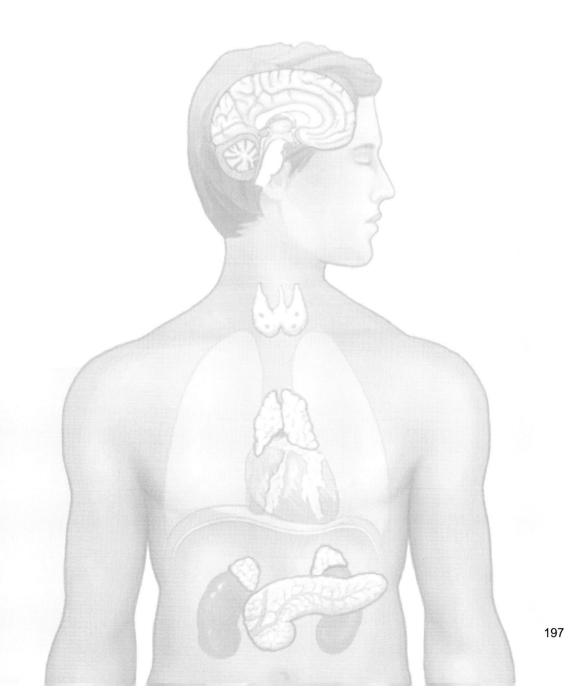

第 24 章　与免疫检查抑制药相关的内分泌疾病

Endocrinopathies Associated With Immune Checkpoint Inhibitors

Monica Girotra　著

李　晓　译

免疫检查点抑制药的应用改变了肿瘤的治疗策略，并提高了晚期恶性肿瘤患者的长期生存率。阻断细胞毒性 T 淋巴细胞相关抗原 4（cytotoxic T-lymphocyte antigen 4，CTLA-4）、程序性死亡受体 1（programmed death 1，PD-1）及其配体（PD-1 ligand，PD-L1）的抗体现已用于肿瘤的常规治疗中。但这些疗法会引起自身免疫毒性，即免疫相关不良事件（immune-related adverse event，IRAE），其中包括内分泌 IRAE。免疫检查点抑制后的垂体炎、甲状腺功能障碍和胰岛素依赖型糖尿病（insulin-dependent diabetes mellitus，IDDM）具有不同的临床表现。

一、CTLA-4 和 PD1 及其配体抑制药在肿瘤治疗中的作用机制

CTLA-4 是一种表达在 T 细胞表面的糖蛋白，是第一个被作为临床治疗靶点的免疫检查点受体。CTLA-4 通过抑制 T 细胞活性来控制早期 T 细胞活化的程度。CTLA-4 能够抑制 T 细胞共刺激受体 CD28 的活性[1-3]。在免疫应答过程中，当 T 细胞受体（T-cell receptor，TCR）识别其同源抗原时，CD28 会放大 TCR 信号以激活 T 细胞。CD28 和 CTLA4 有共同的配体 B7[4-7]。但 CTLA4 对 B7 的亲和力更高，通过与 CD28 的竞争，以及向 T 细胞传递抑制性信号来抑制 T 细胞的活化[8-13]。CTLA-4 的结合可以抑制 IL-2 的产生，以及活化的 T 细胞的周期过程，并能阻止 T 细胞的活化[3, 14]。CTLA-4 敲除小鼠的致死性免疫激活表型验证了 CTLA-4

对 T 细胞活化的抑制作用[15, 16]。

伊匹木单抗（ipilimumab）是一种与 CTLA-4 结合并抑制其与 B7 结合的单克隆抗体，对治疗一些恶性肿瘤很有效（图 24-1）[17]。当使用伊匹木单抗时，CD28 可以与 B7 结合来上调 T 细胞的活性[18-21]。通过阻断 CTLA-4，活化的 T 细胞可以增殖并被处于持续激活的状态，使原来免疫原性较差的肿瘤细胞的抗原也可以被 T 细胞靶向结合[22]。

PD-1 是表达在免疫细胞表面的受体，它的配体 PD-L1 和 PD-L2 则表达在多种类型的细胞上，其中包括抗原呈递细胞和肿瘤细胞[23-28]。当 PD-1 与其配体结合时，免疫细胞的活性会被削弱。PD-L1 在一些肿瘤细胞中表达上调，这抑制了 T 细胞的活化，增加了肿瘤细胞的免疫逃逸[29, 30]。针对 PD-1 及其配体 PD-L1 和 PD-L2 的单克隆抗体可以上调免疫应答，抑制肿瘤细胞的增殖[31-34]。目前针对这些途径的药物见表 24-1。

二、与免疫检查点抑制药治疗相关的特定内分泌疾病

（一）垂体炎

垂体炎是指垂体或垂体柄的炎症，在被考虑为是免疫检查点抑制药（immune checkpoint inhibitor，ICI）治疗的一种并发症后，其发病率有所增加。据报道，抗 CTLA-4 疗法引起的脑垂体炎的发生率有很明显的差异性，为 0.4%～17%[35]。与伊匹木单抗相比，曲美木单

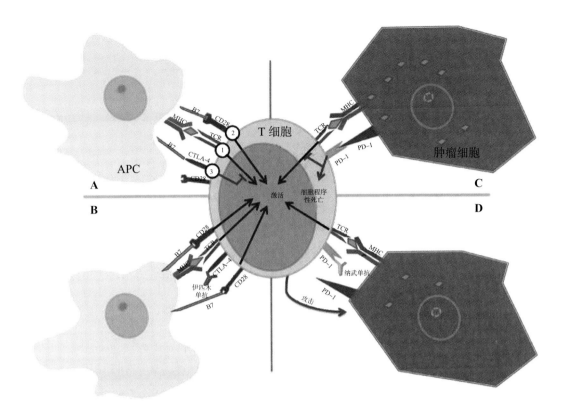

▲ 图 24-1　伊匹木单抗（**Ipilimumab**）、纳武单抗（**Nivolumab**）治疗恶性肿瘤的途径（此图彩色版本见书末）

A. 正常 CTLA-4 与 B7 共刺激配体的相互作用[1]。当 T 细胞受体（T-cell receptor，TCR）与抗原呈递细胞（antigen presenting cell，APC）的主要组织相容性复合物（major histocompatibility complex，MHC）结合并呈递抗原时，就会启动第一个激活信号[2]。当 T 细胞上 CD28 受体与 APC 上的 B7 共刺激配体结合时，启动 T 细胞激活第二信号[3]。T 细胞上的 CTLA4 受体作为检查点，通过与 CD28 受体竞争性地结合 B7 配体来抑制 T 细胞的激活。此作用抑制了第二激活信号的作用。B. 伊匹木单抗是一种 CTLA-4 抗体，通过与 CTLA-4 受体结合间接增加 T 细胞的活性。B7 和 CD28 结合介导的的第二激活信号被重新激活。C. 通过阻断程序性死亡受体 1（programmed death 1，PD-1）或其配体（PD-1 ligand，PD-L1）蛋白，纳武单抗使 T 细胞能够识别肿瘤细胞。D. 通过阻断 PD-1 或 PD-L1 蛋白，纳武单抗使 T 细胞能够识别肿瘤细胞 [引自 Byun DJ, Wolchok JD, Rosenberg LM, Girotra M. Cancer immunotherapy-immune checkpoint blockade and associated endocrinopathies. *Nat Rev Endocrinol.* 2017;13(4):195–207. https://www.ncbi.nlm.nih.gov/pmc/articles/PMC5629093/]

表 24-1　免疫检查点抑制治疗的常用药物

药物类别	药物名称
CTLA-4 抑制药	• 伊匹木单抗（Ipilimumab） • 曲美木单抗（Tremelimumab）
PD-1 抑制药	• 纳武单抗（Nivolumab） • 派姆单抗（Pembrolizumab）
PD-L1 抑制药	• 阿特珠单抗（Atezolizumab） • 德瓦鲁单抗（Burvalumab） • 阿维单抗（Avelumab）

抗（Tremelimumab）引起的垂体炎的发病率较低（0.4%～2.6% vs. 0.7%～18.1%）[35-49]。最近的研究越来越多地将垂体炎视为 ICI 治疗的潜在并发症，伊匹木单抗引起的垂体炎的发病率从 7.4% 提高至 16.3%[38, 50, 51]。由抗 PD-1/PD-L1 单药治疗诱发的垂体炎不太常见（估计发病率为 1% 或更低），尽管随着这些药物的广泛使用和更深入的研究，可能会有更多的病例被报道[35, 52-56]。

与抗 CTLA-4 治疗相关的垂体炎是一种紧急的内分泌疾病，最常表现为非特异性症状，如头痛、疲劳和虚弱[38,56,57]。其他不太常见的症状包括恶心、食欲不振、体重减轻、视力或精神状态改变、温度不耐受和关节痛[38,40,57]。这种情况可能在男性中更常见[38]。但这被认为与试验中男性患者黑色素的发病率增加有关。年龄也可能是ICI治疗后发生垂体炎的一个风险因素[38]。

垂体的炎症和继发性损伤可表现为多种激素缺乏，最致命的是ACTH和TSH缺乏，可分别导致继发性肾上腺功能不全和继发性甲状腺功能减退。ACTH和TSH缺乏是抗CTLA-4治疗相关垂体炎（CTLA-4-associated hypophysitis，CTLA-4-H）引起的最常见的垂体激素缺乏症。在这些病例中，尿崩症或垂体后叶损伤是罕见的[35,38,40,57]。ICI治疗引起的垂体炎可能与临床显著的发病率有关，被认为主要与继发性肾上腺功能不全有关，研究报告显示其发病率约为6%[35]。如果不被及时治疗和识别，肾上腺功能不全和随后的肾上腺危象可能会危及生命。在补充或不补充甲状腺激素的类固醇替代治疗后，肾上腺功能不全的症状可以迅速改善[38,40]。50%的受试者可出现低钠血症，但在激素替代治疗后可改善[38,57]。垂体损伤也可能引起性腺功能减退。IGF-1水平可能很低，但较少测量，因为生长激素治疗在活动性恶性肿瘤患者中是禁用的[35,38]。与ICI治疗相关的垂体炎发生后，催乳素水平升高和降低的情况都有报道[38,54,57,58]。

由CTLA-4-H引起的继发性肾上腺功能不全很少是可逆的。通常需要长期的糖皮质激素替代治疗[54,57]。据报道，继发性甲状腺功能减退症的恢复率为6%～64%[38,54]；继发性性腺功能减退症的恢复率为12%～57%[38,58,59]。患者的甲状腺和促性腺激素功能评估可能很复杂，因为患病期间患者的甲状腺和性腺的实验室检查结果可能与垂体功能不全（即正常甲状腺病态综合征/疾病诱发的性腺功能减退症）相似。因此，区分疾病恢复和CTLA-4-H诱导的甲状

腺或性腺激素缺乏的真正的恢复可能是一个挑战。然而，就皮质醇水平而言，这些值在患病期间通常会上升。

在CTLA-4-H患者中，75%～100%的患者垂体MRI可见轻度至中度弥漫性肿大，呈均匀或不均质的表现[35,38]。MRI可见垂体柄的增厚。视神经压迫症状并不常见。MRI诊断垂体炎的时间框和放射科医生对垂体炎的经验可能导致MRI阳性发现的可能性较低。垂体增大在CTLA-4-H的临床诊断之前出现，出现垂体增大的中位时间在激素缺乏症出现生化证据的前1周[38,54]。增大的垂体会在4～12周内体积减小，随后可以看到腺体萎缩[35,54,59,60]。头痛和垂体增大在纳武单抗（nivolumab）/派姆单抗（pemrolizumab）引发的垂体炎患者中可能较少发生（一项研究中显示发病率为23%）[56]。

CTLA-4-H与患者接受的ICI剂量有关，尽管关于这一发现仍存在相互矛盾的研究[38,40,54]。抗CTLA-4治疗后6～14周出现症状，通常发生在第3次治疗后[38,57]。正如一项研究中所述，与伊匹木单抗单药治疗［中位时间为9.3周，四分位范围（interquartile range，IR）:7.2～11.1］或伊匹木单抗联合抗PD1治疗（中位时间为12.5周，IR：7.4～18.6）的患者相比，抗PD1单药治疗的患者出现症状较晚（中位时间为25.8周，IR：18.4～44.0）[56]。

高剂量的类固醇激素被用来减少CTLA-4-H引起的垂体炎症，以希望能保留或逆转垂体损伤；然而，这似乎并不能改善垂体激素的恢复过程[40,54,57]。此外，也存在大剂量类固醇的免疫抑制作用会对免疫检查点的抗肿瘤疗效产生负面影响的担忧[61]。因此，高剂量类固醇应该谨慎用于临床上有显著疾病症状、低钠血症、严重头痛或明显的垂体增大接近视交叉的患者[15,34]。

（二）原发性甲状腺功能障碍

原发性甲状腺功能障碍与甲状腺异常有关，

而继发性甲状腺功能减退则与垂体炎 / 垂体功能障碍有关。ICI 治疗后的原发性甲状腺功能障碍通常由甲状腺炎引起，PET 可见弥漫性摄取 [62]。甲状腺炎首先表现为由发生炎症反应的甲状腺组织释放甲状腺激素引起的甲状腺毒症，然后导致最终的甲状腺功能减退。Graves病在这些患者中并不常见。抗 CTLA-4 和抗PD1/PD-L1 治疗均会导致原发性甲状腺功能障碍，而在 PD1/PD-L1 阻断药治疗中可能更常见 [40, 63]。对伊匹木单抗治疗后原发性甲状腺功能减退的研究报告显示，治疗后 5 个月至 3 年内的发生率为 5%～6% [38, 40]。

在早期的研究中，PD1 抑制治疗后甲状腺功能减退症的总体发生率为 5%～8%，甲状腺功能亢进症约为 3% [35]。如前所述，在甲状腺炎中，同一患者可能先发生甲状腺毒症，后发生甲状腺功能减退。随后的针对原发性甲状腺功能障碍的研究指出，PD1 抑制治疗后的发病率可高达 14%～20%，特别是 ICI 联合治疗后 [63, 64]。甲状腺功能减退症最早可在治疗后 3 周内发病，最长可在治疗后 10 个月内发病；然而，大多数病例在 ICI 治疗后的前 1～3 个月内发病 [45, 63, 64]。高达 50% 病例的甲状腺毒症可能是一过性的，随后甲状腺功能状态可恢复正常 [30]。如果在抗 PD1 治疗后出现原发性甲状腺功能减退，往往是永久性的 [30, 31, 62]。具有甲状腺功能减退既往史或 TPO 抗体基线滴度高的患者，可能预示着抗 PD1 治疗后发生甲状腺功能减退症恶化或复发具有高风险 [63]。据报道，在使用阿特珠单抗（Atezolizumab）进行抗 PDL1治疗的临床试验中，甲状腺功能减退症的发生率为 8.6% [65]。抗 PD-L1 治疗的内分泌不良事件是否与其他 ICI 治疗类似，需要更多的临床试验来进一步研究。

（三）原发性肾上腺功能不全

ICI 治疗引起肾上腺炎已有病例报道。但总体而言，原发性肾上腺功能不全的发生率似乎很低 [66-68]。有报道称伊匹木单抗、派姆单抗和纳武单抗均会导致原发性肾上腺功能不全。抗肾上腺抗体也有一些研究报道 [69, 70]。肾上腺炎症 [66, 67] 以及 PET 扫描提示双侧肾上腺弥漫性摄取增加的病例也有报道 [67, 71]。肾上腺萎缩的病例也被报道过 [72]。这些报告中描述的肾上腺功能不全与 ICI 引起的自身免疫性肾上腺受损相一致 [68, 72]。

（四）胰岛素依赖型糖尿病

抗 PD-1/PD-L1 治疗后的胰岛素依赖性糖尿病（ICI-IDDM）并不常见，发病率＜1% [73, 74]。ICI-IDDM 的典型表现为明显的高血糖或 DKA，伴低 C- 肽水平，而且似乎是不可逆的。患者在治疗开始后 1 周至 12 个月内出现 DKA 或明显的高血糖，中位时间为 8.5 周，中位血糖水平为 530mg/dl [75]。DKA 或高血糖的症状包括多尿、多饮、视物模糊和乏力。ICI-IDDM 可见糖尿病自身抗原的自身抗体阳性，以及 $CD8^+$ T 细胞活性的上调 [75, 76]。在 ICI 治疗期间，进行标准化血糖的实验室检测，医生应跟踪血糖变化。在治疗 ICI-IDDM 时，需要对 DKA 进行积极治疗，并采用个性化的胰岛素方案。文献报道抗CTLA-4 治疗后发生 ICI-IDDM 非常罕见 [74]。

三、联合治疗

CTLA-4 和 PD1 抑制药的联合治疗在肿瘤治疗方面有协同效应 [77-79]。然而，联合治疗可以增加不良事件的发生率。在纳武单抗 / 伊匹木单抗联合治疗与单药治疗的对比试验中，联合治疗的协同效应和不良事件均有显著增加。大约 59% 的联合治疗组有Ⅲ～Ⅳ级的毒性反应，单药治疗组则分别为 21%（纳武单抗）和28%（伊匹木单抗）[78]。关于联合治疗组的合并内分泌疾病，该试验报告了甲状腺功能减退的发生率为 17%（纳武单抗 11%，伊匹木单抗

5%）；甲状腺功能亢进的发生率为 11%（纳武单抗 4%，伊匹木单抗 1.0%），垂体炎的发生率为 7%（纳武单抗 1%，伊匹木单抗 4%）。另外一项回顾性研究显示，黑色素瘤患者在接受抗 CTLA-4/PD1 联合治疗后，出现任何类型的甲状腺功能异常的比率可能高达 50%[80]。

四、内分泌疾病与治疗反应

ICI 治疗的临床反应和 IRAE 之间的关联已有试验报道[81]。特别是伊匹木单抗相关的垂体炎患者中位生存时间延长（19.4 个月 vs. 非垂体炎患者的 8.8 个月）[38]。据报道，抗 PD1 治疗和甲状腺功能障碍的发生也会延长患者的生存期，然而各种研究结果却相互矛盾[64, 82]。在一项对接受派姆单抗治疗非小细胞肺癌患者的研究中，有甲状腺功能障碍的患者的中位总生存期明显长于无甲状腺功能障碍的患者（中位时间为 40 个月 vs. 14 个月，$P=0.029$）[82]，但是研究中可能会存在时间偏倚，因为只有那些受益于 ICI 治疗延长生存期的患者才会被跟踪足够长的时间来记录不良事件的发生。

五、诊断与治疗

（一）垂体炎

垂体炎主要发生在抗 CTLA-4 单药或联合抗 PD1/PD-L1 药物治疗后。如前所述，抗 PD1/PD-L1 单药治疗时，垂体炎的发生率很低（1% 或更低）。在 CTLA-4 和（或）PD1/PD-L1 阻断药治疗期间的常规检查包括基线水平和后续随访的 TFT，但不包括肾上腺功能测试。但是考虑到肾上腺功能不全可能会危及生命，在 CTLA-4 抑制药治疗期间监测早晨 ACTH 和皮质醇水平是很重要的（图 24-2）。有垂体炎症指征的患者应及时进行垂体功能减退症的评估。初步评估包括早晨 ACTH 和皮质醇水平（最好是在上午 8 点钟或之前），以及 TSH 和游离 T_4

的检测。如怀疑垂体炎，可行垂体 MRI 成像。对于临床体检发现患者视野改变或影像学上有视交叉受压迹象的患者，可能需要进行正式详尽的视野检查。

考虑到垂体炎通常在 CTLA-4 阻断治疗的早期发生，治疗期间前 6 个月可考虑每月进行实验室检查（图 24-2）。如果实验室检查正常且患者无症状，则在接下来的 6 个月可每 3 个月检查 1 次，之后每 6～12 个月检查 1 次。如果 TFT 显示降低的或正常低值的 TSH 和 FT₄ 水平，垂体 MRI 显示垂体增大，或出现符合垂体炎的症状，则需测量早晨（上午 8 点钟）的 ACTH 和皮质醇水平。CTLA-4-H 引起继发性肾上腺功能不全的患者，上午 8 点钟的皮质醇（<3μg/dl）和 ACTH（<5pg/ml）水平都很低[57]。正常人清晨（上午 8 点钟之前）血清皮质醇水平在 10～20μg/dl[83]。如果无法在清晨进行实验室检测，或者在临床就诊时有紧急需要，可以进行随机的 ACTH 和皮质醇水平检测。在 CTLA-4-H 患者中，这些指标在 1 天中的任何时间都很低。临床医生应确认患者没有因为其他适应证而接受外源性类固醇，因为这会影响 ACTH 和皮质醇水平的检测。由于 HPA 轴的抑制作用，服用外源性地塞米松（dexamethasone）患者的 ACTH 和皮质醇水平会很低。正在服用泼尼松或氢化可的松的患者 ACTH 可能较低，但皮质醇水平正常或高于正常值，因为这些药物可以在皮质醇的检测中被检测到。相反地，地塞米松则检测不到。长期使用类固醇可导致 HPA 轴的抑制。皮质类固醇治疗引起的其他 IRAE 可掩盖 ICI 诱导的肾上腺功能不全或垂体炎的表现。ACTH 兴奋试验对检测早期继发性肾上腺功能不全的作用不大。这是因为在垂体损伤初期，肾上腺可能仍对 ACTH 刺激有反应，因为肾上腺还没有因长期缺乏垂体 ACTH 刺激而萎缩[84]。诊断为垂体炎的患者应评估促性腺激素、睾酮（男

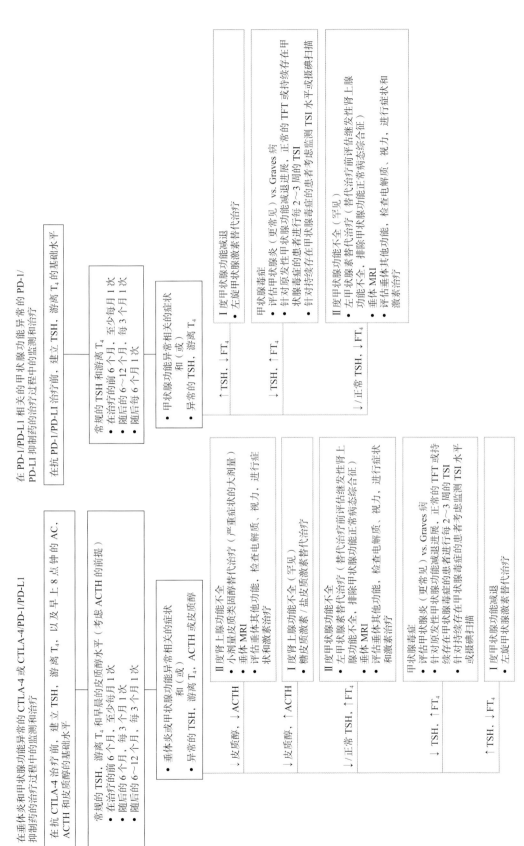

▲ 图 24-2　激素检测的标准规程

ACTH. 促肾上腺皮质激素；CTLA-4. 细胞毒 T 淋巴细胞相关抗原 4；FT$_4$. 游离 T$_4$；MRI. 磁共振成像；PD-1. 程序性死亡受体 1；PD-L1. 程序性死亡受体配体 1；TFT. 甲状腺功能检查；TSI. 促甲状腺免疫球蛋白 [引自 Girotra M, Hansen A, Farooki A, et al. The current understanding of the endo-crine effects from immune checkpoint inhibitors and recommendations for management. *JNCI Cancer Spectr*. 2018;2(3):pky021. https://www.ncbi. nlm.nih.gov/pmc/articles/PMC6054022/.]

性）和雌激素（绝经前女性）水平。对于继发性性腺功能减退的患者，可以检测其催乳素水平，因为高催乳素血症也可导致促性腺素性功能减退症。CTLA-4-H 患者低钠血症的发生率也很高，这可能是由于继发性肾上腺功能不全和（或）继发性甲状腺功能减退[35]。尿崩症在 CTLA-4-H 患者中并不常见[38, 57]。生长激素和 IGF-1 的评估是非必需的，因为生长激素替代治疗在活动性癌症患者中是禁忌的。如果使用抗 CTLA-4 和抗 PD-1/PD-L1 联合治疗，可以按照抗 CTLA-4 单药治疗的建议规程监测甲状腺功能和肾上腺功能，如图 24-2 所示。

ICI 相关的垂体炎患者会出现单一激素缺乏或多种垂体激素缺乏的症状[38, 57]。治疗的目标包括激素替代和症状管理。对乙酰氨基酚、非甾体抗炎药或类固醇可用于治疗头痛。为了补充中枢性 / 继发性肾上腺功能不全，可以按 $10mg/m^2$ 使用氢化可的松（即上午 10～15mg，下午 5～10mg），或者每天使用同等剂量的泼尼松[57]。激素替代治疗开始后，ICI 的治疗通常可以不间断地继续进行。大剂量类固醇激素可用于危重症、严重的低钠血症、严重的头痛、视觉障碍或其他神经系统症状，或垂体明显增大接近视交叉的患者。在这些比较严重的临床情况下，在激素替代治疗稳定病情之前，可以暂停 ICI 的治疗。糖皮质激素治疗可减少垂体肿大，帮助改善相关症状；然而，高剂量类固醇似乎并不能逆转垂体功能的减退[54, 57-59]。肾上腺功能不全的患者应接受关于在疾病期或手术过程中需要增加类固醇的相关教育，并应佩戴医疗提醒手环。虽然 CTLA-4-H 引起的继发性肾上腺功能不全通常是永久性的，但对垂体 – 肾上腺轴恢复的评估在第一年应每 3～6 个月进行 1 次，之后每 6～12 个月进行 1 次[57]。

在排除非甲状腺疾病后，应使用左甲状腺素治疗中枢性甲状腺功能减退。糖皮质激素替代治疗应在甲状腺激素替代之前或同时开始，以防止 ACTH 和 TSH 同时缺乏的患者诱发肾上腺危象[85]。对性腺功能低下的患者可检测其催乳素水平，因为催乳素升高可引起继发性性腺功能减退。在排除高催乳素血症和正常性腺病态综合征后，可用睾酮替代疗法治疗男性性腺功能减退症。睾酮的替代疗法应遵循内分泌学会的指南[86]。如果有临床指征，雌激素替代治疗可用于绝经前有性腺功能减退的女性。垂体 – 甲状腺轴和垂体 – 性腺轴恢复的评估第一年可每 3～6 个月进行 1 次，之后每 6～12 个月进行 1 次，因为继发性甲状腺功能减退和继发性性腺功能减退已有报道可以恢复[38]。低钠血症通常是短暂的，激素替代治疗后可改善。

（二）原发性甲状腺功能障碍

甲状腺功能减退症是抗 CTLA-4 或抗 PD-1/PD-L1 治疗后最常见的内分泌异常。基线 TSH 和游离 T_4 水平的检测可在 CTLA-4 或 PD-1/PD-L1 阻断治疗前进行，然后在治疗后前 6 个月至少每月测量 1 次。如果实验室检查正常且患者无症状，可在第 6～12 个月内每季度检查 1 次 TFT，此后大约每 6 个月检查 1 次。如果患者在就诊期间有任何甲状腺功能障碍的症状或体征，应及时检测 TFT。如果患者发生原发性甲状腺功能减退或甲状腺毒症，可以检查其甲状腺自身抗体[87]。

最初因甲状腺炎引起的甲状腺毒症的临床和生化异常可在 2～4 周内改善，但也有长期甲状腺毒症的报道[82]。甲状腺毒症患者每 2～3 周应监测 1 次 TFT，因为甲状腺毒症可能发展为甲状腺功能减退症。

ICI 治疗后 Graves 甲状腺功能亢进及眼病很少见[88, 89]。对于长期甲状腺功能亢进、甲状腺肿、眼病的患者，可以通过检测其 TSI、TRAb 或甲状腺核素扫描进行 Graves 甲状腺功能亢进的评估。Graves 甲状腺功能亢进可能会导致甲状腺高碘摄取水平。甲状腺炎的特征性表现是低碘摄取。癌症患者的放射性碘摄取扫描可能不准确，因为碘对比剂会降低甲状腺的摄碘量[90]。

β 肾上腺素能受体拮抗药可用于甲状腺炎引起的短暂甲状腺毒症的症状治疗。许多甲状腺炎引起的甲状腺毒症患者相对无症状。很少情况需要糖皮质激素的治疗，但对于那些有心脏病和（或）严重症状，需要暂停 ICI 治疗的患者，可以考虑使用糖皮质激素。抗甲状腺药物，如甲巯咪唑可用于 Graves 甲状腺功能亢进患者。然而这些药物对大多数 ICI 诱导的甲状腺毒症无效。

对于原发性甲状腺功能减退症，应使用左甲状腺素，并每 4～6 周调整 1 次，以使 TFT 恢复正常[91]。如果患者无症状且 TSH 升高低于 10，游离 T_4 正常，则可密切随访，无须甲状腺激素替代治疗[92]。对于垂体功能障碍引起的继发性甲状腺功能减退（游离 T_4 低，TSH 降低或正常低值），在给予甲状腺激素之前，应排除继发性肾上腺功能不全，以避免引起肾上腺危象。对于老年患者或心脏病患者，开始应使用低剂量的左甲状腺素，并缓慢增加剂量[91]。对甲状腺功能障碍症状严重的患者，可暂停免疫治疗，但这种情况并不常见。

（三）原发性肾上腺功能不全

由于 ICI 相关的原发性肾上腺功能不全很少发生，因此尚未制订其监测指南。如果在常规扫描中发现肾上腺增大或萎缩，需要通过测量 ACTH 和皮质醇水平以及促肾上腺素刺激试验来评估肾上腺功能，以评估原发性肾上腺功能不全。糖皮质激素和盐皮质激素替代都可用

于治疗原发性肾上腺功能不全。

（四）胰岛素依赖型糖尿病

尽管在 ICI 治疗中 IDDM 很少见，但医生应熟悉 DKA 或高血糖的体征和症状（多尿、多饮、视物模糊和乏力），因为漏诊可能会危及生命。在 ICI 治疗中，应该经常进行血糖的标准实验室检测，医生应该跟踪血糖的变化。糖尿病自身抗体检测（谷氨酸脱羧酶 /GAD65 抗体、胰岛素抗体、胰岛抗体、锌转运蛋白 8/Zn-T8 抗体）和内源性胰岛素分泌（C- 肽和胰岛素水平）的检测，可以区分胰岛素依赖型和非胰岛素依赖型糖尿病。ICI-IDDM 的治疗需要对 DKA 进行积极的处理，并采用个性化的胰岛素治疗方案。

（五）联合治疗

对于抗 CTLA-4 和抗 PD-1/PD-L1 联合治疗的患者，临床医生可以遵循单药治疗的建议进行筛查（图 24-2），并注意 ICI 联合治疗可能增加内分泌疾病的潜在风险。

六、总结

随着免疫检查点抑制药的适应证扩展到肿瘤学的各个领域，关于免疫检查点抑制药引起内分泌疾病的报道也越来越详尽。尽管确切的发病机制尚不清楚，ICI 治疗引起的免疫系统活性增加可导致对正常组织的自身免疫性。抗 CTLA-4 治疗与垂体炎和原发性甲状腺功能障碍的发生有关。PD-1/PD-L1 拮抗药主要与甲状腺炎引起的原发性甲状腺功能障碍有关。CTLA-4 和 PD-1 阻断药的联合治疗与单药治疗相比，似乎会增加甲状腺功能障碍和垂体炎的风险。PD-1/PD-L1 阻断治疗后，有暴发性 IDDM 的报道，但 CTLA-4 阻断治疗后，仅有少数病例报道。报告显示，特定的 IRAE 发生可能与癌症治疗的良好反应相关。但仍需要

更多的研究来充分阐明这种关系。由于早期的临床试验可能没有对内分泌不良事件进行全面的监测，内分泌疾病的总体发生率可能没有得到充分的了解。临床医生需要了解这些内分泌疾病，因为有些相关疾病如果漏诊，可能会危及生命。幸运的是，对于 ICI 相关的内分泌疾病，已经有了有效的筛查方法和激素替代疗法。及早发现和治疗，可降低 ICI 相关内分泌疾病的发病率，并避免挽救生命的免疫治疗的中断。

第十篇　危重症创伤患者的内分泌反应：核事件

Endocrine Responses in Critically Ill Trauma Patients: Nuclear Emergency

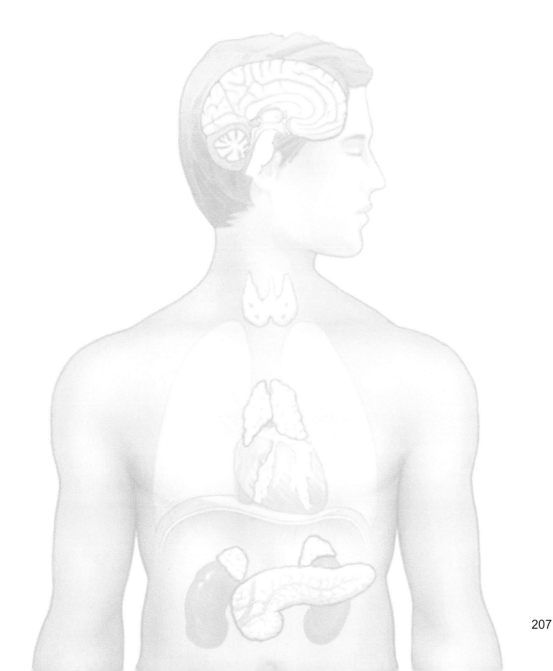

第25章 危重症和创伤患者的内分泌反应
Endocrine Responses in Critically Ill and Trauma Patients

Lane L. Frasier　Jane J. Keating　Adam Michael Shiroff　著
杨　倩　译

一、概述

人体通过多个调节系统维持体内平衡，这些调节系统对每个器官系统进行严格的控制，并通过负反馈机制进行持续的调节。这些系统通常具有叠加和互补效应，导致机体多个系统对刺激或压力做出协同调控变化。心率、血压和全身动静脉血管张力通过交感神经和副交感神经系统调控，并与肾素、醛固酮、血管紧张素和 AVP 紧密协调，以维持血管内容量和渗透压的稳定。HPA 轴负责调控应急反应下适当的肾上腺素能和糖皮质激素水平，并对下游的代谢、糖酵解、糖异生和免疫功能产生影响。在应对包括运动、疾病和伤害在内的压力源时，这些系统协同工作以维持体内平衡。在理想条件下，随着外部压力源的消除，这些系统恢复到基线功能，并恢复稳态。

危重病是指在没有单独或多个器官系统支持的情况下，任何危及生命且可导致死亡的状况[1]。在危重病期间，体内平衡被严重破坏，一个或多个调节系统无法补偿该诱发事件。当调节机制不足或处于异常、相反的调节时，可能会导致或加剧危重疾病的进展。例如，败血症被定义为宿主对感染的反应失调，导致终末器官功能障碍[2]。此外，危重病，特别是长期的危重病，可导致正常的应激反应稳态机制失衡，导致生理参数长期紊乱，无法恢复到基线健康状态，称为慢性危重病。虽然对慢性危重病的定义尚未达成共识，但目前它包括长期(超

过7天)患有的器官功能障碍、认知能力下降、营养不良、反复或持续感染以及严重的长期虚弱状态[3-6]。

本章概述了对严重疾病和创伤的正常(预期的)反应，回顾了慢性严重疾病期间内分泌系统的调节情况，并讨论了这期间特定系统受到的影响。了解宿主对危重病和创伤的正常和失调反应是提供危重病护理的重要组成部分，而对慢性危重病潜在机制的研究，有助于今后对此类患者进行合理的干预和治疗。

二、对应激的正常反应

(一)交感神经系统

由于疼痛、发热、损伤和疾病对交感神经系统的刺激因素会刺激肾上腺髓质释放肾上腺素，以及交感神经系统的神经节后细胞释放去甲肾上腺素。在急性应激反应中，这些激素的水平可以上升 10~100 倍[7]。去甲肾上腺素主要刺激 α 肾上腺素能受体，而肾上腺素同时刺激 β 肾上腺素能受体和 α 肾上腺素能受体，对全身产生多重影响。α 肾上腺素能受体激活导致血管收缩、血管张力增加和胃肠道平滑肌松弛。β 肾上腺素能受体激活导致支气管扩张，以及心率(变时性)和心肌收缩力(变力性)的增加，这两者共同作用于增加心输出量。总的来说，这些作用可以增加氧气输送和血管张力。

一些患者在急性疾病或创伤中表现出肾上腺素和去甲肾上腺素激活能力降低，这在老年

人中尤其常见，但其本质上是多因素的。静息时交感神经张力随着年龄的增长而增加[8]，同时 α 和 β 肾上腺素能受体的敏感性降低，导致对交感神经系统输出增加的反应降低。老年人的小动脉对 α 肾上腺素能受体刺激的反应性较低[9]，并且老年人的最大心率降低。此外，老年患者更有可能服用 β 肾上腺素能受体拮抗药和钙通道阻滞药等药物，以防止血管收缩和变应性的增加。因此在这些患者中，其脉搏可能正常，所以低血容量、败血症的早期症状很可能被忽略。此外，这些患者的生理储备减少，因为他们无法产生与刺激性应激源相称的肾上腺素反应，并可能因血管麻痹和低血容量而迅速发展为低血压和灌注不足。临床医生在评估这些患者时应该高度警惕低血容量、出血和败血症的迹象。

（二）肾素 – 血管紧张素 – 醛固酮系统

肾素 – 血管紧张素 – 醛固酮系统通过多种机制调控钠平衡和细胞外钠水平，这与 AVP 调节的血浆渗透压和全身液体量相一致（见下文）。肾素由肾入球小动脉中的球旁细胞分泌，以响应灌注压降低、入球小动脉中交感神经纤维的激活，以及向致密黄斑的 NaCl 输送减少等信号[10]。然后，肾素激活肝脏产生的血管紧张素原，产成血管紧张素 I，血管紧张素 I 在血液中循环，通过肺和肾内皮细胞的血管紧张素转化酶转化为血管紧张素 II。血管紧张素 II 刺激肾上腺皮质释放醛固酮，从而增强近、远端小管和集合管对 NaCl 的重吸收[10]，增加小动脉血管张力，从而升高血压，刺激 AVP 的分泌，减少尿液失水以增加循环量。

（三）精氨酸加压素

垂体与肾脏系统紧密联系，以维持水平衡、血浆渗透压和血管内容量。AVP 负责调节排泄到尿液中的水量，从而维持适当的液体总量和血浆渗透压。调节 AVP 分泌的最强的调控因素

是血浆渗透压[11]。在适当的血浆渗透压下，血浆 AVP 水平较低，肾集合管排出大量水分，导致尿液渗透压较低。然而，随着血浆渗透压的升高，即使是微弱变化的血浆渗透压也可显著增加 AVP 的分泌[11]。下丘脑前部的细胞称为渗透压感受器，在下丘脑的视上核和室旁核中感受到渗透压升高而产生 AVP 释放信号，AVP 在释放前以颗粒形式运输到垂体后叶。血浆 AVP 进入肾脏系统，促进水的重吸收，减少尿液产生，使血浆渗透压恢复到正常水平，并使 AVP 恢复到基线水平。

AVP 受血压或血容量降低的较小程度的调节[11]。由左心房和肺动脉中的低压压力感受器感知血压降低的变化，主要针对血管容积的变化做出反应；主动脉弓和颈动脉窦中的高压压力感受器对动脉压的变化做出反应。来自这些压力感受器的信号被传递到下丘脑的视上核和室旁核，导致 AVP 的产生和释放。然而，这些压力感受器不如调节血浆渗透压的渗透压感受器敏感，在通过这种机制促进释放 AVP 之前，需要 5%～10% 的血容量或血压的降幅。此外，血压和血容量的变化也会改变下丘脑对血浆渗透压变化的反应。低血容量时，渗透压的微小变化将导致 AVP 在渗透压处于正常范围内时也能释放，以降低血浆渗透压为代价来保留血管内容积。相反，在血容量过负荷的情况下，血浆渗透压设定点会向相反方向改变，使 AVP 分泌之前需要更高的渗透压，从而导致水利尿作用的增加。

危重病患者可能会出现两种情况，包括 AVP 和血浆渗透压的失调。患者可能在 ADH 异常综合征或 SIADH 中过度分泌 AVP，导致水潴留、低尿量和低钠血症。这种情况可由恶性肿瘤、包括颅内出血在内的创伤、肺炎等肺部疾病以及各种药物而引起，如选择性 5- 羟色胺再摄取抑制药（selective serotonin reuptake inhibitor，SSRI）、噻嗪类利尿药、抗癫痫药物

（卡马西平和奥卡西平）等。诊断标准包括血清钠＜135mmol/L，血浆渗透压＜275mOsm/kg，以及自发尿渗透压＞100mOsm/kg[12]。治疗通常包括限制液体摄入和解决导致 SIADH 的潜在病因。

相反，中枢性尿崩症是由于缺乏 AVP 的产生和释放所致。当这种情况发生时，肾集合管中的水重吸收作用很小，患者每天可产生高达 20L 稀释的尿液，导致严重的低血容量和高钠血症。中枢性尿崩症通常由创伤性脑损伤、中枢神经系统感染和肿瘤引起。通过进行禁水试验，并在禁水前后测量血浆和尿液渗透压，可明确诊断。通过逆转诱发的原因进行治疗，并给予去氨加压素（一种血管加压素抑制药）以促进肾脏对水的重吸收[13]。

除了调节血浆渗透压和血管内容量外，AVP 在正常和休克情况下血管张力的维持方面也起着关键作用。包括败血症和失血性休克在内的几种情况会破坏正常的血管舒缩张力，导致血管麻痹、低血压和灌注不足。尽管儿茶酚胺的释放和肾素 - 血管紧张素系统的激活[14]，这种情况仍可能发生，并且至少部分是由于一氧化氮生成增加而介导的[15, 16]。血管加压素水平本应随着低血容量和低血压而升高；然而，随着休克加重，血浆加压素水平可能会降低[15, 17]，可能是由于神经垂体中加压素储备的耗尽[15]。恢复正常的血管加压素水平可能改善休克患者的预后：在最近的随机临床试验中，Sims 等发现创伤出血的患者补充低剂量 AVP 可降低输血的需求[18]。Gorden 等的一项单独随机对照试验发现，与肾上腺素相比，随机使用加压素（0.06U/min）的脓毒性休克患者肾脏替代治疗的需求更小，但存活率无差异[19]。

（四）生长激素

GH 由下丘脑释放的 GHRH 作用于垂体前叶后以脉冲形式释放。GH 对多种外周组织具有复杂的作用，但通常通过增加氨基酸的摄取和增加蛋白质的合成来促进蛋白质的合成代谢，并通过刺激三酰甘油的分解来利用脂肪的储存。GH 释放的调节是复杂的，可由 GHRH 以外的激素（如生长激素释放肽）促进分泌，也可被生长抑素和 IGF-1 抑制[20–23]。在危重疾病中，GH 的分泌增加，激素分泌的峰值更高，脉冲更频繁[20]，从而刺激 IGF-1 的释放，诱导脂肪分解和肝脏糖异生[24]。

在慢性危重病中，GH 释放的脉动性受到抑制，这似乎与低水平的 IGF-1 相关，可导致慢性危重病患者出现肌肉和骨质的流失[20, 25]。

（五）下丘脑 - 垂体 - 肾上腺轴

压力性刺激会激活 HPA 轴。下丘脑释放 CRH，刺激垂体释放 ACTH。ACTH 反过来刺激肾上腺皮质释放皮质醇，皮质醇是一种类固醇激素，在全身具有多种作用。与糖皮质激素受体相比，皮质醇和可的松对盐皮质激素受体具有更高的亲和力，并且在激素的基线水平下，主要与盐皮质激素受体结合[26]。然而，随着应激压力的增加，糖皮质激素水平增加，并开始结合糖皮质激素受体。糖皮质激素与细胞质中的受体结合后[27]，进入细胞核，调节与代谢、炎症和免疫反应相关的基因的转录过程。

1. 下丘脑 - 垂体 - 肾上腺轴的调节 正常情况下，HPA 轴通过负反馈进行调节。ACTH 和皮质醇的升高分别导致 CRH 和 ACTH 的分泌减少。急性危重病时，皮质醇浓度显著高于基线水平，并持续升高数天。对于中度和短期的应激及其刺激的糖皮质激素分泌，HPA 轴很快就受到负反馈调节（几分钟到几小时）[27]。多项研究发现，危重患者的 ACTH 水平明显低于基线水平，这与负反馈调节的结果一致。尽管如此，由于部分皮质醇降解减少，皮质醇的总体水平仍然升高[1, 28, 29]。实验研究发现，危重患者的皮质醇半衰期是非危重患者的 5 倍[1, 30]。

由于大多数皮质醇与皮质醇结合球蛋白结合并且没有生物活性，因此血清皮质醇水平的解释十分复杂；此外，应激状态可影响糖皮质激素受体的可用性，进一步调节疾病和损伤中皮质醇水平升高的影响[1]。

随着疾病的进展和糖皮质激素的产生，HPA 轴的抑制作用减弱[27]，皮质醇的正常昼夜节律变平，促进骨骼肌分解代谢和肌肉的消耗，导致脂肪再分配、中枢性肥胖、代谢综合征和胰岛素抵抗或 2 型糖尿病。随着长期使用，皮质类固醇也会减少成骨细胞的数量和功能，导致骨形成减少、骨质减少和骨质疏松，并且由于内源性血管活性剂基线水平升高，导致血管张力增加，促进高血压的发生[27]。

2. 糖皮质激素在急性危重病中的应用　糖皮质激素在正常的应激反应中起到几个关键作用。它们可以增加血管对其他血管活性剂的反应性，包括去甲肾上腺素和血管紧张素 Ⅱ。糖皮质激素还可通过多种机制减少机体的炎症反应。它们可以减少损伤和炎症部位的细胞凋亡，同时诱导炎症免疫细胞凋亡，包括嗜酸性粒细胞、胸腺细胞、肥大细胞和抗原呈递细胞，如树突状细胞[27]。同时，它们还可以抑制抗原呈递作用导致的淋巴细胞从辅助性 T 细胞 1（T helper 1，Th1）转化为 Th2 的过程[31]，使细胞因子中 γ 干扰素（interferon，IFN）、IL-2 和肿瘤坏死因子（tumor necrosis factor，TNF）–β 的分泌减少，促进 IL-4、IL-5、IL-6、IL-10 和 IL-13 的产生。总的来说，这会抑制适应性免疫反应，并有助于防止宿主对感染的过度免疫反应，从而避免过度低血压、炎症反应和最终器官功能障碍而导致的败血症。伴随着这种抑制作用，造血干细胞被 IL-1、IL-6 和其他细胞因子诱导产生未成熟的髓样细胞群，从而通过增强先天免疫系统来平衡适应性免疫反应的减弱[4]。

糖皮质激素也通过多种机制调节新陈代谢。糖皮质激素抑制外周组织（包括皮肤、成纤维细胞、白细胞和脂肪细胞）的葡萄糖摄取，导致外周高血糖和相对胰岛素抵抗[27]。糖皮质激素还刺激脂肪分解和肌肉细胞释放氨基酸，并激活葡萄糖 –6– 磷酸酶。这些过程共同增加糖异生的底物及该过程所需的酶，导致肝脏糖异生增加。最后，糖皮质激素通过增加肝糖原合成酶的合成和激活来诱导肝糖原的合成，这一机制可认为是为根据糖原储存的需求快速生产葡萄糖的准备。总而言之，这些代谢的变化导致脂肪生成和肌肉合成减少，糖异生和糖原储存增加，从而在应激期间增加组织的葡萄糖利用率[27]。

3. 糖皮质激素与慢性危重病　在慢性危重病中，ACTH 水平仍然受到抑制调控，但由于结合蛋白（包括白蛋白）的丢失和皮质醇降解减缓，仍导致皮质醇水平持续升高，最终导致 ACTH– 皮质醇调控轴紊乱。在最低限度的 ACTH 的刺激下，肾上腺组织萎缩，导致胆固醇酯酶和生产肾上腺素和去甲肾上腺素所需酶的消耗[20]。

持续的糖皮质激素驱动的骨髓生成导致持续的免疫抑制，这种免疫抑制由分泌抗炎细胞因子 IL-10 和转化生长因子（transforming growth factor，TGF）–β 和抑制克隆淋巴细胞扩增的骨髓源性抑制细胞引起[4]，这些细胞也可降低 T 淋巴细胞的反应性，这种免疫抑制的持续存在与败血症患者的不良预后相关[16, 26, 32, 33]，其中包括医院感染风险增加、ICU 住院时间延长和死亡率增加。骨髓细胞群的持续性骨髓生成是以牺牲淋巴细胞和红细胞为代价的，导致免疫抑制和贫血或慢性疾病。这种同时出现免疫抑制和炎症的长期状态被称为"持续性炎症 – 免疫抑制分解代谢综合征"[3]，其典型特征是患者因败血症或严重损伤入院，并伴有持续性器官衰竭，尽管适当补充大量营养素和热量，但仍存在持续的营养不良和蛋白质分解代谢，伤口愈合不良，器官功能持续下降。

三、对应激的异常反应

（一）肾上腺功能不全

缺少功能性肾上腺的人类和动物将无法应对急性疾病或损伤导致的代谢需求的增加。患有肾上腺功能不全的动物和人在使用血管活性药物时表现出疗效降低，这可以通过服用外源性糖皮质激素来解决[34, 35]。

肾上腺绝对功能不全可见于双侧肾上腺切除术、肾上腺出血或外伤、自身免疫性疾病、肾上腺转移瘤并伴有组织破坏和随后的功能丧失。这些患者在日常生活中经常出现肾上腺功能不全的症状，需要补充类固醇激素。在 ICU 中，危重病患者更常见的表现为相对肾上腺功能不全，他们无法对急性应激刺激产生足量的皮质醇来做出适当的反应。对于因 ACTH 长期抑制和随后的肾上腺萎缩而接受长期糖皮质激素治疗的患者，以及尽管进行了适当的容量复苏但仍存在外周血管塌陷的患者，应怀疑存在相对肾上腺功能不全。第 14 章已进一步讨论急性肾上腺功能不全。

（二）甲状腺疾病

甲状腺由下丘脑 – 垂体 – 甲状腺（hypothalamic-pituitary-thyroid，HPT）轴和反馈回路控制。下丘脑释放 TRH，刺激垂体前叶分泌 TSH。TSH 然后促进甲状腺释放甲状腺激素。T_4 转化为活性状态 T_3。研究表明，这些激素的血清浓度对环境因素是适应性的，所以会受到严重疾病的影响[36]。

在 ICU 住院的患者通常具有较低的血清 T_4 和 T_3 浓度。在该患者群体中，尽管 T_3 和 T_4 水平较低，但 TSH 通常维持在正常范围内或略有下降。这与 HPT 轴的典型负反馈调节相矛盾，即原发性甲状腺功能减退症会导致血清 TSH 升高。在危重病患者中发现的这些实验室值变化称为非甲状腺疾病综合征（nonthyroidal illness syndrome，NTIS）[32]。

有证据表明，急性和慢性的疾病状态会导致血清 T_3 浓度降低。随着疾病的进展，血清 T_3 进一步降低，并与预后相关。NTIS 被认为存在于大多数危重患者中。关于这种甲状腺功能减退对他们的康复（是保护性的还是有害的）存在着争论。例如，ICU 中的许多患者可表现出甲状腺功能减退的典型症状和体征，包括体温过低、肌无力、意识障碍和心肌功能低下。另外，为了避免不受控制的分解代谢，患者可能会受益于新陈代谢的下降[33]。

NTIS 的发病机制尚不完全清楚。严重疾病时 HPT 轴在下丘脑和垂体水平均受到抑制，从而导致 HPT 轴负反馈调节的后续变化。此外，甲状腺激素的肝脏代谢以及与甲状腺激素代谢相关的酶促过程也会发生改变。同样地，参与危重病急性期反应的促炎细胞因子也直接影响了甲状腺激素的代谢过程[36]。与仅在甲状腺中产生的 T_4 不同，80% 的 T_3 是通过 5′– 单脱碘酶（D1 和 D2）在肌肉、肝脏和肾脏中的外周 5′– 脱碘作用下产生的 T_4 向 T_3 的转化。在危重疾病期间，T_3 的生成会减少。有几种机制被认为可以抑制 D1 和 D2 的活性，例如高血清皮质醇浓度、高循环游离脂肪酸、使用抑制 5′– 单脱碘酶活性的药物（如胺碘酮和普萘洛尔）治疗以及细胞因子水平升高[37]。

影响 ICU 患者甲状腺功能的另一个因素是经口和肠道的摄入不足，导致营养不良。危重病期间热量摄入的减少可能会导致 NTIS 的进展。重症患者在禁食期间和热量摄入减少期间，血清 T_4 水平会降低[38]。同样地，许多常用于危重病患者的药物会导致甲状腺功能下降。例如，接受大剂量糖皮质激素（泼尼松＞20mg/d）、多巴胺或多巴酚丁胺的患者 TSH 通常会受到抑制。然而，甲状腺功能亢进症患者 TSH 通常＜0.01，而接受上述药物治疗的患者的 TSH 通常为 0.08～0.4。因此，敏感的 TSH 检测是有用的。其他常用药物包括速尿（呋塞米）、非甾体抗炎药、肝素、抗惊厥药和二甲双胍，可能通过尚不明确的机制改变甲状腺的功能检测结果[39]。

因已知患有甲状腺功能减退而服用左甲状腺素的患者应在住院期间继续服用。同样，长期患有甲状腺功能减退症和新发危重病的患者发生黏液水肿昏迷的风险增加。鉴于危重病患者中 NTIS 的高患病率以及该患者群中血清甲状腺激素（尤其是 T_3）的降低，未经治疗的甲状腺功能减退症的诊断有一定挑战性。对于怀疑患有原发性甲状腺功能减退症的患者，最有用的检测方法是测量血浆 TSH 水平。血浆 TSH 正常可排除原发性甲状腺功能减退。同时患有原发性甲状腺功能减退症和 NTIS 的患者血清 TSH 水平较高。值得注意的是，患有急性疾病和原发性甲状腺功能减退症的患者典型升高的 TSH 可能会出现异常的降低。因此，在该患者群体中，高血清 TSH 和低血清 T_4 表示甲状腺功能减退；然而，类似的实验室检测异常在从 NTIS 恢复的患者中也可出现。原发性甲状腺功能减退症也有较高的血清 T_3/T_4 比值，并且在 NTIS 患者中，该比例通常是相反的。甲状腺功能减退和黏液水肿性昏迷的治疗是甲状腺激素的替代疗法以及潜在病因的治疗，并提供支持性护理[32, 37]。

诊断 NTIS 患者的甲状腺功能亢进很重要，也很困难，因为 ICU 患者对甲状腺毒症或甲状腺危象没有免疫力。此外，手术和感染是甲状腺危象已知的促发因素，因此 ICU 患者的发生风险增加。TSH 降低、T_4 升高和 T_3 正常的检验组合提示可能并发甲状腺毒症和 NTIS，但并不具有特异性。出现甲状腺危象的症状，其中包括心律失常、发热和精神状态的改变，应高度怀疑危重患者合并甲状腺功能亢进。在 ICU 中，怀疑患者合并甲状腺毒症和甲状腺危象，应积极给予支持措施、β 肾上腺素能受体拮抗药、静脉注射糖皮质激素和抗甲状腺药物治疗[40]。甲状腺毒症已在第 1 章和第 2 章中进一步讨论。

甲状腺功能检查异常的危重患者的预后研究大多没有定论。例如，低血清 T_3 水平与急性心力衰竭患者住院时间增加和需要机械通气治疗有关[41]。此外，低血清 T_3 可作为预测社区获得性肺炎患者的 30 天死亡率的因素之一[42]。低血清 T_4 值也与危重患者死亡率增加有关。然而，其他证据表明，低血清 T_3 水平可能对危重患者有益[43]。

如前所述，治疗 ICU 内患者的 NTIS 仍是有争议的。只有少数小规模随机对照试验研究了甲状腺激素治疗对 NTIS 患者的影响，并且在治疗选择方面几乎没有一致性，因为 T_3 和左甲状腺素都纳入了研究。此外，值得注意的是，血清甲状腺激素浓度正常化并不一定会使危重患者组织中甲状腺激素的浓度恢复正常。心力衰竭患者是可能从甲状腺激素治疗中获益的一小部分患者。尽管在这方面的研究还远远不够，但结果令人鼓舞。扩张型心肌病患者的随机对照试验研究显示了左甲状腺素治疗对心功能有积极的影响。一般来说，对于 ICU 内 NTIS 患者甲状腺激素治疗的有效性尚无结论[37]。

在慢性危重病患者中，下丘脑 TRH 降低，TSH 分泌的脉冲性丧失，患者血清 T_4 和 T_3 水平降低。虽然抑制 TRH 的确切机制尚不清楚，但似乎是由于下丘脑内反馈抑制的阈值改变所致[20]。多项动物和人类研究表明，外周组织通过增加甲状腺激素转运体和增加甲状腺激素的外周激活而适应应激的改变[20]。这些较低的外周 T_3 水平与肌肉和骨骼代谢改变相关，导致慢性危重病患者持续的代谢性消耗[20, 30]。

（三）血糖失调

在危重病和创伤人群中，经常出现的血糖调节障碍通常被称为"应激性高血糖症"，与许多因素有关。其病理生理学过程是多因素调控的，尚不完全明确。在危重疾病期间，反向调节激素和细胞因子之间的复杂相互作用导致葡萄糖的过量产生，这也与胰岛素抵抗有关。应激会导致糖原分解和糖异生增加。糖原分解是由儿茶酚胺的增加引起的，而糖异生是由应激反应中胰高血糖素的增加引起的。此外，危重病期间胰岛素信号传导的改变和 4 型葡萄糖转运蛋白（type 4 glucose transporters，GLUT-4）的下调导致发生胰岛素抵抗，从而引起肌肉和脂肪组织细胞无法吸收利用葡萄糖，加剧高血糖症。同样，损伤或手术后，细胞因子的改变可诱导胰岛素抵抗[44]。另外，肾脏葡萄糖重吸收增加和肾脏葡萄糖清除率降低也被报道[45]。所有这些因素共同导致创伤和危重患者人群中的血糖失调和高血糖症状。

在过去，高血糖症被认为是机体对危重疾病的基本适应性反应，在 ICU 中不需要常规治疗[44]。然而，众多研究表明未控制的高血糖与不良预后相关。因此，高血糖症的 ICU 治疗越来越受到重视。在 1826 例患者的大型随机对照试验中，ICU 中高血糖患者的死亡率高于血糖正常的患者[46]。该研究还对危重患者的几个亚组进行了研究。例如，创伤后的高血糖患者的死亡率、住院时间和感染发生率均有所增加[47, 48]。类似地，患有孤立性脑损伤和高血糖症的患者颅内压升高，神经系统预后更差[49]。

虽然在危重患者和创伤人群中预防高血糖是毋庸置疑的，但最佳的血糖控制范围仍然存在争议。一项名为 Leuven 外科试验的单中心随机对照试验包含了 1548 例 ICU 患者，对比常规的血糖管理（目标血糖为 180～200mg/dl）与意向治疗（intention-to-treat，IIT）组（目标血糖为 80～110mg/dl）进行了比较，发现 IIT 组的总死亡率有所改善[50]。然而，这项研究从未被重复验证，并因对照组死亡率异常高而受到批评。在后来的一项大型多中心试验中，即基于葡萄糖算法调节的正常血糖的重症监护生存评估（Normoglycemia in Intensive Care Evaluation Survival Using Glucose Algorithm

Regulation，NICE-SUGAR）实验，与常规治疗血糖对照组（目标血糖 < 180mg/dl）相比，接受 IIT（目标血糖水平 81～108mg/dl）治疗的外科患者发生严重低血糖的风险显著增加，90 天死亡率增加[51]。此外，一项多中心的名为严重脓毒症的容量替代和胰岛素治疗（Volume Substitution and Insulin Therapy in Severe Sepsis，VISEP）临床试验发现，与常规血糖控制组（目标血糖水平为 180～200mg/dl）相比，ITT 组（目标血糖水平为 80～110mg/dl）显著增加了低血糖和严重不良事件的发生率[52]。

基于此证据以及结合危重病患者的其他研究，建议大多数危重病成年患者的目标血糖控制为 140～180mg/dl，而不是更严格的 80～110mg/dl 或更宽松的 180～200mg/dl。为了达到这一目标，应尽量减少含葡萄糖的静脉输液。此外，应避免患者发生长期低血糖状态。ICU 患者中应普遍使用短效胰岛素以及胰岛素推注，以避免这种并发症[53, 54]。

四、总结

慢性危重病患者通常会出现多种内分泌信号通路的紊乱。临床医生必须对这些患者发生严重疾病和损伤时的正常内分泌反应有充分的理解，并且具有能够识别这些反应何时出现失调、适应性不良以及需要治疗的能力。本书的其余部分将对这些情况进行扩展，为诊断和治疗提供一个框架。

要提高对正常内分泌反馈回路以及内分泌失调在慢性危重病发展中的作用的理解，仍需做大量的工作。未来的工作必须明确导致部分患者能够从严重疾病和损伤中恢复，而另外一些患者仍然容易受到持续感染、炎症和持续恶化的影响的机制。最后，对这些系统紊乱进行干预，以改善急性疾病患者的预后，降低慢性危重病和持续性炎症免疫抑制分解代谢综合征的发生率。

第 26 章　核事件情况下碘化钾的应用
Use of Potassium Iodide in a Nuclear Emergency

Daniel J. Toft　Arthur B. Dr. Schneider　著

李承欣　译

一、概述

与本卷其他章节不同，此处回顾的紧急情况源自外部事件。还有一个不同之处是与核紧急情况相关的风险因素很少。事实上，可以说唯一的风险因素是在运行中的核能设施附近生活或逗留。

本章的目的是讨论如何避免放射性事件引起的甲状腺相关的疾病，而不是如何诊断和治疗这类急诊。因此，尽管本章重点讨论碘化钾（potassium iodide，KI）的作用，但重要的是要记住它只是应急反应措施的一部分。根据具体的情况，疏散和饮食措施同等或更重要，尤其是牛奶途径的控制（见下文）。

本章主要强调与医学有关的问题。它基于以下组织的权威指南：疾病控制和预防中心（Center for Disease Control and Prevention，CDC）、美国食品药品管理局、世界卫生组织、美国甲状腺协会和美国卫生与公众服务部（框 26-1）。本章的大部分内容都是针对 KI 在美国的使用，因为在其他国家使用的差异性很小。应参考框 26-1 中列出的指南以获取更广泛的地理视角。

二、碘化钾如何保护甲状腺

许多来源，包括针对一般人群的数据来源，都指出 KI 的保护作用是放射性碘稀释的结果。尽管这是正确且直观的解释，但稀释作用并不是唯一的机制。众所周知（但尚未完全了解）

Wolff-Chaikoff 效应可能发挥更重要的作用[1, 2]。最近的两项研究阐明了这一尚未完全了解的现象[3, 4]。这些研究，一项使用大鼠实验研究[4]，另一项使用分析方法（系统生物学方法）[3]表明通过下调碘化钠转运体（sodium-iodide symporter，NIS）、TPO 和单羧酸转运体 8（monocarboxylate transporter 8，MCT8）而起到保护甲状腺的作用。因此，摄入 KI 通过防止放射性碘进入和组织富集化来限制对甲状腺的辐射暴露。

三、放射性碘的暴露来源

放射性碘暴露最可能的来源是运行中的核电站发生的事故。退役的或不处于生产线的核设施不会保留大量 ^{131}I，因为其半衰期约为 8 天。"脏弹"通常是指以传播放射性为目的的传统性爆炸。这种炸弹可能包含从医疗机构偷来的 ^{131}I（不太可能发生），但任何人接触到的 ^{131}I 的剂量都非常低。2019 年俄罗斯北部发生的一起事件可能与导弹研制事故有关，向空气中释放了放射性物质，但未证实释放物中是否存在放射性碘；但据报道，现场周围的 KI 很快就售罄[5]。研究反应堆，无论是学术性还是其他性质，也都可能发生事故。然而，这些潜在来源的放射性碘的剂量，除非紧邻范围之内，不太可能达到建议使用 KI 的水平。

KI 也用于核医学环境。作为放射性碘剂，如 ^{131}I 标记的 MIGB 用于诊断或治疗目的时，使用 KI 来保护甲状腺。（推荐的给药量和持续时间不在本章的范围之内。）

框 26-1　构成本章基础的可靠来源指南

疾病控制和预防中心
碘化钾（KI）
https://www.cdc.gov/nceh/radiation/emergencies/ki.htm
［最后审查的页面：2018 年 4 月 4 日（2019 年 11 月 19 日访问）］
内容来源：国家环境卫生中心（National Center for Environmental Health，NCEH）、有毒物质和疾病登记署（Agency for Toxic Substances and Disease Registry，ATSDR）、国家伤害预防和控制中心（National Center for Injury Prevention and Control，NCIPC）

美国食品药物管理局
碘化钾作为辐射紧急情况下的甲状腺阻断药，2001，https://www.fda.gov＞media＞download
于 2019 年 11 月 19 日访问
https://www.fda.gov/drugs/biotropic-and-drug-preparedness/frequently-asked-questions-potassium-iodide-ki
内容当前截至：2016 年 10 月 14 日，2019 年 11 月 19 日访问

世界卫生组织
用于规划和应对放射性和核紧急情况的碘甲状腺阻滞指南，2017 年
可在 https://www.who.int/ionizing_radiation/pub_meet/iodine-thyroid-blocking/en/ 获得
2019 年 11 月 19 日

美国甲状腺协会
Leung AM, Bauer AJ, Benvenga S, et al. American Thyroid Association scientific statement on the use of potassium iodide ingestion in a nuclear emergency. Thyroid, 2017, 27(7):865-877

美国卫生与公众服务部
辐射应急医疗管理
碘化钾（KI）
可在 https://www.remm.nlm.gov/potassiumiodide.htm 获得
2019 年 6 月 26 日更新
于 2019 年 12 月 8 日访问

核弹就更复杂。过去，在完全意识到辐射的有害影响之前，制造可裂变材料的设施保护不力是环境放射性污染的一个主要来源（例如，20 世纪 40 年代华盛顿汉福德的反应堆释放了大约 685 000Ci 的放射性碘到大气中[6]），但情况已不再如此。同样，在地上核试验时代，放射性碘被释放到高层大气中。1945 年在广岛和长崎上空使用的两颗炸弹在高空爆炸，由此产生的放射性碘并未集中在局部区域。

四、接触放射性碘的风险

关于辐射暴露与甲状腺癌之间关系的大部分已知信息来自对外部辐射的研究。在核电厂事故后可能发生的辐射暴露剂量范围内，辐射剂量与甲状腺癌的增加相对风险之间基本上呈线性关系[7, 8]。有明显促进甲状腺癌风险的最低剂量是 50mCi（5rads）[9]。该剂量限值为放射性碘暴露响应指南提供了信息，如下所述。在许多类型的癌症治疗期间通常经历的较高甲状腺暴露剂量下，风险达到一个平台期，然后消退，但不会消失。风险在下降之前会在数十年内上升，但不会再回到背景水平。除暴露剂量外，暴露的年龄与风险密切相关，儿童的风险远高于成人[9]。这也为 KI 的使用指南提供了依据，该指南强调，在发生辐射紧急情况时，应优先为 18 岁以下的儿童和孕妇使用碘化钾[10]。

在切尔诺贝利事故之后，任何关于放射性碘（主要是 ^{131}I）致癌作用的疑虑都被消除

了[11, 12]。在乌克兰、白俄罗斯和俄罗斯布良斯克州进行的前瞻性研究在很大程度上是一致的[13-15]。一个临床上重要的观察结果是，甲状腺癌早在暴露后约 5 年就可能出现。应该指出，有几个因素影响了切尔诺贝利事故的结果。事故发生时，事故现场周围的大部分地区存在碘缺乏。这会增加人们甲状腺对放射性碘的吸收，并可能影响随后甲状腺癌的临床过程。使事故的影响更加严重的是使高危人群意识到事故的延迟以及通过饮食途径（尤其是通过牛奶途径）控制放射性碘摄入量的延迟。

多年来，人们一直认为内部辐射的致癌性低于外部辐射。对于 KI 使用指南的制订而言，重要的是，切尔诺贝利的经历使这种观点受到质疑。切尔诺贝利相关甲状腺癌的风险估计值［表示为过度相对风险（expressed as excess relative risk，ERR）］和随时间推移的行为改变，与接受外部辐射暴露后相似，因此目前认为内部、外部的影响很可能基本相同[16, 17]。

五、美国碘化钾的供应情况

Blum 和 Eisenbud 的原创性研究调查了 KI 在放射性碘暴露与 KI 摄入时间之间的间隔方面的有效性[18]。该文章得出了一个有趣的结论，即服用 KI 的最佳时间是在事故发生之前。福岛随后发生的事件说明了为什么这一结论不能被认为是幽默的。在福岛，事故发生后并没有立即产生主要的核排放。相反，包括碘在内的放射性元素的主要释放是在爆炸破坏反应堆安全壳时开始的。换句话说，从事故开始到主要放射性物质开始释放到大气中之间有一段时间。据推测，在未来的事故中，KI 的摄入可以在暴露之前进行。KI 的保护作用下降非常迅速。一些人估计在经过 8h 后的保护率<50%[18, 19]，而另一些人估计在经过 8h 后的保护率更少[20, 21]。

由于这些与时间相关的因素，美国和国际上普遍认为，为了更有效，KI 需要预先分

配给运行中的核电站附近的人们。美国甲状腺协会的一份声明列出了支持和反对预分配的因素[10]。在美国，KI 被预分配给距正在运行的核电站约 10 英里（16km）范围内的家庭以及该限制范围内的学校和医院等地点。

只有 FDA 批准的 KI 产品可以在美国合法销售[22]。截至 2016 年 10 月，获得 FDA 批准和可用的碘化钾产品有：iOSAT 片剂（130mg，来自 Anbex，Inc.）、ThyroSafe 片剂（65mg，来自 Recipharm AB）、ThyroShield 口服溶液（65mg/ml，来自 Arco Pharmaceuticals，LLC）和碘化钾口服溶液 USP（65mg/ml，来自 Mission Pharmacal Company）。同时也提供了使用片剂制备 KI 溶液的说明，以保护婴儿和非常年幼的儿童[23]。无须处方即可获得 KI。其他含碘药片可以在互联网上获得，其中包括一种危险命名"KI 核抗辐射"的药片。除了缺乏 FDA 的批准外，将其称为抗辐射药可能会导致不知情的人做出可悲的错误决定。例如，在优选或强制撤离时选择留在原地。"抗辐射药丸""抗核药片"和类似的名称太常见了。碘酸钾在其他国家也有售。FDA 批准的 KI 保质期为 7 年。如果一个州遵循某些存储标准，则可以延长保质期。对于那些只能使用过期的 KI 片剂的人来说，服用它们也是安全的[24]。在 16km 半径范围内分发 KI 的方法因地而异。关于 KI 预分配在覆盖率和公众对适当 KI 存储和管理的认识方面的有效性知之甚少。在美国，鲜为人知的情况表明存在重大缺陷亟须解决[25-27]。在法国，据报道在活动核反应堆 16km 范围内符合条件的家庭中有 60% 获得了 KI[28]。

六、使用指南

年龄和剂量：CDC 制定的关于推荐使用 KI 的辐射暴露的指南，见表 26-1。存在特定于年龄的阈值，因为甲状腺对癌症的易感性随着年龄的增长而显著降低。事实上，对于最年

长的分组，建议仅将 KI 作为避免甲状腺功能减退的一种手段。

放射性碘的短时间暴露：推荐的 KI 量是基于 KI 的药物代谢动力学。发生短时间的暴露，如果在停止暴露 12h 后，可以避免服用 KI[21]。在最初的 12h 内，放射性碘将被结合到甲状腺蛋白中，之后服用的 KI 将延迟其释放，可能会增加而不是减少甲状腺核暴露（用于治疗甲状腺危象的高剂量 KI 的作用机制）。

长时间接触：事故发生后公共卫生措施的目的是避免长时间接触所有放射性物质。如果 1 天后仍然存在高水平的放射性物质，很可能会建议撤离。如果无法撤离并且继续暴露于放射性碘，则应每天服用 KI。

怀孕和哺乳（图 26-1 和图 26-2）：根据美国儿科学会（Academy of Pediatrics，AAP）指南，有内部辐射暴露风险的孕妇应服用 KI 以保护自己和胎儿，但 KI 应仅服用 1 次，因为持续过量的碘可能会对胎儿产生不利，影响胎儿的甲状腺功能[29]。出于这个原因，应优先考虑对孕妇采取其他的保护措施以防止持续的辐射暴露，例如撤离。对于服用一剂或多剂 KI 的胎儿（在

不可避免的母体持续辐射暴露的情况下），作为新生儿，应监测其甲状腺功能并在必要时治疗甲状腺功能减退。

母乳喂养的女性应该只服用 1 次 KI，并考虑用配方奶（用无辐射水制成）或未受污染的牛奶代替母乳。母乳中的 KI 不足以保护哺乳婴儿。根据指南，婴儿应接受液体形式的 KI。母亲应该抽吸乳房以保证其供应完好，以便在辐射紧急情况解决后可以恢复哺乳。如果母乳是唯一的营养来源，则应继续哺乳，并随后监测婴儿的甲状腺功能减退情况。

风险时期的公共卫生沟通：很难想象在应对核电厂事故的过程中对甲状腺进行完全有效的风险沟通。首先，预测潜在甲状腺暴露的精确度是有限的，如福岛事故的后果所示。有些人无意中被疏散到暴露量大于疏散区的区域。其次，甲状腺的保护将只是众多关注点中的一个，其中一些内容关注度更高，例如疏散。最后，人们对辐射的风险知之甚少，而且通常大大高估了其风险。据报道，福岛事故后，美国西海岸民众因担忧而导致 KI 供应耗尽（目前尚不清楚实际消耗了多少）。

表 26-1　不同危险组的甲状腺放射性暴露的阈值和 FDA 推荐的 KI 剂量

	预计甲状腺暴露剂量（cGy）	KI 剂量（mg）	#130mg 的片剂[a]	65mg/ml 的口服溶液（ml）[b]
＞40 岁成人	＞500	130	1	2
18—40 岁成人	＞10	130	1	2
怀孕或哺乳期女性	＞5	130	1	2
12—18 岁的青少年[c]	＞5	65	1/2	1
3—12 岁的儿童	＞5	65	1/2	1
1 月龄至 3 岁的婴儿	＞5	32	1/4（见液体选项）	0.5
出生 1 个月内	＞5	16	1/8（见液体选项）	0.25

a. 65mg 片剂加倍
b. 每瓶 30ml，滴管标有 1ml、0.5ml 和 0.25ml
c. 接近成人体型（＞70kg）的青少年应接受全成人剂量（130mg）

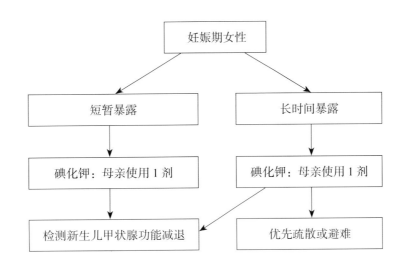

▲ 图 26-1　在辐射紧急情况下将孕妇及其子女的甲状腺风险降至最低的流程

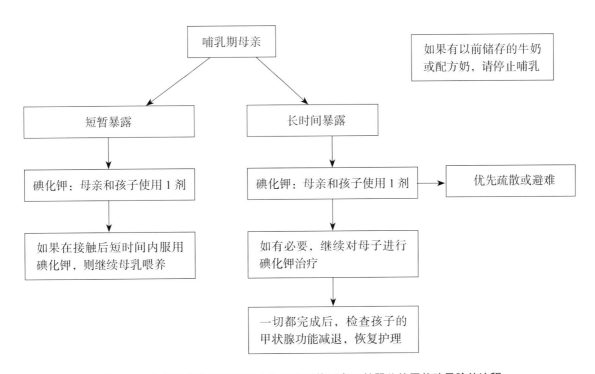

▲ 图 26-2　在辐射紧急情况下最小化母乳喂养母亲及其婴儿的甲状腺风险的流程

在核电设施领域执业的医生的一个重要作用应该是向他们的患者提供关于 KI 的继续教育（除了与政府资助的努力相协调）。此外，他们应该识别有可能出现 KI 不良反应风险的患者。

七、碘化钾的安全性和可能的不良反应

几乎所有关于向大量人群提供 KI 的安全性和潜在风险的知识都来自切尔诺贝利事故后在波兰进行的一项研究[30]。该研究纳入约 35 000人，其中约 12 000 例儿童，未发现对甲状腺功能有不良影响。在接受高剂量 KI 的新生儿中，观察到促甲状腺激素的短暂升高，并在出生后 16～20 天消退。在 11 482 例接受 KI 治疗的儿童中，报道了少数的甲状腺外不良反应，特别是呕吐和皮疹，分别有 286 例和 129 例。

如果长时间接触 KI，胎儿就有患新生儿甲状腺肿的风险。既往患有甲状腺疾病，尤其是无毒性多结节性甲状腺肿的人，有发生甲状腺功能亢进或甲状腺功能减退的风险。对碘敏感的人可能会出现与免疫相关的血管性水肿、关节痛、嗜酸性粒细胞增多症、荨麻疹和皮疹。具体而言，根据 iOSAT 的说明书，KI 的禁忌证包括已知对碘化物或配方中的任何成分过敏、疱疹样皮炎、低补体血症性血管炎和结节性甲状腺疾病（如多结节性甲状腺肿）和心脏病。

八、保护甲状腺的额外措施

放射性碘被释放到大气中，并可以长距离传播。降水将放射性碘带到土地上，供山羊和奶牛食用草而被放射物污染。摄入的放射性碘被浓缩到动物的乳汁中。当人们食用牛奶时，放射性碘会集中在甲状腺中。这在儿童中最为明显，他们的碘摄入量高，腺体小，从而增加了风险。20 世纪 40 年代从汉福德设施释放放射性物质后和切尔诺贝利事故之后，牛乳途径是导致甲状腺暴露的主要部分。因此，控制牛奶的供应至关重要。当然，事故发生前生产的牛奶是安全的。

即使牛乳途径被完全控制，气道通路（直接吸入）仍然值得关注，KI 片剂仍然是有效的。在邻近区域，可能存在除 ^{131}I 之外的碘同位素，而这些其他同位素的风险状况不太明确。如果建议或强制要求疏散，则应关闭车窗和风扇进气口。如果不进行疏散，最好留在室内关上窗户。后来，正如在切尔诺贝利发生的那样，清理的工人面临通过吸入途径而积累大量 ^{131}I 的风险。

九、后果

虽然不是"紧急情况"，但考虑到内分泌学家在核事故后监测甲状腺健康中的作用是相关的。国际癌症研究机构（International Agency for Research on Cancer，IARC）已详细考虑过这一主题[31, 32]。对于监测没有普遍一致的意见，达成共识的一个领域是监测暴露于 KI 并有短暂甲状腺功能减退风险的胎儿和新生儿的甲状腺功能。同样，普遍认为服用 KI，尤其是多次服用 KI 的甲状腺肿患者应监测甲状腺功能减退和甲状腺功能亢进的情况。

关于监测的其他内容很少明确，因为主要在监测甲状腺癌的发生。切尔诺贝利和福岛的经历并没有什么启发性意义。切尔诺贝利事故后，^{131}I 剂量很高，儿童时期暴露于辐射的人群中诊断出数千例甲状腺癌。切尔诺贝利事故期间的情况不太可能再次发生。在福岛事故之后，甲状腺的放射性碘剂量远低于与甲状腺癌风险相关的剂量。尽管如此，针对福岛地区所有儿童的广泛的超声监测计划还是启动了[33]。虽然启动的确切原因有些争议，但很明显公众的需求是一个主要因素。IARC 专家组建议"不要在核事故后进行基于人群的甲状腺筛查，因为在人群层面上弊大于利"[31]。在福岛事故后的前 5 年筛查的 324 301 例儿童中，有 187 例甲状腺癌[34]。对于接受非常高剂量（100～500mGy）的儿童，IARC 的建议与国际儿童癌症晚期影像指南协调小组最近的报告中的建议相似[35]，并且基于缺乏证据支持或拒绝监测。两个团体都提出了通常被称为知情的"共同决策"的建议。由欧洲辐射研究领域开放项目编写的核事故后甲状腺剂量监测方法的技术指南现已发布[36]。

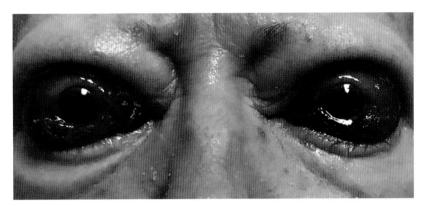

▲ 图 3-1　1 例患有严重活动性甲状腺眼病患者的临床照片

患者眼部表现为眶周水肿、眼球突出、上眼睑和下眼睑退缩、结膜水肿、结膜充血、角膜病变、眼球运动受限和压迫性视神经病变

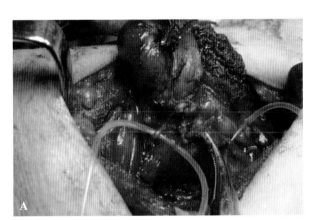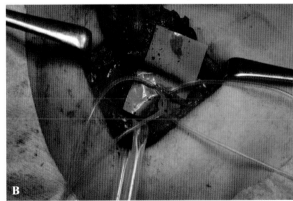

▲ 图 7-1　喉返神经部分层切除术

A. 肿瘤侵犯喉返神经；B. 由于广泛切除，喉返神经变得比原来的厚度薄很多

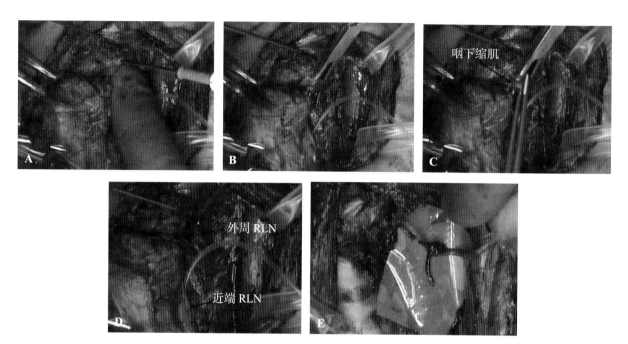

▲ 图 7-4 喉入路

A. 使用电烙术在甲状软骨外侧边缘的咽下缩肌上标记一个孔；B. 沿甲状软骨外缘分离咽下缩肌；C. 用一对双极凝血器沿甲状腺软骨的外侧边缘切割咽下缩肌；D. 喉返神经外周部定位在甲状软骨后面；E. 在甲状软骨后面发现 RLN 的远端部分并进行颈襻 – 喉返神经吻合

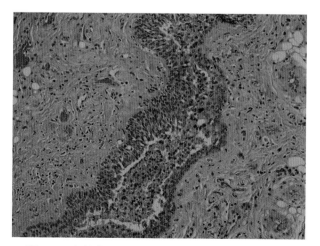

▲ 图 9-1 炎性渗出物阻塞排泄管腔的显微镜图（苏木精和伊红染色，200×）

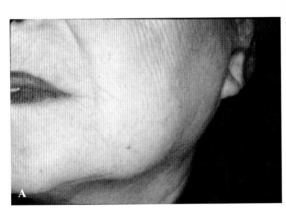
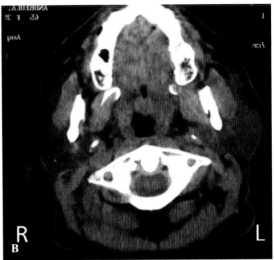
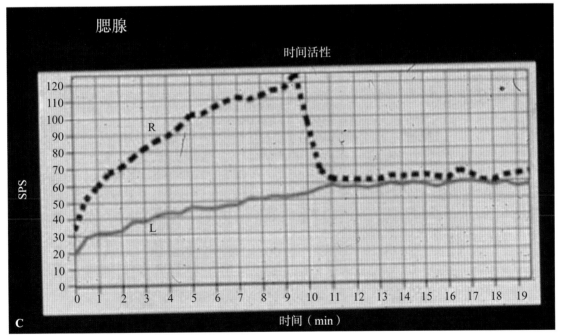

腮腺

时间活性

▲ 图 9-3　病例 9-2 患者术后左侧腮腺肿胀

A. 患者左侧腮腺肿胀，11 个月前行甲状腺乳头状癌切除术后接受了 75mCi ^{131}I 治疗；B. CT 显示左腮腺炎；C. 闪烁显像图：右（R）腮腺显示 TPT 正常摄取和分泌。左（L）腮腺显示延迟摄取（由于腺体炎症），以及第 10min 时分泌异常（导管阻塞）。SPS. 每秒计数

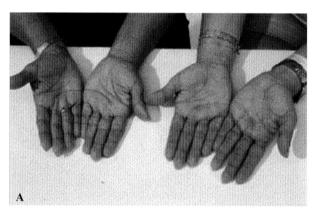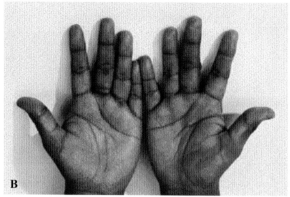

▲ 图 14-1 色素沉着过度

A 和 B. Addison 病患者手掌皱褶皱色素沉着过度 [引自 Nieman LK, Chanco Turner ML. Addison's disease. *Clin Dermatol*. 2006;24(4):276–280.]

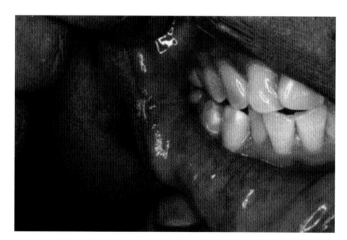

▲ 图 14-2 **Addison** 病患者颊黏膜色素沉着过度

引自 Nieman LK, Chanco Turner ML. Addison's disease. *Clin Dermatol*. 2006;24(4):276–280.

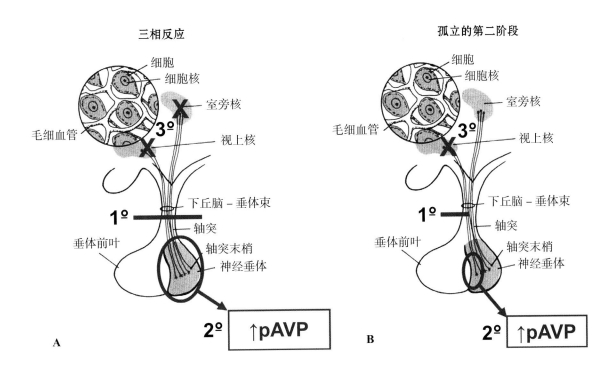

▲ 图 18-1 尿崩症的三相反应和孤立性第二阶段的病理生理学机制

A. 在三相反应中，尿崩的第一阶段在部分或完全性垂体柄切片后开始的，它切断了下丘脑精氨酸血管加压素（AVP）神经元细胞体与垂体后部神经末梢之间的联系，从而抑制刺激性 AVP 的分泌（1°）。随后在几天内出现第二阶段的抗利尿激素分泌失调综合征（SIADH），这是由 AVP 不受控制地从垂体后叶（2°）的退化神经末梢中释放到血液而引起的。在所有储存在垂体后叶的 AVP 被释放后，如果下丘脑中超过 80%～90% 的 AVP 神经元细胞体发生逆行变性（3°），则第三阶段的 DI 复发。B. 在孤立性第二阶段中，垂体柄受伤但未完全切断。虽然由于柄损伤，会最大限度地减弱 AVP 分泌反应，但如果损伤保持至少 10%～20% 的神经纤维连接下丘脑 AVP 神经元细胞体和垂体后垂体（1°）的神经末梢完整，则不会导致尿崩症。然而，几天后仍会出现 SIADH 的第二阶段，这是由于已经受损或切断的垂体后叶退化神经末梢（2°）不受控制地释放 AVP 而引起的。由于较小部分的垂体后叶被去神经支配，因此与完整的三相反应相比，随着垂体退化而释放的 AVP 的幅度将更小且持续时间更短。在垂体后叶受损部分储存的所有 AVP 都被释放后，第二阶段停止，但如果下丘脑中少于 80%～90% 的 AVP 神经元细胞体发生逆行变性（3°），则不会发生临床尿崩症（引自 Loh JA, Verbalis JG. Disorders of water and salt metabolism associated with pituitary disease. *Endocrinol Metab Clinics North Am*. 2008;37:213-234.）

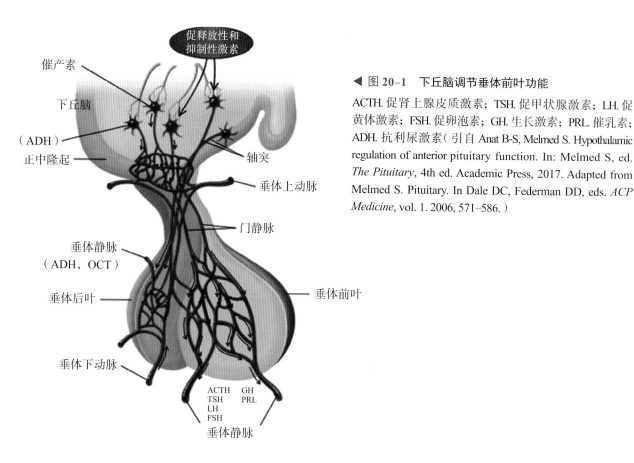

催产素

下丘脑

（ADH）

正中隆起

轴突

垂体上动脉

门静脉

垂体静脉
（ADH，OCT）

垂体后叶

垂体前叶

垂体下动脉

促释放性和
抑制性激素

ACTH   GH
TSH   PRL
LH
FSH

垂体静脉

◀ 图 20-1　下丘脑调节垂体前叶功能

ACTH. 促肾上腺皮质激素；TSH. 促甲状腺激素；LH. 促黄体激素；FSH. 促卵泡素；GH. 生长激素；PRL. 催乳素；ADH. 抗利尿激素（引自 Anat B-S, Melmed S. Hypothalamic regulation of anterior pituitary function. In: Melmed S, ed. *The Pituitary*, 4th ed. Academic Press, 2017. Adapted from Melmed S. Pituitary. In Dale DC, Federman DD, eds. *ACP Medicine*, vol. 1. 2006, 571–586.）

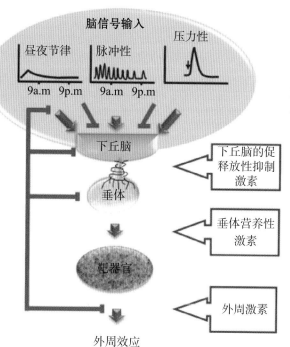

脑信号输入

昼夜节律　　脉冲性　　压力性

9a.m　9p.m　　9a.m　9p.m

下丘脑

垂体

靶器官

下丘脑的促释放性抑制激素

垂体营养性激素

外周激素

外周效应

◀ 图 20-2　下丘脑 – 垂体轴

引自 Anat B-S, Melmed S. Hypothalamic regulation of anterior pituitary function. In: Melmed S, ed. *The Pituitary*, ed 4. Academic Press, 2017.

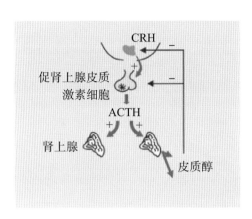

▲ 图 20-3 下丘脑 - 垂体 - 肾上腺轴

CRH. 促肾上腺皮质激素释放激素；ACTH. 促肾上腺皮质激素（引自 Melmed S. Mechanisms for pituitary tumorigenesis: the plastic pituitary. *J Clin Invest*. 2003; 112: 1603–1618.）

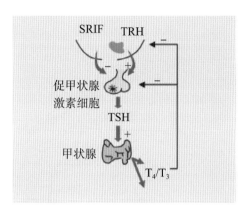

▲ 图 20-4 下丘脑 - 垂体 - 甲状腺轴

SRIF. 生长激素释放抑制素；TRH. 促甲状腺激素释放激素；TSH. 促甲状腺激素（引自 Melmed S. Mechanisms for pituitary tumorigenesis: the plastic pituitary. *J Clin Invest*. 2003;112:1603–1618.）

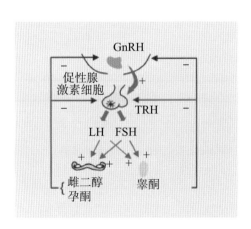

▲ 图 20-5 下丘脑 - 垂体 - 性腺轴

GnRH. 促性腺激素释放激素；FSH. 促卵泡激素；LH. 促黄体激素（引自 Melmed S. Mechanisms for pituitary tumorigenesis: the plastic pituitary. *J Clin Invest*. 2003;112: 1603–1618.）

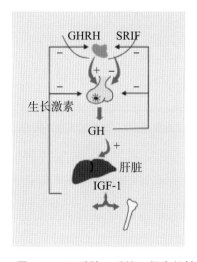

▲ 图 20-7 下丘脑 - 垂体 - 促生长轴

GHRH. 生长激素释放激素；SRIF. 生长激素释放抑制素；GH. 生长激素；IGF-1. 胰岛素样生长因子 1（引自 Melmed S. Mechanisms for pituitary tumorigenesis: the plastic pituitary. *J Clin Invest*. 2003;112:1603–1618.）

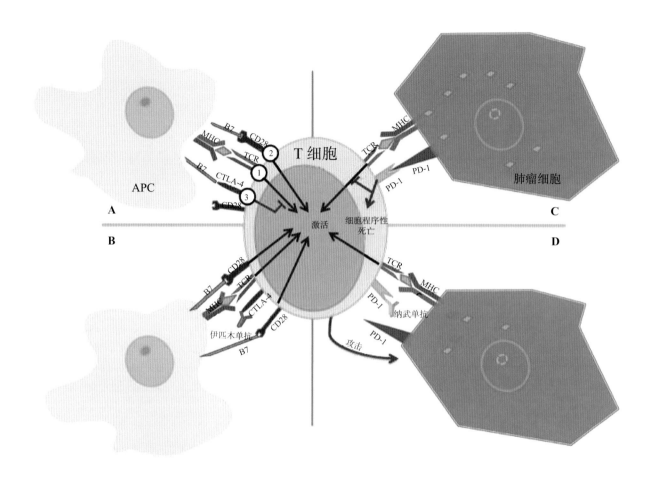

▲ 图 24-1 伊匹木单抗（Ipilimumab）、纳武单抗（Nivolumab）治疗恶性肿瘤的途径

A. 正常 CTLA-4 与 B7 共刺激配体的相互作用[1]。当 T 细胞受体（T-cell receptor，TCR）与抗原呈递细胞（antigen presenting cell，APC）的主要组织相容性复合物（major histocompatibility complex，MHC）结合并呈递抗原时，就会启动第一个激活信号[2]。当 T 细胞上 CD28 受体与 APC 上的 B7 共刺激配体结合时，启动 T 细胞激活第二信号[3]。T 细胞上的 CTLA4 受体作为检查点，通过与 CD28 受体竞争性地结合 B7 配体来抑制 T 细胞的激活。此作用抑制了第二激活信号的作用。B. 伊匹木单抗是一种 CTLA-4 抗体，通过与 CTLA-4 受体结合间接增加 T 细胞的活性。B7 和 CD28 结合介导的的第二激活信号被重新激活。C. 通过阻断程序性死亡受体 1（programmed death 1，PD-1）或其配体（PD-1 ligand，PD-L1）蛋白，纳武单抗使 T 细胞能够识别肿瘤细胞。D. 通过阻断 PD-1 或 PD-L1 蛋白，纳武单抗使 T 细胞能够识别肿瘤细胞［引自 Byun DJ, Wolchok JD, Rosenberg LM, Girotra M. Cancer immunotherapy-immune checkpoint blockade and associated endocrinopathies. *Nat Rev Endocrinol.* 2017;13(4):195–207. https://www.ncbi.nlm.nih.gov/pmc/articles/PMC5629093/］

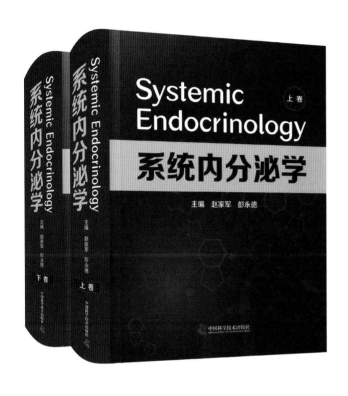

主编　赵家军　彭永德

定价　499.00 元

现代研究发现，内分泌器官 / 系统与全身各器官 / 系统存在着"交叉点"，而这些"交叉点"正是未来内分泌学学术新发现、新进展的突破点。

本书的主创团队会集了国内几代内分泌领域的专家学者，由全国内分泌领域权威专家、山东第一医科大学附属省立医院的赵家军教授和上海交通大学附属第一人民医院彭永德教授领衔，在深入梳理内分泌学、遗传学、免疫学、分子生物学等多维度学术成果对人类神经内分泌调控及各系统内分泌疾病病理生理之间的脉络关联的基础上，紧抓临床各系统的常见疾病及热点问题这一主线，从各系统内分泌功能、各系统与内分泌系统相互作用出发，分上、下两卷，共十二篇，详细阐述了神经内分泌学、免疫内分泌学、肿瘤内分泌学、心血管内分泌学、呼吸内分泌学、消化内分泌学、血液内分泌学、肾脏内分泌学、骨骼内分泌学、肌肉内分泌学、脂肪内分泌学和生殖内分泌学等内容。

书中所述全面覆盖了全身与内分泌代谢相关的系统、器官及组织，不仅从内分泌学专业层面进一步拓宽了经典内分泌学的范畴，而且从多维视角深度融合了内分泌学与各学科、各系统之间的联系，反映了当前系统内分泌学的最新发展及其与疾病关系的最新认识，代表了国内当前内分泌领域研究的最高水平，且兼具科学性、创新性、系统性、完整性、权威性和实用性。本书内容系统全面，重点突出，可作为内分泌专业科研人员与临床医师的实用参考工具书，对新踏入该领域的研究者亦有重要引导作用。

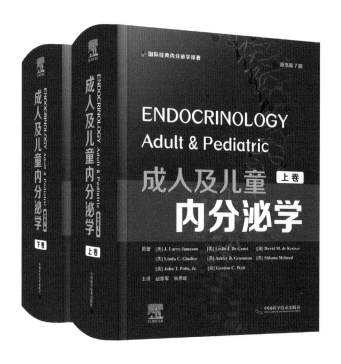

原著　[美] J. Larry Jameson等

主译　赵家军　宋勇峰

定价　1980.00元

　　本书引进自世界知名的 Elsevier 出版集团，由多位国际知名的内分泌专家共同编写，是一部经历了 40 余年学术辉煌的国际经典权威内分泌学著作。

　　全新第 7 版，分上、下两卷，共十六篇 154 章，内容极为丰富，涵盖了内分泌在临床与基础研究的新进展。与前一版相比，对原有章节进行了大量更新，新增了代谢手术、内分泌环境干扰物、兴奋剂等内容，充分体现了内分泌学及相关学科近几年来的理念更新及技术进步。

　　参与本书的翻译人员均为内分泌学界的知名专家学者，他们在忠于原著的基础上，力求贴近国内语言表述习惯和实际诊疗情境，旨在服务广大涉足内分泌学科的医务工作者，为内分泌学及相关专业临床医师、护理人员及研究人员了解本学科最新发展、解决疑难诊治问题提供参考。